LH

FSH

● 陈 慧 主编

Standardized Diagnostic and Therapeutic Processes of

REPRODUCTIVE ENDOCRINE RELATED DISEASES

生殖内分泌

相 关 疾 病 诊 疗 规 范

（基层版）

PRIMARY HEALTHCARE VERSION

Progesterore

Estrogens

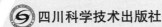 四川科学技术出版社

图书在版编目（CIP）数据

生殖内分泌相关疾病诊疗规范：基层版 / 陈慧主编 .
— 成都：四川科学技术出版社，2024.6
ISBN 978-7-5727-1387-3

Ⅰ .①生… Ⅱ .①陈… Ⅲ .①生殖生理学—内分泌学
—诊疗—规范 Ⅳ .① R339.2-65

中国国家版本馆 CIP 数据核字（2024）第 111294 号

SHENGZHI NEIFENMI XIANGGUAN JIBING ZHENLIAO GUIFAN JICHENG BAN

生殖内分泌相关疾病诊疗规范（基层版）

陈慧　主编

出 品 人	程佳月
策划组稿	罗小燕
责任编辑	胡小华
责任出版	欧晓春
出版发行	四川科学技术出版社
地　　址	四川省成都市锦江区三色路 238 号新华之星 A 座
	传真：028-86361756　邮政编码：610023
成品尺寸	185mm×250mm
印　　张	18　　字　数　360千
印　　刷	四川华龙印务有限公司
版　　次	2024 年 6 月第 1 版
印　　次	2024 年 6 月第 1 次印刷
定　　价	78元

ISBN 978-7-5727-1387-3

本书编委会

主　编　陈　慧　四川大学华西第二医院
副主编　付天明　成都市龙泉驿区妇幼保健院
　　　　孔令伶俐　四川大学华西第二医院
　　　　汪　傲　四川大学华西第二医院
编　委　程　冉　四川大学华西第二医院
　　　　邓晓杨　四川锦欣西囡妇女儿童医院
　　　　邓长飞　四川大学华西第二医院
　　　　林立君　四川大学华西第二医院
　　　　刘晓芳　遂宁市中心医院
　　　　罗晓燕　四川大学华西第二医院
　　　　马亚仙　云南省第一人民医院
　　　　聂　颖　四川大学华西第二医院
　　　　潘　鑫　重庆医科大学附属第二医院
　　　　彭昌盛　四川大学华西第二医院
　　　　谯小勇　四川大学华西第二医院
　　　　史洵玮　四川省肿瘤医院
　　　　舒　洁　资阳高新口腔医院
　　　　唐　露　云南省第一人民医院
　　　　万晓丽　乐山市人民医院
　　　　王　娟　四川省攀枝花学院附属医院
　　　　吴海燕　成都市第二人民医院
　　　　吴玲姣　成都医学院第一附属医院
　　　　余　欣　成都市龙泉驿区妇幼保健院

前　言

生殖内分泌疾病是妇科最为常见的一类疾病，涉及婴幼儿期至绝经后期各年龄段的女性，患者群体庞大，就诊需求极大。此类疾病包括性发育异常、性早熟、月经异常相关疾病、不孕症、绝经综合征等，虽然一般不威胁生命，但疾病进程普遍偏长，严重影响女性的生殖健康和生活质量。生殖内分泌相关疾病病因复杂，临床表现各异，个体差异较大，诊疗较为困难。在我国现有诊疗体系下，生殖内分泌疾病患者散布于各级医疗机构的妇产科各亚专业。各医疗机构诊治水平参差不齐，尤其在基层医疗机构，诊疗水平往往更加薄弱。为了规范生殖内分泌相关疾病的诊疗行为，提高诊疗水平，保障患者权益，我们特地编写了《生殖内分泌相关疾病诊疗规范》（基层版）。本规范旨在为广大医务工作者提供一套科学、实用、可操作的诊疗指南，以期提高生殖内分泌相关疾病的诊断准确性和治疗效果，为患者带来更好的医疗体验。

在编写过程中，我们充分参考了国内外相关领域的最新循证指南和临床经验，结合我国实际情况，力求做到内容全面、准确、实用。同时，我们也注重理论与实践的结合，通过诊疗流程图解等方式，使得本规范更具可读性和可操作性。

参与此书撰写的人员均为长期在临床一线工作的生殖内分泌专家，其中一部分专家长期参与调研并指导各级医院的生殖内分泌专科建设，实践经验丰富，编写过程也经过反复推敲和商议。生殖内分泌相关疾病的诊疗是一项复杂而精细的工作，需要医务工作者具备扎实的医学知识、丰富的临床经验和敏锐的观察力。希望本规范能成为广大医务工作者的有力助手，以促进生殖内分泌专科年轻医生的快速成长，助力生殖内分泌专科的发展和妇女保健相关事业的进步。

由于生殖内分泌相关领域的知识庞杂，汇集多个学科、多个专业，加之科学研究的成果不断推陈出新，本书内容难免有遗漏、欠缺甚至过时、不妥之处，恳请每一位尊敬的专家、读者不吝赐教，以便再版时及时更新纠正。

最后，我们要感谢所有为编写本规范付出辛勤劳动的专家和同仁们，感谢他们对生殖内分泌相关疾病诊疗事业的热爱和奉献。我们将继续努力，不断完善和更新本规范，以便更好地服务于广大患者和医务工作者。

目 录

第一章 女性生殖系统生理 //1

第一节 女性各阶段生理特点 //1

第二节 卵巢功能及周期性变化 //2

第三节 月经及月经期临床表现 //4

第四节 子宫内膜及生殖器其他部位的周期性变化 //4

第五节 月经周期的调节 //5

第六节 其他内分泌器官对月经周期的调节 //6

第二章 妊娠相关生殖内分泌基础 //7

第一节 妊娠的建立 //7

第二节 胎盘的形成及其内分泌功能 //8

第三节 妊娠期母体内分泌系统的变化 //13

第四节 胎儿内分泌系统的形成 //14

第五节 产后泌乳与内分泌变化 //15

第三章 自然流产 //17

第一节 定义 //17

第二节 病因 //17

第三节 治疗 //22

第四节 妊娠管理 //25

第四章 子宫内膜异位症、子宫肌瘤及子宫腺肌病 //27

第一节 子宫内膜异位症 //27

第二节 子宫肌瘤 //33

第三节 子宫腺肌病 //39

第五章 女性生殖器官发育异常 //49
第一节 女性生殖器官的发育 //49
第二节 女性生殖器官发育异常分类 //50

第六章 异常子宫出血 //61
第一节 定义 //61
第二节 临床表现及相关术语 //61
第三节 分类 //62
第四节 诊断及鉴别诊断 //64
第五节 不同出血模式的诊治流程 //67
第六节 治疗 //71

第七章 闭经 //75
第一节 定义 //75
第二节 分类及病因 //76
第三节 诊断与鉴别诊断 //80
第四节 治疗 //84

第八章 多囊卵巢综合征 //88
第一节 定义 //88
第二节 病因 //88
第三节 临床表现 //89
第四节 诊断及鉴别诊断 //90
第五节 治疗 //93

第九章 痛经 //100
第一节 定义和分类 //100
第二节 病因 //100
第三节 诊断 //101

第十章 经前期综合征 //106

第一节 病因 //106

第二节 临床表现 //106

第三节 诊断 //107

第四节 治疗 //107

第十一章 绝经及围绝经期综合征 //110

第一节 定义 //110

第二节 临床表现 //111

第三节 诊断和评估 //111

第四节 治疗 //115

第十二章 女性高催乳素血症 //122

第一节 概述 //122

第二节 病因 //122

第三节 临床表现 //124

第四节 诊断 //124

第五节 鉴别诊断 //125

第六节 治疗 //126

第七节 高催乳素血症与妊娠 //129

第十三章 早发性卵巢功能不全 //131

第一节 定义 //131

第二节 病因 //131

第三节 临床表现及辅助检查 //132

第四节 诊断及鉴别诊断 //133

第五节 治疗 //134

第六节 预防 //136

第十四章 不孕症与辅助生殖技术 //140

第一节 不孕症 //140

第二节 辅助生殖技术 //154

第十五章 生育调控 //165

第一节 避孕 //165

第二节 避孕失败的补救措施及危害 //173

第三节 避孕措施的选择 //177

第十六章 妇科内分泌相关肿瘤 //180

第一节 子宫内膜癌 //180

第二节 卵巢癌 //185

第三节 子宫肉瘤 //193

第四节 妊娠滋养细胞疾病 //196

第五节 乳腺癌 //206

第十七章 其他生殖内分泌相关疾病 //222

第一节 垂体功能减退症 //222

第二节 妊娠合并甲状腺疾病 //230

第三节 胰岛素抵抗及糖尿病 //238

第四节 先天性肾上腺皮质增生症 //246

第十八章 妇女全生命周期生殖健康与保健 //252

第一节 妇女生殖健康与保健 //252

第二节 妇女保健信息管理 //257

第三节 妇女保健特色专科建设与评估 //259

第十九章 生殖内分泌相关检查 //267

第一节 生殖道脱落细胞学检查 //267

第二节 宫颈脱落细胞 HPV 检测 //267

第三节 妇科肿瘤标志物检查 //268

第四节 女性生殖器活组织检查 //269

第五节 女性内分泌激素正常参考值 //272

第六节 输卵管通畅检查 //274

第七节 妇科腔镜检查及治疗 //276

第一章 女性生殖系统生理

第一节 女性各阶段生理特点

女性一生可分为 7 个生理阶段，每个阶段有其相应的特点（表 1-1）。

表 1-1 女性各阶段生理特点

女性各阶段分期	时间界限	生理特点
胎儿期	母体孕 8~10 周	出现卵巢结构，女性生殖道形成
新生儿期	出生后 4 周内	受胎盘及母体激素影响，表现出外阴较丰满，乳房略隆起或少许泌乳，少量阴道流血，流血多能自然停止
儿童期	出生后 4 周至 12 岁	儿童早期（8 岁之前）：下丘脑-垂体-卵巢轴（HPO 轴）抑制，卵巢无雌激素分泌，生殖器呈幼稚型 儿童后期（8 岁以后）：促性腺激素释放激素（GnRH）抑制解除，卵巢分泌少量雌激素，尚不成熟，一般到 10 岁后乳房开始发育
青春期	世界卫生组织（WHO）规定为 10~19 岁	（1）第一性征（生殖器官特征）：①内外生殖器官从幼稚型向成人型发育，外阴阴阜逐渐隆起，大阴唇变得肥厚，小阴唇变大，出现色素沉着；②阴道长宽增加，黏膜增厚，有皱褶；③子宫变大；④输卵管增粗；⑤卵巢体积增大，出现排卵 （2）第二性征（生殖器官以外的特征）：①音调增高；②乳房丰满隆起；③阴毛及腋毛长出；④骨盆变得宽大；⑤胸、肩部脂肪堆积 （3）月经初潮表现：女性第一次来月经称月经初潮，为青春期的重要标志。月经初潮平均晚于乳房发育 2.5 年，多为无排卵性子宫出血，月经周期较紊乱 （4）具有生育能力
性成熟期（生育期）	18 岁起，延续约 30 年	女性性功能旺盛，卵巢功能成熟，分泌性激素，规律排卵。生殖器官和乳房在性激素作用下出现周期性变化
绝经过渡期	从出现绝经趋势至最后一次月经。常始于 40 岁，历时 1~2 年或 10~20 年	卵巢功能由减退走向衰竭，可出现无排卵性月经（无排卵性子宫出血）、绝经、生殖器官萎缩等一系列更年期综合征。目前推荐使用"围绝经期"代称，可划分为绝经前期、绝经期及绝经后期三个不同阶段
绝经后期	常指 60 岁以后	卵巢功能衰竭、生殖器官萎缩老化、骨代谢异常等，易发生骨折

第二节 卵巢功能及周期性变化

一、卵巢功能

卵巢功能见表1-2。

表1-2 卵巢功能详解

分类	功能详情
生殖功能	产生卵子并排卵，黄体形成及退化
内分泌功能	分泌女性甾体激素及其他多肽类物质

二、卵巢周期性变化

1. 卵泡发育

不同阶段卵泡发育特点见表1-3。

表1-3 不同阶段卵泡发育特点

不同阶段卵泡	特点
始基卵泡	原始卵泡，女性的基本生殖单位，至青春期时只剩下30万个
窦前卵泡	始基卵泡发育至窦前卵泡需要9个月以上的时间
窦状卵泡	在雌激素和卵泡刺激素（FSH）的作用下，融合形成卵泡腔，完成募集和优势卵泡的选择
排卵前卵泡（成熟卵泡）	直径可为18~23 mm，窦前卵泡发育至成熟卵泡需85天或3个月经周期

2. 排卵

排卵定义：卵母细胞及其周围的卵丘颗粒一起被排出的过程。特点：排卵前雌激素水平升高，排卵前36小时左右出现黄体生成素（LH）峰。

3. 黄体形成及转归

黄体是排卵后卵泡形成的富含血管的短暂性内分泌腺体，由颗粒黄体细胞、膜黄体细胞及成纤维细胞、免疫细胞、血管内皮细胞等组成。黄体的主要功能是合成孕激素和雌激素，促进正常子宫内膜由增生期向分泌期转化，维持妊娠。自然月经周期排卵后形成的黄体在妊娠建立前称为月经黄体，在排卵后9~10天若未受精则开始退化，后被结缔组织所替代形成白体。成功妊娠的黄体在胚胎滋养细胞分泌的人绒毛膜促性腺激素（hCG）作用下继续生长成为妊娠黄体。

三、卵巢激素的分类

卵巢激素分为甾体激素和非甾体激素，甾体激素有雌激素、孕激素、雄激素，非甾体激素有多肽激素、细胞因子及生长因子。

四、卵巢性激素的作用

卵巢性激素的作用见表1-4。

表1-4　卵巢性激素的作用

作用部位	雌激素	孕激素	雄激素
子宫肌层	促进子宫平滑肌增生肥大，增加子宫肌层对缩宫素的敏感性	降低子宫肌层对缩宫素的敏感性，抑制子宫收缩	减缓子宫发育
子宫内膜	使内膜间质及腺体增殖修复	使子宫内膜由增殖期转化为分泌期	减缓子宫内膜生长增殖
宫颈口	使宫颈口松弛扩张，黏液分泌增多，稀薄	使宫颈口关闭，黏液减少，变黏稠	—
输卵管	促进肌层发育，加强输卵管节律性收缩	抑制输卵管节律性收缩	—
阴道上皮	使阴道上皮细胞增生角化，黏膜变厚，增加细胞内的糖原，维持阴道内酸性环境	加快上皮细胞脱落	抑制上皮增生、角化
外生殖器	促进阴唇发育，色素沉着	—	促使阴蒂、阴唇及阴阜发育，阴毛、腋毛生长
卵巢	协同卵泡刺激素（FSH）促进卵泡发育	—	—
下丘脑、垂体	通过正、负反馈调节，控制促性腺激素的分泌	在月经中期增强雌激素对垂体LH排卵峰释放的正反馈作用，在黄体期呈负反馈作用，抑制促性腺激素分泌	—
乳腺	促进乳腺腺管增生，乳头、乳晕着色	促使乳腺腺泡发育	—
体温调节	—	兴奋体温调节中枢，使基础体温在排卵后升高0.3~0.5℃	—
其他	促进水钠潴留，降低胆固醇含量，维持和促进骨基质代谢	促进水钠潴留	促进蛋白合成，肌肉生长，红细胞增生；性成熟前促进生长，性成熟后使生长停止

第三节　月经及月经期临床表现

卵巢激素的周期性变化使子宫内膜发生周期性的脱落及出血即为月经，它是女性性成熟的重要标志（表1-5）。第一次来月经称月经初潮。

表1-5　正常月经和异常月经的特点比较

比较内容	正常月经	异常月经
月经初潮	13~15岁	年龄<10岁出现月经初潮是性早熟的重要标志 年龄>16岁，第二性征已发育，而未出现月经初潮是原发性闭经的重要标志
月经期	持续时间≤7天（多数为3~6天）	持续时间>7天称为经期延长
月经周期	（28±7）天	<21天为月经频发 >35天为月经稀发
经血特点	月经呈不凝固的暗红色血液（纤维蛋白在纤溶酶的作用下裂解，含血液、内膜碎片、宫颈黏液、阴道上皮细胞）	月经量过多时可出现血凝块
月经量	通常约50 mL	自觉经量多，影响生活质量称月经过多 自觉经量较以往减少，点滴状称月经过少

第四节　子宫内膜及生殖器其他部位的周期性变化

一、子宫内膜的周期性变化

子宫内膜的周期性变化见表1-6。

表1-6　子宫内膜的周期性变化

时期	时间段	子宫内膜的变化
增殖期	月经周期第5~14天	在雌激素作用下，子宫内膜及血管等呈增殖状态
分泌期	月经周期第15~28天	在雌激素作用下，子宫内膜及血管等继续生长，在孕激素作用下子宫内膜呈分泌反应，腺体增生，间质水肿，螺旋动脉扩张，在分泌期晚期超出子宫内膜
月经期	月经周期第1~4天	螺旋动脉持续痉挛，血管破裂，子宫内膜功能层崩解脱落

二、宫颈和阴道的周期性变化

宫颈和阴道的周期性变化见表 1-7。

表 1-7　宫颈和阴道的周期性变化

时期	时间段	宫颈	阴道
卵泡期	月经周期第 1～14 天（通常指排卵前）	宫颈黏液分泌量由少变多，在排卵期时宫颈黏液变得透明、稀薄，拉丝可达 10 cm，呈羊齿状结晶	阴道黏膜基底层细胞增生，排卵期时表层细胞角化
黄体期	月经周期第 15～28 天（通常指排卵后）	宫颈黏液量少、黏稠、混浊	表层细胞脱落

第五节　月经周期的调节

下丘脑、垂体与卵巢之间形成完整而又协调的神经内分泌系统，称为下丘脑—垂体—卵巢轴（HPO 轴），以实现月经周期的规律调节（表 1-8）。

表 1-8　下丘脑—垂体—卵巢轴所分泌激素的作用和反馈机制

部位	分泌激素	作用	反馈机制
下丘脑	促性腺激素释放激素（GnRH）	调节促性腺激素 FSH、LH 的合成和分泌	受垂体激素及卵巢激素的正、负反馈调节
垂体	FSH	（1）促进卵泡发育（2）激活颗粒细胞合成、分泌雌二醇（3）促进窦状卵泡的募集（4）调节优势卵泡选择和非优势卵泡的闭锁（5）在卵泡期晚期与雌激素协同，诱导颗粒细胞生成 LH 受体，为排卵及黄素化作准备	负反馈
	LH	（1）在卵泡期刺激卵泡膜细胞合成雄激素，为雌二醇合成提供底物（2）促使卵母细胞成熟及排卵（3）维持黄体功能，促进孕激素、雌二醇以及抑制素 A 的合成及分泌	负反馈
	催乳素（PRL）	促进乳汁合成	负反馈
卵巢	雌激素	促进子宫内膜及卵泡等的发育	负反馈、正反馈（卵泡期晚期正反馈刺激 LH 分泌高峰）
	孕激素	抑制子宫收缩，限制子宫内膜增生，使增殖期子宫内膜向分泌期转化	负反馈

第六节　其他内分泌器官对月经周期的调节

其他的内分泌器官有肾上腺、甲状腺、胰腺，它们对月经周期的调节见表1-9。

表1-9　其他内分泌器官对月经周期的调节

器官	功能
肾上腺	肾上腺皮质是女性雄激素的主要来源
甲状腺	维持性腺发育，维持正常月经及生殖功能
胰腺	维持正常的卵巢功能。过多的胰岛素会促进卵巢产生过多雄激素，发生高雄激素血症

（陈慧、付天明）

参考文献

［1］谢辛，孔北华，段涛．妇产科学［M］.9版.北京：人民卫生出版社，2018.

［2］中华医学会妇产科学分会妇科内分泌学组.异常子宫出血诊断与治疗指南（2022更新版）［J］.中华妇产科杂志，2022，57（7）：481-490.

［3］中国医师协会生殖医学专业委员会.孕激素维持妊娠与黄体支持临床实践指南［J］.中华生殖与避孕杂志，2021，41（2）：95-105.

［4］中华医学会儿科学分会内分泌遗传代谢学组，中华儿科杂志编辑委员会.中枢性性早熟诊断与治疗专家共识（2022）［J］.中华儿科杂志，2023，61（1）：16-22.

▶▶▶　第二章　妊娠相关生殖内分泌基础

第一节　妊娠的建立

一、受精

受精是指获能的精子与次级卵母细胞相遇于输卵管，结合形成受精卵的过程。卵子和精子排出后，如果两者相遇并完成受精过程，可得以继续存活，否则会在 2 天内死亡。精液进入阴道后，精子离开精液经子宫颈管、子宫腔进入输卵管腔。受精一般发生在输卵管壶腹部，在排卵后 12 小时内受精，过程大约持续 24 小时。

人类射出精液中的精子并不具备受精能力，精子表面被覆附睾分泌的去能因子或顶体稳定因子，此时的精子不能释放顶体酶，不具备穿透卵子放射冠和透明带的能力，必须获能才能受精。精子获能过程是在生殖道内完成的，精子顶体表面糖蛋白被生殖道分泌物中的 α、β 淀粉酶降解，同时顶体膜结构中胆固醇与磷脂的比值和膜电位发生变化，降低顶体膜的稳定性，此过程称为精子获能。通过这个过程，精子不仅发育成熟，而且获得了超激活运动能力。

次级卵母细胞从卵巢排出，经输卵管伞部进入输卵管，与获能的精子相遇。精子头部顶体外膜破裂，释放出顶体酶（含顶体素、玻璃酸酶、酯酶等），溶解卵子外围的放射冠和透明带，该过程称为顶体反应。只有发生顶体反应的精子才能与次级卵母细胞融合。精子头部与卵子表面接触，卵子细胞质内的皮质颗粒释放溶酶体酶，引起透明带结构改变，精子受体分子变性，阻止其他精子进入透明带，这一过程称为透明带反应。借助酶的作用，精子穿过放射冠和透明带，穿过透明带的精子，外膜与卵子胞膜接触并融合，精子进入卵子内。随后卵子迅速完成第二次减数分裂形成卵原核，卵原核与精原核融合，核膜消失，染色体相互混合，形成二倍体的受精卵，完成受精过程。

受精过程：排出精卵—精子获能—顶体反应—透明带反应—精卵融合—形成受精卵，受精完成。

二、着床前胚胎发育

受精后约 30 小时，受精卵借助输卵管蠕动和输卵管上皮纤毛推动向宫腔方向移动，同时开始有丝分裂，形成多个子细胞，称为分裂球。受精后约 50 小时分裂为 8 个细胞，至受精后 72 小时分裂为 16 个细胞的实心胚，称为桑椹胚。随后细胞继续分裂，胚胎发育成一个由细胞组成，外面包裹着透明带的结实小球。大约受精后第 5 天，胚胎中形成一个充满液体的腔——囊胚腔。这个时期的胚胎叫作囊胚。囊胚外层连接透明带的细胞层叫作滋养外胚层，该层细胞后期发育为胎盘和绒毛膜。内细胞团是滋养外胚层下位于囊胚腔一侧的一团细胞，胎儿、羊膜、间充质及胎盘中的血管部分均由内细胞团发育而来。

三、着床

着床是指胚胎经过与子宫内膜相互作用，最终在子宫内膜植入的过程。着床发生在受精 6 天之后，前期过程十分复杂，包括受精卵的生长发育、卵裂、胚泡的形成和脱透明带、子宫内膜容受性的建立等过程。着床的必要条件是胚泡脱去透明带，子宫内膜由非容受态转换到容受态，而且胚胎和子宫内膜的发展要同步化。受精卵着床经过定位、黏附和侵入 3 个过程：①定位。透明带消失，晚期囊胚以其内细胞团端接触子宫内膜。②黏附。晚期囊胚黏附在子宫内膜，囊胚表面滋养细胞分化为两层，外层为合体滋养层，内层为细胞滋养层。③侵入。滋养细胞穿透子宫内膜、内 1/3 肌层及血管，囊胚完全埋入子宫内膜中且被内膜覆盖。着床过程中会发生一系列分子事件，通过胚胎和子宫内膜间的分子对话、信号转导，最终启动着床。着床是成功建立妊娠的关键环节。

第二节　胎盘的形成及其内分泌功能

胎盘介于胚胎/胎儿与母体之间，是母体与胚胎/胎儿之间连接的唯一通道，是维持胎儿生长发育的重要器官，母体营养物质、胎儿排泄物等都通过胎盘进行交换。胎盘具有物质交换、防御、合成及免疫等功能。

一、胎盘的形成

囊胚由两组细胞组成，其中一组发育成为胎儿等，另外一组发育成为胎盘等。在卵裂球——囊胚阶段，胚胎的特征是充满液体的空腔（卵裂球）被一层滋养外胚层细胞包围。滋养外胚层细胞将发育成胎盘。滋养外胚层内有一个称为内细胞团的细胞集合，胎儿、羊膜和间充质，以及胎盘中的血管部分由内细胞团发育而来。

在胚胎植入过程中，滋养外胚层细胞逐渐分化为成熟胎盘的细胞亚型。成熟的胎盘由树状胎盘绒毛组成，绒毛浸泡在母体血液中。母体血液通过从母体子宫螺旋动脉分支出来的低阻力、高流量血管进入绒毛之间的间隙。绒毛之间的间隙称为绒毛间隙（IVS）。在滋养细胞侵入子宫壁的过程中，子宫螺旋血管破裂，直接开口于绒毛间隙。绒毛间隙充满母体血液，游离绒毛悬浮于其中，母儿间物质交换在悬浮于母血的绒毛处进行。胎儿血管位于每个胎盘子叶的核心，每个胎儿血管周围都有疏松的结缔组织和滋养层细胞。胎儿血管周围的滋养层细胞内层由细胞滋养层细胞组成，外层由合体滋养层细胞包裹。合体滋养层细胞直接浸泡在母体血液中。

和胎儿一样，胎盘随着妊娠的发展逐渐增大。足月妊娠的胎盘呈盘状，多为圆形或椭圆形，重450~650 g，直径16~20 cm，厚1~3 cm，中央部位厚约3 cm，中央厚，边缘薄。胎盘分胎儿面和母体面。胎儿面被覆一层光滑的羊膜，呈灰白色，半透明。脐带几乎垂直插入胎盘的胎儿表面。脐带动静脉从附着处分支向四周呈放射状分布，达胎盘边缘，其分支穿过绒毛膜板，进入绒毛干及其分支。母体面呈暗红色，蜕膜间隔形成若干浅沟，将母体面分成多个母体叶，其中含有数百万个绒毛。

二、胎盘分泌的主要激素

人类妊娠的内分泌环境是由胎盘激素主导的。胎盘最重要的内分泌功能为合成蛋白质类激素和类固醇激素，此外，还可以合成一系列神经内分泌激素，如神经肽、垂体激素、生长因子和细胞因子等。这些胎盘激素在妊娠中起着维持妊娠、启动分娩、调节母体妊娠适应性、防止免疫排斥和保证胎儿正常发育等重要作用。

（一）蛋白质类激素

人类胎盘分泌大量的蛋白质类激素，发现最早和研究较多的是 hCG、人类胎盘生乳素基因家族，后者包括人胎盘催乳素（hPL）和人类变异生长激素（hGH-V）等。近年来发现胎盘也能够合成许多下丘脑、垂体和其他组织分泌的肽类激素，例如促肾上腺皮质激素释放激素（CRH）、促性腺激素释放激素（GnRH）、生长激素释放激素和抑制激素、瘦素、松弛素、心房钠尿肽和许多脑肠肽等。它们在早期妊娠维持、胎儿生长发育和分娩中起着重要作用。

1. 人绒毛膜促性腺激素

hCG 是一种二聚体蛋白激素，是胎盘最早能够合成分泌的激素之一，是孕早期向母体发出受孕信号的必备条件。受精后第 10 天左右即可在母体血液中检测到 hCG。

hCG 的主要生物学作用是在排卵后 12~14 天将卵巢黄体从程序性死亡中"拯救"出来。一般在未受孕的月经周期中，排卵约 2 周后黄体退化，随后孕酮水平降低引起月经来潮。要建立妊娠就必须阻止黄体萎缩和孕酮水平下降。由于 hCG 与 LH 的结构关系紧密，hCG 能够与黄体细胞上的 LH 受体结合。一旦受孕，早期胚胎滋养层细胞产生的 hCG 作用于黄体，阻止黄体溶解和维持类固醇生成功能，替代 LH 维持黄体的功能直到胎盘本身产生孕激素和雌激素的功能成熟，因此 hCG 是维持早期妊娠的关键激素。

母体血液 hCG 出现在月经周期 LH 高峰后的第 7.5~9.5 天，此时正是胚泡植入和滋养层细胞开始与母体血液接触的时期。妊娠 6 周以前，hCG 是由胎盘的细胞滋养层细胞合成和分泌的，第 6 周以后转为由合体滋养层细胞合成和分泌，此时细胞滋养层细胞只合成少量 hCG。hCG 的合成和分泌在妊娠第 8 周时达到高峰，并持续至第 12 周，然后开始下降，并于第 18 周以后稳定在较低水平，一直维持至妊娠足月，于产后第 4 天从母体血液中消失。在妊娠早期，hCG 合成后迅速释放入血，母体血液 hCG 浓度呈指数增加，其在母体血清中的浓度每 2~3 天翻一倍。这可以作为区分正常妊娠和异常妊娠的依据。hCG 浓度未能适当增加可能表明植入异常，如异位妊娠或无法存活的宫内妊娠。多胎妊娠和滋养细胞疾病中检测到的 hCG 水平则高于预期。

妊娠期尿液 hCG 的水平与母体血液相平行，如果受孕，妊娠后第 6~10 周，孕妇尿液的 hCG 水平可由 1 IU/mL（妊娠第 4 周）迅速升高到 100 IU/mL。因此，临床可以通过检测尿液 hCG 的水平判断早期妊娠。

2. 人胎盘催乳素

人胎盘催乳素（hPL），又称人类绒毛膜促生长激素（hCS），为合体滋养层细胞分泌的单链多肽激素。最初发现 hPL 对动物具有很强的催乳作用，所以命名为人胎盘催乳素，但后来的研究证明，hPL 对人类几乎没有催乳作用，而主要具有促进胎儿生长的作用，因此又称为人类绒毛膜促生长激素，但 hPL 的名称一直沿用至今。

妊娠 5 周左右即可在母体血浆中测出 hPL，随妊娠进展其分泌量持续增加，至妊娠 39~40 周达到高峰并维持至分娩，产后迅速下降，产后 7 小时即低于检测下限。

由于 hPL 的结构与催乳素和生长激素类似，且 hPL 与催乳素和生长激素受体存在交叉结合，因此 hPL 的许多功能与催乳素和生长激素的功能类似。与对动物的催乳作用不同，在人类，hPL 的主要作用为促进细胞的增生、影响能量代谢和保证胎儿对营养物质的需求、促进胎儿生长等，它是通过母体促进胎儿发育的"代谢调节因子"。hPL 的功能包括：①促进乳腺腺泡发育，刺激乳腺上皮细胞合成乳白蛋白、乳酪蛋白和乳珠蛋白，为产后泌乳作准备；②促进胰岛素生成；③通过脂解作用提高游离脂肪酸、甘油浓度，以游离脂肪酸作为能源，抑制对葡萄糖的摄取，将多余葡萄糖运送给胎儿（葡萄糖是胎儿的主要能源，也是蛋白质合成的能源来源）；④抑制母体对胎儿的排斥作用。

3. 其他激素

母体或胎儿来源的垂体生长激素对胎儿的正常生长都不是必需的。临床发现缺乏垂体的无脑胎儿和生长激素缺乏妇女的后代在子宫内会正常生长。胎盘可以产生自己的生长激素蛋白变体，称为胎盘生长激素（PGH）。PGH 是一种调节胎儿生长的候选激素。胎盘还产生生长激素释放抑制因子（SRIF），也称为生长抑素，可能会影响胎盘的 hPL 分泌。细胞滋养层细胞和合体滋养层母细胞分泌促细胞生长素释放激素（CRH）、神经肽 Y（NPY）、促 CRH 促分泌剂、促阿片素原（POM-C）、促肾上腺皮质激素（ACTH）和黑素细胞刺激激素（MSH）的前体。母体 CRH 水平和胎盘 CRH 含量在妊娠最后一个月升高。据推测，胎盘 CRH 和 ACTH 的分泌可能与分娩开始的时间有关。MSH 似乎能促进胎儿下丘脑—垂体—肾上腺轴的成熟，并具有使母体皮肤色素沉积的次要作用。

胎盘激素对非胎盘母体蛋白激素的产生和活性产生显著影响。例如，胎盘雌激素的产生会刺激许多肝脏蛋白质的产生，其中包括甲状腺结合球蛋白（TBG）。孕妇体内循环 TBG 的增加使自由循环的甲状腺激素减少。由于游离甲状腺激素产生中枢负反馈，游离甲状腺激素的减少释放了下丘脑，释放出促甲状腺激素释放激素（TRH）。母体垂体促甲状腺激素（TSH）的分泌随着 TRH 的反应而增加，母体甲状腺产生足够的 T_3 和 T_4，使循环水平恢复正常。因此，孕妇的 TBG、总 T_3 和 T_4 水平较高，但游离 T_3 和 T_4 含量正常。这可能会在解释妊娠期甲状腺功能检查结果时造成混乱。这也意味着，因甲状腺激素缺乏而服用激素替代品的孕妇通常需要增加剂量，以保持足够的游离激素水平。

（二）类固醇激素

妊娠期间类固醇激素的产生需要母体、胎儿和胎盘及酶途径之间的合作。胎儿和胎盘都缺乏关键的类固醇生成酶，如果单独存在，则无法合成某些类固醇分子。

1. 孕激素

孕激素是一种甾体激素，妊娠早期由卵巢妊娠黄体产生。妊娠 8~10 周后，胎盘合体滋养细胞开始产生孕激素，并持续在母体系统中占主导地位。孕激素在妊娠中的主要作用是促进子宫肌层松弛和休眠，其在雌激素协同作用下，对妊娠期子宫内膜、子宫肌层、乳腺及母体其他系统的生理变化起重要作用。

孕激素的作用是通过孕激素受体（PR）介导的。孕激素受体分为 PRA 和 PRB 两种亚型，当 PRA 的表达高于 PRB 的表达时，孕激素的作用减弱。妊娠晚期 PRA/PRB 比值上升，导致孕激素舒张子宫平滑肌的作用减弱，这样可以在高孕激素环境下削弱孕激素的子宫静息作用，引发孕激素的功能性撤退，这可能与分娩启动的机制有关。此外，孕激素的许多作用是通过拮抗雌激素的作用实现的，特别是在子宫中的作用尤为突出。妊娠晚期孕激素水平的下降和雌激素水平的升高有利于分娩的启动。

2. 雌激素

雌激素为调节女性机体生理功能的重要激素，尤其对生殖系统和乳腺的调节更为重要。妊娠早期，雌激素主要来源于卵巢黄体。随着胎盘合成类固醇激素功能的成熟，妊娠第 7 周时，母体循环中胎盘来源的雌激素已经达到 50%。妊娠第 10 周时，胎盘已经完全取代卵巢黄体的雌激素合成及分泌功能。胎盘雌激素的分泌量随孕期延长而逐渐增加，足月时达到高峰。至妊娠末期，雌三醇值为非孕妇女的 1 000 倍，雌二醇及雌酮值为非孕妇女的 100 倍。分娩后妇女体内的雌激素值急剧下降。

胎盘分泌的雌激素主要为雌三醇，胎盘产生的雌三醇远远超过雌酮和雌二醇，使胎儿来源的胎盘雌三醇成为主要的胎盘雌激素，因此胎盘雌三醇的合成量可以反映胎儿的健康状况。母体胆固醇在胎盘内转变为孕烯醇酮后，经胎儿肾上腺网状带转化为硫酸脱氢表雄酮（DHEAS），再经胎儿肝内 16α-羟化酶的作用，形成 16α-羟基硫酸脱氢表雄酮（16α-OH-DHEAS）后，在胎盘合体滋养细胞硫酸酯酶的作用下，去硫酸根形成 16α 羟基脱氢表雄酮（16α-OH-DHA），随后经胎盘芳香化酶的作用成为 16α-羟基雄烯二酮，最终形成游离雌三醇。

虽然在妊娠期母体血液的雌激素中，以雌三醇的浓度为最高，但血液中的雌三醇 95% 是以结合状态存在的，雌酮和雌二醇与结合蛋白的结合比例分别为 75% 和 5%。因此，妊娠期的雌激素作用主要是由雌二醇产生的，雌酮的作用次之，雌三醇的作用最弱。雌酮可以在 17β-HSD 的作用下转化为作用更强的雌二醇。

第三节　妊娠期母体内分泌系统的变化

在妊娠期间，母体各器官系统发生一系列的生理变化，以适应胎儿生长发育的需要。本节主要介绍内分泌系统的变化。

一、垂体

正常妊娠时母体垂体体积增大了135%，其大小和血液供应几乎翻了一倍。这种变化使垂体特别容易受到缺血性损伤。因此，如果产后出血和休克得不到及时治疗，可能会发展为垂体功能衰竭（希恩综合征）。尽管妊娠时母体垂体体积增大，但母体垂体的内分泌功能却并不是维持妊娠所必需的。有些病人尽管因为种种原因切除了垂体，但仍然可以完成妊娠过程，而且只要给予病人糖皮质激素、甲状腺激素和加压素就可以完成自然分娩过程。

1. 促性腺激素（Gn）

妊娠黄体及胎盘分泌的大量雌激素、孕激素，对下丘脑及腺垂体的负反馈作用使 FSH 及 LH 分泌减少，故妊娠期间卵巢内的卵泡不再发育成熟，也无排卵。

2. 生长激素

孕早期生长激素主要来源于母体垂体，孕 17 周时胎盘成为生长激素的主要来源。母体血清生长激素的浓度逐渐增加，在约 28 周时达到峰值。

3. 催乳素

正常妊娠时母体血浆催乳素水平升高非常明显。催乳素于妊娠 7 周左右开始增多，并随着妊娠进展逐渐增加，至妊娠足月时约为非孕时的 10 倍（约 150 ng/mL）。催乳素促进乳腺发育，为产后泌乳做准备。

二、甲状腺

受促甲状腺激素（TSH）和 hCG 的作用，甲状腺腺体和血管增生，使甲状腺体积增加，从孕早期约 12 mL 增加到分娩时约 15 mL。TSH 在妊娠早期初短暂降低，至妊娠早期末回升至孕前水平，之后保持稳定。由孕早期开始，甲状腺激素的运载蛋白（即甲状腺结合球蛋白）开始增加，并于 20 周时达到高峰，稳定在这一水平直到分娩。甲状腺素结合球蛋白的升高使血清中 T_4 和 T_3 增加，但并不影响具有重要生理

功能的游离 T_4 和 T_3。游离 T_4 水平稍微升高，并与 hCG 一道达到高峰，然后下降至正常水平。母体 T_4 可少量穿过胎盘以维持胎儿甲状腺功能。妊娠 10 周之前胎儿甲状腺不能聚集碘。近 20 周时，胎儿在垂体分泌的 TSH 作用下，分泌的甲状腺激素开始达到功能水平，在此之前胎儿对甲状腺激素的需求都依赖母体供给。出生时，脐血中 30% 的 T_4 来自母体。孕妇与胎儿体内的 TSH 均不能通过胎盘，各自负责自身甲状腺功能的调节。

降钙素是由甲状腺滤泡旁细胞分泌的，其主要作用是对抗甲状旁腺激素和维生素 D 的作用，防止钙应激时导致的骨钙化。妊娠和哺乳期都可导致显著的钙应激，因此降钙素水平显著高于非孕水平。

第四节　胎儿内分泌系统的形成

一、甲状腺

胎儿甲状腺是最早发育的内分泌器官。在孕 5～6 周时，胎儿甲状腺开始发育，孕 10～12 周已能合成甲状腺激素，但直到孕 14～16 周时才具备分泌甲状腺激素的功能，孕 20 周时，胎儿甲状腺分泌甲状腺激素的量开始达到有意义的水准，直到出生时才达到成人的水平。胎儿下丘脑—垂体—甲状腺轴功能直到孕晚期才开始逐渐成熟。甲状腺激素对胎儿各组织器官的正常发育均有作用，尤其是大脑的发育。妊娠 12 周开始胎儿甲状腺对碘的蓄积高于母亲甲状腺，因此，孕期补碘要慎重。

二、肾上腺

胎儿肾上腺发育良好，体积较大，在孕期的一定阶段甚至大于肾脏，其结构和功能与成年人肾上腺的结构和功能相比存在较大差异。胎儿肾上腺的髓质部分不明显，主要为皮质。皮质细胞的形态和组成有其自身的特点。胎儿肾上腺皮质可以分为三层，由外向内分别为永久带、过渡带和胎儿带，并以胎儿带为主。胎儿肾上腺皮质的内分泌功能主要是由胎儿带行使的，其能产生大量甾体激素，与胎儿肝脏、胎盘、母体共同完成雌三醇的合成。研究发现，妊娠第 8 周时，在母体血浆中就可以检测到雌三醇，提示胎儿肾上腺此时已经具有合成 DHEAS 的能力。妊娠第 12 周时，母体血浆雌三醇浓度提高了接近 100 倍，说明此时胎儿肾上腺合成 DHEAS 的能力已经非常强。

三、胰腺

妊娠 12 周胎儿胰腺开始分泌胰岛素。

第五节　产后泌乳与内分泌变化

母乳分泌量的调节在很大程度上受到激素的控制，催乳素是其中最重要的调节激素，尽管它需要与其他几种激素协同作用。血浆中的催乳素浓度在整个妊娠期稳步上升，从低于 20 ng/mL 上升到足月时超过 200 ng/mL。在母乳喂养的妇女中，基础血清催乳素水平在产后 4~6 周保持升高，在接下来的两个月，哺乳会使催乳素释放达到高峰，然后在持续哺乳的情况下降至非妊娠水平。

催乳素在母乳喂养开始时的关键作用是通过使用多巴胺激动剂溴隐亭阻断垂体分泌激素来确定的。当妇女产后不久服用溴隐亭时，催乳素水平会急剧下降到非妊娠水平。雌激素也可以用来抑制产后立即泌乳，但它们的作用机制不同。雌激素给药后，催乳素水平仍然很高，但没有形成乳汁。因此，雌激素会抑制催乳素对乳房的作用，这可能就是为什么分娩前不会泌乳的原因。随着胎盘的娩出，大量循环雌激素的来源被清除，循环雌激素水平急剧下降，母乳在产后 24~48 小时形成。

催乳素在细胞水平上有多种作用。它可以刺激由胰岛素和皮质醇引发的乳腺组织中乳球蛋白和酪蛋白的合成。它能够稳定酪蛋白信使核糖核酸，使其半衰期延长 8 倍。催乳素刺激乳脂肪合成，还可能参与乳腺组织中的钠转运。有趣的是，与其他多肽激素不同，催乳素与其受体的结合不会刺激腺苷酸环化酶的活化。

尽管催乳素负责启动产奶，但给婴儿输送乳汁和维持泌乳取决于乳头的机械刺激。吮吸刺激乳汁排出的过程被称为排乳或下泄。尽管吮吸是排奶的主要刺激因素，但这种刺激引起排乳反射是有条件的。婴儿的哭闹或注视及哺乳乳房的准备可能会引起情绪低落，而疼痛、尴尬和酒精会抑制情绪低落。当源自乳头的感觉冲动进入脊髓，传入大脑，就会启动吮吸反射，导致垂体后叶分泌偶发性催产素。催产素刺激乳管内的肌上皮细胞收缩，从而导致乳汁排出。

哺乳反射也影响促性腺激素释放激素脉冲发生器的活性。哺乳会抑制促性腺激素的释放，因此通常不会发生排卵。哺乳对性腺功能的抑制效果与哺乳的频率和持续时间直接相关。

（潘鑫）

参考文献

［1］陈子江，叶碧绿，郁琦，等．生殖内分泌学［M］．北京：人民卫生出版社，2016.

［2］谢辛，孔北华，段涛．妇产科学［M］．9 版．北京：人民卫生出版社，2018.

［3］杰罗姆·F. 施特劳斯Ⅲ，罗伯特·L. 巴比里．生殖内分泌学［M］.7 版．乔杰主译．北京：科学出版社，2019.

［4］Reis F M，Petraglia F. The placenta as a neuroendocrine organ［J］. Front Horm Res，2001，27：216－228.

第三章 自然流产

自然流产（SA）是一种常见的妊娠期并发症，在妊娠早期尤为高发。大约10%的育龄期女性存在1次自然流产的风险，而有1%~5%的育龄期女性可能发生2次及2次以上的自然流产，称为复发性流产（RSA）。SA及RSA病因复杂，诊疗困难，严重影响女性生育健康和心理健康。

第一节 定义

一、SA定义

妊娠未满28周而妊娠自然终止，且流产胎儿体重小于1 000 g者，包括生化妊娠。

二、RSA定义

妊娠28周之前连续发生2次及2次以上的自然流产，包括连续发生的生化妊娠。

三、生化妊娠定义

经医疗机构的血hCG检查明确，但未能经超声或组织学检查确认的妊娠后流产。

第二节 病因

一、病史询问

详细采集病史是对SA患者进行初步病因筛查的基本手段，建议参照表3-1内容逐条询问，从中查找出蛛丝马迹，以便于后续针对性地开展检查，明确病因。

表 3-1 病史询问细目

基本情况	夫妇双方年龄、身高、体重、体重指数（BMI），男方是否行精液检查及结果
月经史	月经周期、经期、经量、是否痛经
生育史	询问妊娠次数，按妊娠次序详细询问每次妊娠详情，包括妊娠结局（如自然流产、人工流产、异位妊娠、葡萄胎、引产、早产、足月产等）、妊娠终止的孕周、妊娠并发症（如胎儿生长受限、羊水过多/过少、胎儿畸形等）、妊娠终止方式（如药物流产、手术流产、顺产、剖宫产等）。RSA 需补充询问每次自然流产后的治疗经过、流产胚胎是否有明显畸形、流产组织是否行染色体核型分析
既往史	手术史、内外科并发症、传染病史
生活及环境	是否吸烟、饮酒、吸毒等，长期药物使用史，不良环境暴露史
家族史	家族中有无不良妊娠史、自身免疫性疾病史、血栓史，是否近亲婚配

二、病因筛查

（一）筛查目标人群

1.1 次 SA

仅发生过 1 次 SA 的患者一般不推荐进行全面病因筛查，因其再次发生自然流产的风险较低，但有明确不良妊娠家族史或已出现明显可导致流产的临床表现者除外。

2. RSA

RSA 患者再次发生自然流产的风险显著升高，建议再次妊娠前进行全面、系统的病因筛查，对再发风险及预后进行评估。

（二）病因分类及相关筛查指标

1. 免疫学因素

1）自身免疫因素

（1）可能导致 SA 的自身免疫性疾病

可能导致 SA 的自身免疫性疾病有：抗磷脂综合征（APS）、系统性红斑狼疮（SLE）、未分化结缔组织病（UCTD）、干燥综合征（SS）、类风湿关节炎（RA）、系统性硬化症（SSc）。

（2）抗磷脂综合征的诊断标准

抗磷脂综合征患者血液循环中的抗磷脂抗体（aPLs）浓度升高，包括狼疮抗凝物（LA）、抗心磷脂抗体（aCL）和抗 β_2 糖蛋白 I 抗体（anti-β_2GPIAb），可导致凝血功能异常，促使动/静脉血栓形成。由于子宫、胎盘血流灌注不良，可能引起不孕、自然流产、胎儿生长受限、死胎、子痫前期等不良妊娠结局或妊娠并发症。

要确诊 APS，至少需具备一项临床指标和一项实验室指标。临床指标包括：①

至少 1 次血管性血栓史；②病理妊娠。实验室指标包括：①间隔 12 周以上的 2 次检测，LA 均呈阳性；②间隔 12 周以上的 2 次检测，aCL 中高滴度阳性；③间隔 12 周以上的 2 次检测，anti-β_2GPI Ab 中高滴度阳性。

（3）免疫指标筛查建议

RSA 患者推荐筛查指标：抗核抗体谱（ANA 谱），标准 aPLs（包括 LA、aCL、anti-β_2GPI Ab），类风湿因子（RF），抗环瓜氨酸肽抗体（anti-CCP），抗中性粒细胞抗体（ANCA），甲状腺过氧化物酶抗体（TPOAb），抗甲状腺球蛋白抗体（TGAb），红细胞沉降率（ESR），补体 C3、C4、CH50，免疫球蛋白 IgG、IgM、IgA 等。

不推荐筛查指标：抗精子抗体、抗子宫内膜抗体、抗卵巢抗体。

2）同种免疫因素

由于发病机制尚未阐明，同种免疫型 RSA 也被称为不明原因复发性流产（URSA）。同种免疫型 RSA 需采用排除法来诊断，在筛选排除掉所有已知病因后，还需满足下述条件：①与同一配偶发生的妊娠；②至少 3 次连续发生的自然流产；③妊娠时限低于 12 周；④流产物染色体正常；⑤未曾有过 12 周及以上的妊娠史。

不推荐筛查指标：人类白细胞抗原（HLA）多态性、封闭抗体及外周血淋巴细胞亚群。

2. 易栓症

1）定义

易栓症（血栓前状态，英文简称 PTS）指因血液中抗凝或促凝因子的数量、功能改变，使得血液呈高凝状态，从而易于形成血栓的一种病理状态。由于高凝状态形成的微血栓阻塞子宫及绒毛微循环，可能导致子宫—胎盘血流灌注不足，病理妊娠风险增加。

2）分类

（1）遗传性 PTS

由基因突变引起凝血及纤溶异常，从而易导致血栓形成的一类疾病。

2）获得性 PTS

由一些慢性疾病所导致的凝血功能异常，使得机体处于易形成血栓的一种状态。常见于以下疾病：APS，获得性高同型半胱氨酸血症，结缔组织病如 SLE，病情控制欠佳的高血压、糖尿病（DM）、慢性肾病等。

3）筛查建议

RSA 患者 PTS 筛查常用指标：凝血酶时间（TT）、活化部分凝血活酶时间（APTT）、凝血酶原时间（PT）、纤维蛋白原、D-二聚体、血小板聚集率、血清同型半胱氨酸（Hcy）、aPLs。

有条件者可选筛查指标：血栓弹力图（TEG）、凝血酶抗凝血酶复合物（TAT）、血栓调节蛋白（TM）、蛋白 C、蛋白 S、抗凝血酶（AT）、凝血因子Ⅴ、凝血酶原等。

遗传性 PTS 一般不易引起早期自然流产，其主要危害是导致深静脉血栓及妊娠中晚期流产或早产，因此并不常规推荐进行遗传性 PTS 基因筛查。

3. 染色体异常

1）夫妇染色体异常

（1）染色体结构异常

染色体易位、倒位、插入、缺失、重复，或形成嵌合体、环状染色体等都称为染色体结构异常，均可能导致自然流产风险增加，其中最常见的类型是平衡易位和罗氏易位。

（2）染色体数目异常

染色体数目异常包括常染色体数目异常和性染色体数目异常。常见的常染色体数目异常有 21-三体、18-三体等，但此类患者一般伴有严重的出生缺陷，即使存活也难以完成婚育。因此，导致自然流产的夫妇染色体数目异常主要是指性染色体数目异常的疾病，常见有特纳综合征（45，XO）、超雌综合征（47，XXX）、克氏综合征（47，XXY）、超雄综合征（47，XYY）等，此类疾病对生殖系统结构和功能影响较大。

（3）染色体多态性

染色体多态性是指染色体异染色质区域发生的一些变异，一般为非病理性变异，但会增加自然流产的发生风险。

2）胚胎染色体异常

早期丢失的胚胎中大约 50% 存在染色体异常。胚胎停止发育的孕周越早，其染色体异常的可能性越高；孕妇年龄>35 岁，其胚胎染色体异常的风险增加。

3）筛查建议

RSA 夫妇建议完善外周血染色体核型分析及妊娠流产物染色体核型分析，其余夫妇不常规推荐。

4. 解剖因素

1）先天性解剖异常

先天性子宫解剖结构异常通常表现为纵隔子宫、双子宫、双角子宫、单角子宫或先天性子宫颈功能不全等，因宫腔容积缩小可致胎儿生长受限，或功能异常无法承受宫腔压力增加，从而引起晚期流产或早产，一般与早期自然流产无关。先天性子宫结构发育异常中纵隔子宫最为常见。

2）获得性解剖异常

获得性生殖道解剖异常主要指因后天疾病或手术等因素所致生殖道结构或功能异常，如子宫肌瘤、子宫颈功能不全、Asherman 综合征（子宫内膜受损）等。

3）筛查建议

（1）影像学检查

推荐常规生殖道超声检查，必要时可行 MRI 检查。

（2）宫、腹腔镜检查

疑有生殖道解剖结构异常者可行宫、腹腔镜检查，以明确诊断并治疗。

（3）妊娠期监测

晚期流产者建议在妊娠中晚期动态监测子宫颈形态学改变，以便及时发现流产或早产先兆并治疗。

5. 内分泌因素

1）可能导致 SA 的内分泌代谢异常

可能导致 SA 的内分泌代谢异常有：多囊卵巢综合征（PCOS）、黄体功能不全、甲状腺功能异常、糖代谢异常、高催乳素血症（HPRL）。

2）筛查建议

（1）生殖激素检测

检测卵泡期血清 FSH、LH、雌二醇（E_2）、孕酮（P）、睾酮（T）、PRL 水平；黄体中期血清 P 水平。

（2）甲状腺功能

检测 TSH、游离三碘甲状腺原氨酸（FT3）、游离四碘甲状腺原氨酸（FT4）、TPOAb 等的水平。

3）糖代谢指标

通过糖化血红蛋白水平检测、胰岛素释放试验、糖耐量试验（OGTT）等评估患者的糖代谢状况。

6. 感染因素

感染因素与偶发 SA 有关，但与 RSA 关系不明确。因此，对于 1 次 SA 及 RSA 患者，除非有明确生殖道感染症状和体征，或晚期 RSA 病史，否则均不推荐常规进行白带常规、支原体、衣原体、TORCH 等感染项目的筛查。

7. 男方因素

不推荐将男性精液检查作为 RSA 夫妇的常规筛查项目，精子 DNA 碎片检查仅用于解释流产原因。

8. 其他因素

不良生活习惯（吸烟、酗酒、吸毒、滥用药物等）、接触有害物质、暴露于恶劣环境及肥胖、超重等均可能导致流产风险增加。同时，有研究表明，抑郁及焦虑指数升高也与 RSA 密切相关。建议对 RSA 夫妇进行生活方式及工作生活环境调查，同时采用相关量表进行心理因素评估。

第三节　治疗

仅发生 1 次自然流产的患者，再次妊娠前进行常规孕前检查即可，如无异常症状和体征，再次妊娠时亦无需采取特殊治疗措施。但对于 RSA 患者，则应针对病因积极干预，预防再发。

一、免疫异常

（一）自身免疫疾病

1. RSA 合并 APS

（1）RSA 合并典型 APS

标准治疗方案为：低剂量阿司匹林（LDA，≤100 mg/d）+低分子肝素（LMWH）+羟氯喹（HCQ，0.2~0.4 g/d，分两次服用），孕期全程给药，HCQ 应在计划妊娠前 3 个月开始给药。

预防剂量 LMWH 适用于仅有自然流产史而无其他症状的患者。治疗方法为：拟孕当月月经干净后开始使用 LDA 联合 LMWH 皮下注射（可选用那屈肝素钙注射液 2 850 IU qd，或达肝素钠注射液 5 000 IU qd，或依诺肝素钠注射液 4 000 IU qd），持续治疗至分娩后 2 周（仅在分娩前 12~24 小时至分娩后 12~24 小时暂停用药）。

治疗剂量 LMWH 除适用于有自然流产史的患者外，还适用于有动静脉血栓史的 APS 患者。治疗方法为：拟孕当月月经干净后开始使用 LDA 联合 LMWH 皮下注射（可选用那屈肝素钙注射液 95 IU/kg q12h，或达肝素钠注射液 100 IU/kg q12h，或依诺肝素钠注射液 100 IU/kg q12h），持续治疗至分娩后 6 周（仅在分娩前 12~24 小时至分娩后 12~24 小时暂停用药）。

无法耐受 HCQ 或合并血小板减少的 APS 患者可加用小剂量不含氟的糖皮质激素如醋酸泼尼松（5~10 mg/d），严重者可连续 3~5 天静脉输注免疫球蛋白（IVIG）[400 mg/（kg·d）]或根据病情进行血浆置换。

（2）RSA 合并不典型 APS

根据个体化风险评估单独使用 LDA 或联合使用 LMWH。

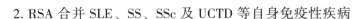

2. RSA 合并 SLE、SS、SSc 及 UCTD 等自身免疫性疾病

建议常规给予 LDA 治疗，并推荐同时使用小剂量不含氟的糖皮质激素、HCQ、环孢素 A（CsA）等。如随着妊娠的进展病情加重，则应综合考虑母儿状况，适时终止妊娠。

SLE 合并肾病综合征或合并 aPLs 持续中高滴度阳性的患者为高危型 RSA，此类患者推荐使用 LMWH。

（二）不明原因（同种免疫型）RSA

同种免疫型 RSA，目前尚无已证实的确切有效的治疗方法。

二、易栓症

（1）遗传性 PTS

建议单用 LMWH，用法同"RSA 合并典型 APS"（除遗传性高同型半胱氨酸血症以外）。

（2）获得性 PTS

建议联合使用 LDA+LMWH，用法同"RSA 合并典型 APS"。

（3）高同型半脱氧酸血症

建议联合使用 LDA+LMWH，同时添加叶酸和维生素 B_{12}。

三、染色体异常

染色体异常的患者需进行遗传咨询，根据染色体异常的种类制订后续生育计划。如夫妇一方为常染色体平衡易位及非同源染色体罗氏易位，在妊娠后建议及时行产前诊断，若胎儿严重畸形则终止妊娠，后续可考虑胚胎植入前遗传学检测—结构重排（PGT-SR）助孕。如夫妇一方为同源染色体罗氏易位携带者，则建议不再生育，或通过辅助生殖技术接受供卵/供精助孕。

PGT-SR 技术一般不适用于染色体核型正常的 RSA 夫妇。

四、解剖异常

（一）先天性解剖异常

部分先天性子宫解剖结构异常的患者可采用手术治疗，如纵隔子宫者可在宫腔镜下行纵隔切除术。但行手术治疗对某些结构异常可能造成更大损伤，如单角子宫及子宫颈正常的双子宫均不建议行子宫重建术，可尝试直接备孕，并在妊娠中晚期加强监测。

（二）获得性解剖异常

根据子宫的病变情况可采用相应的手术治疗方案。宫腔粘连者可在宫腔镜下行粘连分离术，术后采取放置宫腔支架、促内膜修复治疗等预防再次粘连的措施；子宫黏膜下肌瘤及部分体积较大或凸向宫腔的肌壁间肌瘤应在备孕前行子宫肌瘤切除或剥除术。

（三）子宫颈功能不全

明确诊断为子宫颈功能不全的患者建议行择期子宫颈环扎术，可选择孕前在腹腔镜下行子宫颈环扎术，也可在妊娠期间经阴道行子宫颈环扎术。妊娠期手术一般在妊娠 12~16 周进行相对安全，建议在既往流产孕周之前完成手术，围手术期应注意抑制宫缩，加强监测。

对于没有明确诊断子宫颈功能不全，但有多次宫腔操作史的 RSA 患者，需动态监测妊娠期间子宫颈状态，具体监测方法如下：从妊娠 12 周开始，每 4 周进行一次子宫颈影像学检查，必要时可每 1~2 周检查一次，根据监测情况制订治疗计划。如妊娠过程中出现无痛性子宫颈缩短甚至扩张，在保证母儿安全的前提下可紧急行子宫颈环扎术，尽可能延长孕周，提高胎儿存活率。

五、内分泌异常

（一）甲状腺功能亢进症（简称甲亢）

建议在病情控制、甲状腺功能稳定后再备孕，丙基硫氧嘧啶（PTU）为常规治疗用药，妊娠期可使用，但仍需加强监测。

（二）甲状腺功能减退（简称甲减）

甲状腺素制剂为常规治疗用药，建议药物控制甲状腺功能正常 3 个月后再计划备孕。妊娠期间每 2~4 周进行一次甲状腺功能检测，根据检测结果调整甲状腺素制剂用量。

（三）亚甲减

定期监测 TSH 水平，使其保持在相应孕周正常水平，必要时采用甲状腺素制剂治疗。

（四）糖尿病

备孕前 3 个月将孕期禁用的降糖药改为胰岛素治疗，血糖控制理想且平稳保持 3 个月后方可备孕，妊娠期间进行营养、运动指导，严密监测血糖和糖化血红蛋白，适时调整胰岛素用量。

（五）PCOS

计划妊娠前需采取生活方式干预、药物调整月经周期、降雄激素治疗、降胰岛素治疗等预处理措施，以促进排卵功能及黄体功能的恢复，并改善糖脂代谢。

（六）HPRL

首选溴隐亭治疗，一般建议 PRL 水平降至正常并稳定后再计划备孕，成功妊娠后根据病情适时停药。

（七）黄体功能不全

针对黄体功能不全的患者，建议监测排卵，排卵后立即开始黄体支持治疗。RSA患者再次妊娠后建议常规孕激素黄体支持治疗，可采用药物包括：口服地屈孕酮（20~40 mg/d），肌肉注射黄体酮（20 mg/d）或阴道用微粒化黄体酮（200~300 mg/d）等。建议黄体支持治疗至妊娠 12~16 周，或前次流产孕周后 1~2 周，此时若超声检查正常，无流产先兆，则可停药。

六、感染因素

如有明显生殖道感染的症状和体征，可行相应检查并根据病原体的种类进行针对性治疗，在感染控制后方可备孕，否则无须进行感染指标筛查及预防性治疗。

七、男方因素

男方因素与 RSA 关系尚不明确，仅建议纠正男方的不良生活方式。

八、其他因素

如发现 RSA 患者有不良生活习惯，需及时告知危害并积极纠正不良生活方式或脱离有害环境；筛查出有心理问题的患者应及时给予专业的心理指导及治疗。

第四节 妊娠管理

RSA 患者再次妊娠后需加强管理和监测，除按时完成常规产前检查之外，密切监测可能导致流产的原发疾病相关指标也极其重要。监测内容涵盖母体本身状态和胚胎生长发育情况两方面。

一、妊娠早期

血清激素水平测定：推荐监测 β-hCG 水平，不推荐监测孕酮水平。

超声检查：建议孕 6~7 周时行首次超声检查，综合判断孕囊、卵黄囊、胚芽大小和原始心管搏动出现时间是否与正常妊娠过程相符，如有异常则每隔 1~2 周复查。如孕囊大小达 25 mm 仍未见胚芽，或胚芽达 7 mm 仍未见原始心管搏动，预示难免流产。

二、妊娠中晚期

母体监测：对于有合并症的 RSA 患者，尤其是病情严重且复杂的患者，建议联合产科及相关专科进行多学科管理，共同维持孕期病情平稳，维护患者安全。

胚胎监测：针对既往流产病因做好遗传咨询，加强胎儿出生缺陷监测。加强胎儿宫内监测，如出现流产或早产先兆、胎儿宫内窘迫等异常情况应及时处理，适时终止妊娠。

（孔令伶俐、史洵玮）

参考文献

［1］ 自然流产诊治中国专家共识编写组. 自然流产诊治中国专家共识（2020 年版）［J］. 中国实用妇科与产科杂志，2020，36（11）：1082-1090.

［2］ 复发性流产合并风湿免疫病免疫抑制剂应用中国专家共识编写组. 复发性流产合并风湿免疫病免疫抑制剂应用中国专家共识［J］. 中华生殖与避孕杂志，2020，40（7）：527-534.

［3］ 低分子肝素防治自然流产中国专家共识编写组. 低分子肝素防治自然流产中国专家共识［J］. 中华生殖与避孕杂志，2018，38（9）：701-708.

［4］ 陈子江，林其德，王谢桐，等. 孕激素维持早期妊娠及防治流产的中国专家共识［J］. 中华妇产科杂志，2016，51（7）：481-483.

［5］ Rai R，Regan L. Recurrent miscarriage［J］. Lancet，2006，368（9535）：601-611.

［6］ Green DM，Odonoghue K. A review of reproductive outcomes of women with two consecutive miscarriages and no living child［J］. J Obstet Gynaecol，2019，39（6）：816-821.

［7］ Practice Committee of the American Society for Reproductive Medicine. Evaluation and treatment of recurrent pregnancy loss：a committee opinion［J］. Fertil Steril，2012，98（5）：1103-1111.

▶▶▶ 第四章　子宫内膜异位症、子宫肌瘤及子宫腺肌病

第一节　子宫内膜异位症

一、定义

子宫内膜异位症（EMT，简称内异症）是一种慢性炎症性疾病，指的是子宫内膜样组织（如部分腺体、间质）出现在宫腔以外的位置。尽管该疾病可侵袭全身多个区域，但最常见且最具代表性的是在盆腔脏器和壁腹膜出现异位病灶，尤其是卵巢和宫骶韧带。其他常见的异位病灶包括子宫、腹膜、阴道、直肠隔等部位；偶尔也会出现在脐部、肾、输尿管、膀胱，甚至上胸部和四肢。尽管内异症在形态学上被视为良性疾病，但它却表现出了恶性肿瘤的行为学特征，如种植、侵袭和远处转移等，导致该疾病难以治愈，给临床诊治带来了巨大挑战。此外，内异症患者的主要症状包括持续加重的盆腔粘连、疼痛和不孕，尤其多见于育龄期妇女。据统计，全球约10%的育龄期妇女患有内异症，而在不孕女性中，发病率高达50%。

二、病因

目前内异症的发病机制并不明确，与性激素、免疫、炎症、遗传等诸多因素均有一定相关性。被广泛认可的主要学说及发病因素有以下6种（图4-1）。

1. 种植学说

目前被普遍接受的理论是种植学说。这一观点最早是由Sampson于1921年提出，他指出月经期间子宫内膜的腺体和间质细胞会随着血液反向流动至输卵管并扩散到盆腔或腹部器官表层，从而导致异位病变的发生。然而，如果这种疾病出现于其他非盆腔内器官，那么可能是子宫内膜通过血液循环和淋巴系统传播所致。然而，尽管有许多观察者曾在显微镜下看到过盆腔淋巴管、淋巴结及盆腔血管中有子宫内膜的存在，但这些病例非常罕见且其具体的种植途径尚未明确。此外，医源性的子宫内膜种植是导致内异症发病率逐渐升高的原因之一，多见于剖宫产术后、人工流产术后等。

2. 体腔上皮化生学说

胚胎期的体腔上皮具有高度化生潜能，之后可逐渐分化形成女性卵巢表面上皮、盆腔腹膜等组织结构，Mayer 指出这类组织在性激素、炎症、机械因素的持续性刺激下能够转化为子宫内膜样组织。但这一学说目前仅在小鼠卵巢上皮试验中得以证实。

3. 诱导学说

通过内源性生物化学因素的诱导，子宫内膜组织可能由未分化的腹膜组织发展而来，而异位子宫内膜组织则可能由未分化的间充质细胞依靠内膜释放物的作用而形成。这一理论是基于体腔上皮化生学说的推论，尽管目前在人类身上尚无确凿证据。

4. 在位内膜决定论

子宫内膜具有黏附性、侵袭性、刺激血管形成等特性，研究发现，相比较而言，内异症患者的在位子宫内膜上述特性明显增加。在位子宫内膜的生物学特性是决定内异症发生、发展的重要因素，同时深受局部微环境的影响。

5. 免疫与炎症因素

诸多研究证据表明，在内异症患者体内存在着不同程度的免疫调节异常，主要包括免疫监视功能下降、免疫杀伤细胞的毒作用减弱，从而导致异位子宫内膜清除受限，对内异症的形成、发展造成严重影响。同时，盆腹腔内的一些与免疫相关的物质，如巨噬细胞、炎性细胞因子、生长因子及促血管生成物质的数量增加，这些物质的增加可以促进异位子宫内膜的进一步侵袭、存活，甚至引起局灶性纤维增生和粘连，对女性生育力造成巨大的伤害。

6. 遗传因素

内异症具有一定的遗传趋势和家族聚集性，患者的一级亲属相较于没有家族史者，患病风险高达 7 倍。此外，研究发现内异症与谷胱甘肽转移酶、半乳糖转移酶及雌激素受体基因多态性有关联，这表明该疾病具有遗传易感性。

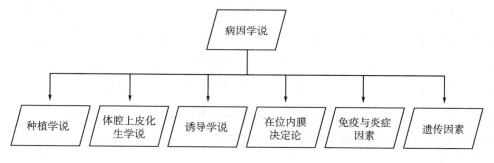

图 4-1　内异症的主要病因学说

三、临床表现

1. 症状

（1）痛经：通常被认为是最常见的内异症表现，以月经来潮时出现痛经为主要表现，常见于下腹部、腰骶部及盆腔，这是由子宫内膜异位病灶出血刺激局部组织导致发炎过程引发的一种生理应激状态，此外，它还可能导致过量的前列腺素释放，引起子宫肌层痉挛，疼痛加剧。但有27%~40%的患者无痛经，因此痛经不是内异症诊断的必需症状。

（2）月经异常：可出现经量增多或淋漓不尽、经期延长或经前期点滴出血，与卵巢发生实质病变或功能异常如无排卵、黄体功能不足有关。

（3）性交不适：多见于直肠子宫陷凹异位病灶或因盆腔局部粘连使子宫后倾固定者，多数为深部性交痛，其在月经来潮前症状最为突出。

（4）不孕：内异症患者不孕率高达50%。这主要是由于盆腔微环境的变化导致精子和卵子无法正常结合并运送，或者是因卵巢功能出现问题而引起卵子质量下降、排卵受阻及黄体功能不全等。

（5）卵巢子宫内膜异位囊肿破裂：囊内物质流入盆腔，引发急性腹痛，伴随剧烈的恶心和呕吐，以及肛门的坠胀感。这种情况通常在月经期前后、性交后或者腹压升高时出现，其症状与输卵管妊娠破裂相似，但并未导致腹腔内部出血。

（6）其他：当异位子宫内膜侵犯膀胱时，可能会引发周期性的尿急、尿痛并伴有血尿症状；侵袭到腹壁瘢痕及脐部时，则会引起周期性的疼痛和局部肿块；侵犯肠道时，可出现腹痛、腹泻或排便困难，有时还会有轻微便血；侵犯和压迫输尿管时，可能导致单侧腰痛和血尿，但是这种情况非常罕见。

2. 体征

盆腔内异症进行妇科检查时，其典型体征为子宫后倾固定，直肠子宫陷凹、宫骶韧带或子宫后壁可扪及触痛性结节。病变累及直肠阴道间隙时，可在阴道后穹隆见局部隆起的小结节或紫蓝色斑点，触痛明显。当卵巢异位囊肿较大时，妇科检查可扪及附件区有不活动压痛性肿块，似与周围组织粘连，当囊肿破裂时腹膜刺激征阳性。

四、诊断及鉴别诊断

内异症普遍存在诊断延迟的情况。由于该疾病具有自身种植、侵袭及远处转移等类似恶性肿瘤的特点，诊断延迟可能会使得病情加剧，进而对治疗效果及预后产生影响，降低患者的生存质量，尤其是影响患者的生育结局。

1. 诊断

（1）症状：出现以下1种或多种临床表现时可临床诊断为内异症，①痛经；②慢性盆腔痛；③进行性性交痛；④周期性出现的胃肠道症状、泌尿系统症状，如排便痛、血尿等；⑤同时存在以上至少1种症状的不孕。

（2）体征：通过妇科检查（双合诊、三合诊）评估疾病情况。内异症的典型体征可表现为子宫后倾固定、附件扪及活动度欠佳的囊性肿块及阴道后穹窿、直肠子宫陷凹触及触痛性结节。

（3）生物标志物：目前尚无一种能准确诊断内异症的血清或内膜标志物。例如熟知的CA125，当患者已出现明显的盆腔炎性症状、子宫内膜异位囊肿破裂或合并子宫腺肌病等严重内异症表现时，CA125水平一般才有所升高，其对早期内异症的诊断意义欠佳。

（4）影像学检查：因内异症的病灶部位不同，影像学的检出率存在差异。主要存在以下两类检测手段。

①超声检查：内异症首选经阴道超声检查，对于不适合行经阴道超声检查的患者（如无性生活史），可考虑采用经腹部超声或经直肠超声检查来替代。超声诊断敏感性和特异性均在96%以上，尤其是内异症囊肿，在超声下常表现为与周围组织粘连，囊壁厚而粗糙，囊内有细小的絮状光点。超声检查结合患者的症状、病史和（或）体征结果更能提高诊断准确率。

②CT/MRI检查：内异症诊断一般不推荐首选CT或MRI检查。早期的内异症病灶影像学检查多无特殊发现，因此即使腹部或盆腔超声或CT/MRI检查正常，也不能排除内异症。若症状持续存在或高度怀疑内异症，需要做进一步评估。仅在评估可能影响到周围组织如肠道、膀胱或输尿管的深部内异症病变范围时，才会考虑使用CT/MRI检查。

（5）腹腔镜手术：通过腹腔镜可以对病变部位及范围进行探查，并能获得病变组织以进行组织病理学诊断。在不孕症患者中，腹腔镜检查仍作为诊断内异症的金标准。手术诊断包括对内异症分期、分型及生育力等情况的评估。

2. 鉴别诊断

（1）子宫腺肌病：具有明显痛经表现，但疼痛多位于下腹正中且更剧烈，子宫体积多增大，质硬，回声不均。此病常与内异症并存。

（2）盆腔炎性包块：通常是急性或者反复发作，平时也会有下腹部隐痛感，但这种疼痛并不具有周期性，可伴随发热和白细胞增加等症状，且抗生素治疗效果显著。

（3）卵巢恶性肿瘤：早期无症状，腹痛多呈持续性，病情发展快，一般情况差。血清CA125水平多显著升高，常大于100 IU/mL，手术探查可予以鉴别。

五、治疗

1. 治疗目的

缩减和去除病灶，减轻和控制疼痛，预防和减少复发，促进生育。

2. 治疗原则

治疗手段应依据患者的年龄、病症、疾病的部位和范围，以及是否有生育需求等因素进行综合考虑，重点在于个体化治疗和长期管理。

3. 各类人群内异症治疗方案

1）青少年内异症：青少年内异症的主要困扰在于疼痛和卵巢囊肿，同时性激素未处于相对稳定水平，因此在挑选药品时需要考虑其成长特点。复方口服避孕药（COC）作为一线治疗药物能够通过负反馈来调节下丘脑—垂体—卵巢轴并降低体内的雌激素含量。研究证明，其他如非甾体抗炎药（NSAID）、孕激素类药物及促性腺激素释放激素激动剂（GnRH-a）治疗有效，但长期使用孕激素及 GnRH-a 需要警惕骨质丢失，药物使用可持续至计划妊娠时。对患有卵巢子宫内膜异位囊肿的青少年内异症，腹腔镜手术为首选手术方式，但需谨慎把握手术适应证，并向患者明确解释手术可能对卵巢储备功能产生的影响，同时需要考虑囊肿再次复发的风险。术后需要辅助药物治疗，并根据青少年的特点进行心理健康干预。

2）育龄期妇女内异症

（1）无生育需求者：可首选药物治疗，通过药物控制内源性激素从而抑制异位子宫内膜生长，减轻异位病灶对卵巢的进一步损伤和破坏。药物治疗的适应证如下。①疼痛；②卵巢子宫内膜异位囊肿直径<4 cm。一线药物包括 NSAID、口服避孕药及高效孕激素（如醋酸甲羟孕酮等），但对于 40 岁以上或存在一些高危因素（如有糖尿病、高血压、血栓史、吸烟史）的人士，则需要谨慎对待长期使用口服避孕药可能存在静脉血栓风险的问题；二线药物包括 GnRH-a、左炔诺孕酮宫内缓释系统（LNG-IUS）。在药物治疗中病灶进一步增大或疼痛症状无法缓解的情况下，应考虑保留生育功能手术治疗，术后建议继续采取长期药物治疗，尽可能降低疾病复发的风险。症状及病变均严重的无生育要求者，考虑行根治性手术。

（2）有生育需求者：鉴于内异症对患者生殖功能的不利影响，应积极鼓励有生育需求的患者尽早完成生育计划。

①内异症不伴不孕症病史时，首先应充分评估夫妇双方的生育力。对于年龄<35岁、卵巢子宫内膜异位囊肿直径<4 cm、疼痛症状轻、无子宫腺肌病及其他影响生育因素者，应积极鼓励其自然受孕，必要时专科就诊，监测排卵、指导试孕，若有卵泡发育障碍，可适当予以促排卵治疗。

②内异症伴不孕病史，或内异症病情进展如疼痛难以缓解、病灶增大，须再次

进行内异症和生育评估。单纯药物治疗内异症相关不孕是无效的，若囊肿直径≥4 cm且疼痛症状严重，但卵巢储备功能正常、无其他影响生育因素的年轻患者，建议手术治疗。术后根据内异症生育指数（EFI）评分决定是自然受孕还是进行体外受精—胚胎移植（IVF-ET）。对≥35岁或卵巢储备功能减退（AFC<5个，AMH<0.5 ng/mL，或月经第2~4天FSH>10 U/L）的女性，或是存在子宫腺肌病和输卵管不育等问题的不孕患者，首选推荐通过IVF-ET来实现生育目标，再根据病情进行内异症相应手术或药物治疗；若疼痛症状严重或卵巢囊肿过大有破裂风险，建议先冻存胚胎，再手术去除病灶，缓解症状，术后再移植冻存的胚胎。对于有生育需求的复发的内异症患者，再次手术并不能改善生育，反而可能加剧卵巢功能损害，因此，针对此类患者辅助生殖治疗优于再次手术治疗。

3）围绝经期妇女内异症

该类患者需特别注意其可能发生的病变和相关肿瘤发生的风险。临床上有以下情况应警惕内异症恶变：①疼痛节律改变；②卵巢囊肿过大、增长过快、直径>10 cm；③影像学检查发现卵巢囊肿内部实性或乳头状结构，病灶血流丰富；④血清CA125水平过高，>200 kU/L（除外感染或子宫腺肌病）。当患者出现上述情况时建议积极手术治疗。此外，对于既往有内异症病史的围绝经期患者的绝经激素治疗（MHT）方案仍然没有确凿的高质量研究数据可供借鉴。

六、预防

虽然内异症确切的病因及发病机制尚未完全阐明，预防手段有限，但在关注内异症临床诊疗的同时，仍应该做好预防，尽量使治疗关口前移，有助于控制疾病进展、保护生育力、避免不良结局。

1. 适龄婚育

对于晚婚妇女，尤其是伴有痛经者，应建议其尽早生育。

2. 药物避孕

痛经及暂无生育计划的育龄期女性，可选择口服避孕药，必要时宫内安置高效孕激素避孕环，如LNG-IUS，其可抑制排卵、促使子宫内膜萎缩，减少内异症的发生。

3. 防止经血逆流

在月经期间，禁止激烈的体育运动及重体力劳动；经期避免性生活；尽早治疗宫颈粘连等并发经血潴留的疾病。

4. 避免医疗操作引发的子宫内膜异位的产生

剖宫手术时要确保对创伤部位妥善处理并尽可能避免导致子宫内膜异位的情况发生。人工流产时应尽量减少宫内压力突变以防子宫内膜逆流入盆腔。输卵管通水、通液术等治疗及子宫输卵管造影最好选择经期结束后3~7天施行。

第二节　子宫肌瘤

一、定义

子宫肌瘤是好发于生育期女性的良性肿瘤，由平滑肌及结缔组织组成。据统计，育龄期女性子宫肌瘤发病率为 20%~25%，40 岁以上妇女的发病率可为 30%~40%。因子宫肌瘤多无症状或很少有症状，其真实发病率高于临床报道。

根据子宫肌瘤生长的部位及与子宫肌壁的关系分为不同类型，目前较为公认和广泛使用的是国际妇产科联盟（FIGO）制定的分类法（图 4-2）。

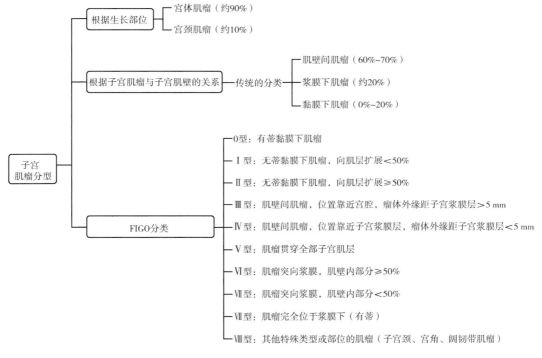

图 4-2　子宫肌瘤 FIGO 分型

二、病因

目前，子宫肌瘤的发病原因不明。有肌瘤家族史、初潮年龄小、咖啡因和酒精、年龄、肥胖、高血压等因素与肌瘤的发病风险增加密切相关。目前关于子宫肌瘤的发病机制学说，主要有以下三种。

1. 性激素学说

子宫肌瘤的发病与年龄相关，好发于育龄期，此期女性雌激素、孕激素处于高水平，且生物化学检测证实子宫肌瘤组织局部雌激素受体明显高于周围肌组织，故认为子宫肌瘤的发生与女性激素有关。此外，研究还发现，孕激素对子宫肌瘤的生长有刺激作用。

2. 遗传学相关

细胞遗传学研究显示，25%～50%子宫肌瘤存在细胞遗传学的异常，包括从点突变到染色体丢失或增多的多种染色体畸变。目前研究发现12号和14号染色体长臂片段平衡易位、12号染色体长臂部分三体、7号染色体长臂部分单体等，与之相关的基因有 *HMGA2*、*RAD51B* 和 *CUX*1。

3. 其他

研究提示，肌瘤发生还与正常子宫肌层的体细胞增殖异常及局部细胞因子等有关，且其在子宫肌瘤的生长过程中可能也起着重要作用。

三、临床表现

1. 症状

多数无临床表现，患者症状取决于子宫肌瘤的大小、位置及变性与否。常见临床表现如下。

（1）月经改变：多见于黏膜下子宫肌瘤，宫腔容积增大，子宫内膜面积增加，致月经量增多、月经期延长，严重者可继发贫血。

（2）下腹包块：肌瘤较大时可能扪及腹部包块，肿块居下腹正中部位，实性、可活动、无压痛、生长缓慢。

（3）阴道分泌物增加：子宫肌瘤导致子宫腔内膜面积增加，子宫内膜腺体分泌量增多，引起分泌物增加。当黏膜下肌瘤伴感染时，可出现大量脓性分泌物。

（4）压迫症状：子宫邻近膀胱、直肠、输尿管等器官，当子宫肌瘤体积增大时可压迫周围组织器官出现相应的临床症状，如排尿困难、尿潴留或尿频、尿急、输尿管梗阻或肾积水、便秘等。

（5）其他：子宫肌瘤压迫周围组织，可出现下腹坠胀、腰背疼痛，如黏膜下肌瘤压迫输卵管或引起宫腔形态改变，可导致不孕或流产等。浆膜下肌瘤蒂扭转或妊娠期子宫肌瘤红色变性，可引起急性下腹疼痛。

2. 体征

子宫肌瘤患者临床体征和肌瘤的大小、位置等密切相关。肌瘤体积大者，妇科检查可扪及增大子宫，形态不规则、凹凸不平、质硬，或扪及与子宫相连的实质性肿块。黏膜下肌瘤脱出到宫颈外口者，经阴道检查可见边界基本清楚、光滑、粉红色、活动度可的肿物，发生感染时阴道可见脓性伴异味的分泌物。

四、诊断及鉴别诊断

1. 诊断

根据病史、妇科体检和辅助检查（包括超声检查、宫腔镜、MRI 等），诊断多无困难。辅助检查以超声检查最为常用，尤其是经阴道超声检查，可区分子宫肌瘤与其他肿物。超声检查的典型表现为类圆形或椭圆形低回声、边界清楚的实性结节回声。MRI能准确发现微小病灶，辨别子宫肌瘤的大小、数目及位置，但其费用较高，不作为首选检查。

2. 鉴别诊断

（1）妊娠子宫：子宫肌瘤囊性变时子宫质地软，需与妊娠子宫鉴别。妊娠者有停经史，子宫随孕周增大变软，通过 hCG、超声检查可确诊。

（2）卵巢肿瘤：多位于子宫一侧，鲜有月经改变。浆膜下肌瘤可能被误诊为卵巢实体或部分实体肿瘤，囊性变的浆膜下肌瘤与卵巢囊肿可能在一般临床检查中不易区别。可借助超声、MRI 或腹腔镜进行鉴别，检查时应特别注意肿块与子宫的关系。

（3）子宫腺肌病：多表现为子宫均匀性增大、经量增多。局灶型腺肌病类似子宫肌瘤，质硬，可有子宫增大、经量增多等症状、体征，但子宫腺肌病有继发性渐进性痛经史，超声检查有助于鉴别诊断。有时两者并存。

（4）子宫内膜息肉：表现为不规则阴道流血、月经期延长等症状，症状类似黏膜下子宫肌瘤，超声均示宫腔占位。可通过超声检查或宫腔声学造影进行鉴别，宫腔镜检查是最可靠的鉴别方式。

（5）排卵障碍相关的异常子宫出血：主要表现为不规则阴道出血，症状与子宫肌瘤有相似之处。较大的子宫肌瘤有明显的体征，易于鉴别。子宫肌瘤小、出血症状较明显的病例难以鉴别，可通过超声检查、诊断性刮宫、宫腔镜检查进行鉴别。

（6）子宫恶性肿瘤

①子宫肉瘤：多有腹痛和不规则阴道流血，侵犯周围组织时可出现腰腿痛等症状，常见于老年妇女。超声和 MRI 检查有助于鉴别。

②宫颈癌：多伴有不规则阴道流血或不正常排液等症状，可借助超声、宫颈细胞学检查、宫颈组织活检等鉴别。

五、治疗

子宫肌瘤一般无临床表现，治疗方案的选择取决于患者的临床症状，子宫肌瘤的大小、部位等，同时需根据患者年龄、生育需求，综合制定个体化治疗方案。

治疗包括药物治疗、手术治疗，以及其他治疗。对于有生育需求的患者，根据 FIGO 肌瘤分类，0 型、Ⅰ型、Ⅱ型黏膜下肌瘤，建议积极手术治疗；Ⅲ型~Ⅵ型肌瘤是否进行治疗及治疗方式的选择，需根据患者子宫肌瘤大小、位置等综合考虑，制定个体化治疗方案。

1. 随访观察

无症状或症状轻微病人，每 3~6 个月随访一次，进行妇科检查和超声检查，必要时行彩色多普勒超声检测子宫肌瘤的血流信号。若子宫肌瘤明显增大、出现症状，或子宫肌瘤引起不孕或流产时，可考虑尽早进一步治疗，避免对后面的妊娠产生不良影响。

2. 药物治疗

目的是缓解症状，延缓子宫肌瘤的生长，降低手术治疗风险，避免手术治疗后因年龄、家族等因素导致复发。症状轻、近绝经年龄、因全身状况不宜手术者或术前控制子宫肌瘤体积者，可选择药物治疗。

（1）GnRH-a：通过降低体内雌激素至绝经水平，以缓解临床症状，抑制子宫肌瘤的生长。它的主要作用机制是通过直接作用于垂体，抑制促性腺激素 FSH 和 LH 的分泌，以达到降低雌激素水平的效果，但停药后子宫肌瘤可能增大。GnRH-a 是缩小肌瘤体积效果最显著的药物，疗程为 3~6 个月。适应证：①术前预处理，控制症状、缩小子宫肌瘤，降低手术难度；②对有生育需求的患者，孕前使用可缩小子宫肌瘤，利于妊娠；③对近绝经期患者，使其自然过渡到绝经期。据统计，70% 的患者会出现药物不良反应，需注意防范骨质丢失，不宜长期用药。

（2）米非司酮：作用机制是通过拮抗孕激素，降低子宫肌瘤组织中孕激素的受体数量，影响细胞因子在子宫肌瘤组织的表达，达到缩小子宫肌瘤体积的目的。它具有廉价、不良反应较少的优势，临床多用于术前预处理或围绝经期患者。停药后子宫肌瘤恢复原来大小，不宜长期使用。

（3）其他选择性孕激素受体调节剂（SPRM）：其作用机制为，①作用于子宫肌瘤组织，通过抑制细胞增殖和诱导细胞凋亡，缩小子宫肌瘤体积；②作用于子宫内膜，SPRM 诱导子宫内膜产生可逆性改变，减少子宫肌瘤引起的月经失血，其产生的 PRM 相关的子宫内膜改变（PAECs），被证明是良性、可逆的。③作用于垂体，抑制排卵和降低卵泡期雌激素水平。目前该类药物受到广泛关注，代表药物为乌利司他，但其安全性及疗效需更多临床研究证实。

（4）其他药物：包括非甾体类抗炎药、止血药、铁剂、激素避孕药等，仅能改善月经量过多，缓解下腹疼痛不适，改善贫血等症状，不能缩小子宫肌瘤体积。常用的药物有：①COC：用于改善肌瘤导致的不规则阴道流血、减少月经量。研究表明，目前无证据表明 COC 可促进子宫肌瘤的生长，因此，WHO 推荐子宫肌瘤患者可使用该类药物改善症状。②LNG-IUS：通过局部释放药物作用于子宫内膜，使子宫内膜萎缩，从而达到减少月经量的目的。用于子宫肌瘤相关月经量过多疗效确切，但不能缩小子宫肌瘤体积。黏膜下肌瘤、宫腔过大者不宜使用。③中医药治疗：以化瘀消癥为主，辩证论治，药方众多，疗效尚不确切。

3. 手术治疗

（1）适应证：有症状的子宫肌瘤患者，如合并月经量过多，继发贫血；压迫邻近器官出现相关症状，经保守治疗失败者；合并不孕者；有生育需求，肌瘤≥4 cm 者；子宫肌瘤引起反复流产者；绝经后无诱因子宫肌瘤生长者；子宫肌瘤生长较快，疑有恶变者。

（2）禁忌证：严重的全身性疾病；感染急性期；其他不能耐受手术的情况。不同的手术方式，其手术禁忌证有所不同。

（3）手术途径：经腹，包括腹腔镜、开腹；经阴道，包括宫腔镜、阴式手术。具体的手术方式，需根据患者自身条件及术者手术操作技术和经验决定。

（4）手术方式

①肌瘤切除术：适用于有生育需求或希望保留子宫的患者。多开腹或在腹腔镜下切除。宫腔镜下手术适用于：0 型黏膜下子宫肌瘤；Ⅰ、Ⅱ型黏膜下肌瘤直径≤5.0 cm 者；肌瘤表面覆盖的肌层≤0.5 cm 突向宫腔的肌壁间肌瘤。带蒂脱出的阴道黏膜下肌瘤，可经阴道切除。

②子宫切除术：无生育需求或可疑恶变者，可行子宫切除术，包括全子宫切除术和次全子宫切除术。

（5）术后避孕时间：根据肌瘤类型及手术路径的不同，不同类型肌瘤手术治疗后的避孕时间不同。基于 FIGO 分型，目前指南推荐：0 型、Ⅰ型和Ⅶ型，术后避孕 3 个月；Ⅱ型~Ⅵ型及Ⅷ型，术后避孕 6~12 个月。有生育需求的育龄期女性，根据个体情况及手术利弊综合考虑治疗方案。

4. 其他治疗

（1）聚焦超声消融手术（FUAS）：FUAS 是一种微无创治疗手术方式，对子宫损伤小，尤其适用于不能耐受或不愿手术治疗或是有生育需求的患者。其利用超声波聚焦子宫肌瘤瘤体组织，通过超声波产生的热效应、机械效应、空化效应准确消融子宫肌瘤病灶。越来越多的国内外研究均表明，FUAS 可降低不良妊娠结局，治疗后临床妊娠率与腹腔镜下子宫肌瘤切除术相当。

（2）子宫动脉栓塞术（UAE）：属于血管介入治疗，通过减少子宫肌瘤血供，从而延缓子宫肌瘤生长，缓解症状。该方法可影响卵巢血供，引起卵巢功能减退并增加妊娠并发症的风险，对有生育需求者，一般不建议使用。

（3）射频消融术、微波消融术、冷冻治疗、子宫热球治疗：此类治疗方式以破坏或去除子宫内膜为主，用于治疗子宫肌瘤合并月经量过多者。

5. 子宫肌瘤合并妊娠者的治疗

绝大多数无需特殊处理。孕期按高危妊娠管理，定期随访母儿情况、子宫肌瘤大小。妊娠期如出现以下情况，应进行针对性治疗。

（1）出现子宫收缩时，应卧床休息并抑制宫缩治疗。

（2）发生肌瘤变性，伴随腹痛等症状时，推荐保守治疗，对症处理。

（3）保守治疗失败或诊断不清时，可考虑手术探查。

（4）手术适应证：子宫肌瘤变性、蒂扭转，保守治疗失败者；子宫肌瘤压迫邻近器官出现严重症状者；高度怀疑恶变者。手术宜在24周前。

（5）分娩方式选择：子宫肌瘤并非剖宫产绝对指征，分娩方式取决于子宫肌瘤大小、部位及母儿情况等。

（6）剖宫产术中子宫肌瘤的处理：剖宫产术中是否同时行子宫肌瘤切除术，目前尚存争议。

6. 有生育需求的子宫肌瘤患者治疗

有生育需求的子宫肌瘤患者的治疗应根据 FIGO 分类进行，见图4-3。

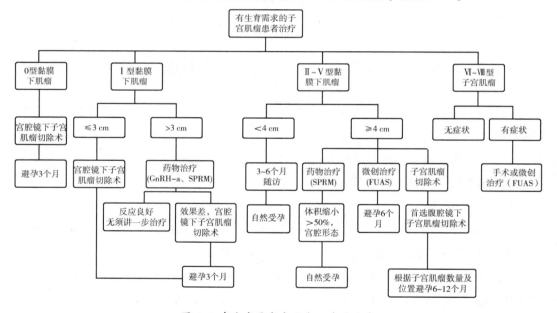

图4-3 有生育需求者子宫肌瘤的治疗

六、预防

目前，子宫肌瘤的发病机制不明，有子宫肌瘤家族史、初潮年龄小、咖啡因和酒精、年龄、肥胖、高血压等因素均与子宫肌瘤的发病密切相关。避免高危因素的发生，可降低子宫肌瘤的发病风险。研究表明，增加水果、蔬菜和低脂食物的摄入可降低子宫肌瘤的发病风险。因此，建议女性保持健康的生活方式，控制体重，在医生的指导下正确使用雌、孕激素类药物，预防子宫肌瘤的发生和发展。对于有生育需求的子宫肌瘤患者，建议经专科医生评估及治疗后，适龄生育。

第三节 子宫腺肌病

一、定义

子宫腺肌病是一种良性子宫疾病，其主要特征是子宫肌层内出现异位的子宫内膜腺体和间质，同时伴有异位的腺体和间质周围子宫肌层细胞的肥大、增生和纤维化，病情发生发展与雌激素有一定相关性。该病好发于育龄期妇女，发病率在不同研究中存在差异。子宫腺肌病的患者临床表现各异，大约三分之一的患者没有症状。

二、发病机制

子宫腺肌病的病理生理机制尚不明确，其发病原因可能与性激素异常、炎症、免疫异常和神经血管生成等相关。子宫内膜内陷及组织损伤修复学说、米勒管遗迹化生及干细胞分化学说、炎症学说等是目前主要的致病机制学说。

三、临床表现

典型临床表现为继发性痛经且进行性加重、月经异常、不孕。

（一）症状

1. 痛经

痛经是最常见的临床症状，多表现为继发性、进行性加重，疼痛部位多位于下腹部中央，部分患者也可表现为性交痛及慢性盆腔痛。

2. 月经异常

表现为月经量过多、经期延长。月经量过多发生率为 40%~50%，表现为连续数月经量增多，一般大于 80 mL，严重时可致贫血。其与子宫腔内膜面积增加、子宫肌层纤维增生使子宫肌层收缩不良、子宫内膜增生等有关。

3. 压迫症状

增大的子宫可压迫直肠及膀胱等邻近器官导致相应临床症状，如膀胱刺激征、直肠刺激症状、腰骶部疼痛。

4. 生育力下降

约有 20% 的患者合并不孕，且不良妊娠结局的发生率增加。对于使用辅助生殖技术助孕的子宫腺肌病患者，其着床率及临床妊娠率明显降低；同时其不良妊娠结局如流产、早产、死产概率增加；产科并发症如妊娠期高血压疾病、胎膜早破、前置胎盘、胎位异常及产后出血等发生率增加。

5. 其他症状

临床症状严重可造成精神心理状态异常。

（二）体征

妇科检查子宫呈均匀球形增大，部分有局限性结节隆起，子宫体质硬，伴有压痛，子宫活动度较差或无活动，可有摇摆痛和举痛。

四、诊断及鉴别诊断

（一）诊断

根据病史、临床表现及辅助检查做出初步诊断，组织病理学检查是确诊的"金标准"。病史询问过程中需详细询问生育史、子宫及宫腔操作史、本病相关家族史、生殖道梗阻史等。辅助检查以超声检查为主，CA125 可辅助诊断，必要时可行 MRI。

1. 影像学诊断

目前对于子宫腺肌病超声描述主要采用子宫形态学超声评估（MUSA）组制定的诊断标准。典型的超声特征有：①子宫呈球状增大；②子宫肌层不对称增厚，以后壁多见；③子宫肌层内囊肿；④子宫内膜点状回声或线状回声；⑤高回声岛；⑥宫内扇形声影；⑦结合带形态不规则；⑧结合带中断；⑨病灶内血管垂直于内膜穿过。依据超声检查的病灶特点及位置，将子宫腺肌病分为局灶性子宫腺肌病和弥漫性子宫腺肌病。局灶性子宫腺肌病根据有无肌层囊肿分为子宫腺肌瘤及子宫囊性腺肌病。

MRI 也可用于诊断子宫腺肌病，其特异度和灵敏度均高于经阴道超声，但由于经济成本较高，MRI 的使用受限。子宫腺肌病的 MRI 特征包括：子宫增大；T1 加权像病灶呈等信号，若灶内有出血或囊性扩张可表现为局部或点状高信号；T2 加权像病灶显示较清晰，肌层内病灶边界欠清，呈低信号，病灶内可见多发点状或片状高信号，与结合带分界不清；同时结合带可表现为边界不规则或增厚，结合带厚度大于 12 mm 时可直接诊断为子宫腺肌病。目前子宫腺肌病 MRI 分型尚无统一标准。

2. 组织病理学诊断

组织病理学诊断是确诊子宫腺肌病的"金标准"，但多为手术后病理检查确诊。组织取样也可经皮、经阴道、经腹腔镜。其中在腹腔镜引导下子宫肌层活检的成功率高达 97.8%。

3. 实验室检查

子宫腺肌病患者血清 CA125 可正常或升高，严重者可明显升高，但特异性差，可作为辅助诊断。

（二）鉴别诊断

需与子宫肌瘤、子宫内膜癌的肌层浸润相鉴别，可通过超声、MRI 影像学特征、肿瘤标记物鉴别。

五、治疗

主要治疗方法：药物治疗、手术治疗、其他治疗。具体治疗方案根据患者症状、年龄和有无生育要求而定。

（一）药物治疗

以缓解症状、保护生育为主要治疗目标。子宫腺肌病患者需要长期管理，药物选择应当考虑患者的年龄、临床症状和生育需求，药物治疗应当个体化，需进行规范的、长期的疗效观察随访。对于希望保留子宫的年轻患者，药物治疗可作为一线治疗方法，但目前尚无根治性的药物。主要药物有以下几种。

1. 非甾体类抗炎药

作用原理是抑制过氧化酶及前列腺素的合成，缓解痛经及减少月经量。常见副作用是胃肠道反应，在使用过程中应警惕药物性胃溃疡的发生。

2. 复方口服避孕药

主要用于缓解痛经及减少月经量。副作用：类早孕反应、不规则阴道流血、闭经等，多数患者持续服药后自然消失，严重者需更换治疗方案。对于有高危因素如严重心血管疾病、糖尿病、肝肾功能异常和 35 岁以上吸烟妇女等人群不宜应用。

3. 口服孕激素类药物

可明显改善月经过多，缓解痛经及慢性盆腔痛。合成孕激素如地诺孕素可通过负反馈作用，中度抑制下丘脑—垂体—卵巢轴，作用于中枢和外周。副作用：以不规则子宫出血及潮热多见。

4. 促性腺激素释放激素激动剂

可明显缓解痛经及月经量增多等临床症状、缩小子宫体积。子宫腺肌病 GnRH-a 治疗方案同子宫内膜异位症的治疗。通过 GnRH-a 术前预处理及术后巩固治疗，可减少复发风险。GnRH-a 也可用于子宫腺肌病合并不孕的患者辅助生殖技术前的预处理。副作用：多表现为潮热、阴道干燥、性欲减退、睡眠障碍等绝经期症状，长期应用可能增加骨质流失。

5. LNG-IUS

可明显减缓患者疼痛、减少月经量的同时缩小病灶。其具有局部释放药物、放置方便等优势，推荐使用。部分患者可能出现不规则子宫出血及闭经。放置时间：①月经来潮的 7 天内，注意选择月经量较少时放置；②子宫过大、严重痛经或合并重度贫血患者，可先行 GnRH-a 预处理，再放置；③子宫不规则出血或可能存在内膜异常患者，应先行诊断性刮宫或宫腔镜检查排除内膜病变后再放置。

6. 其他药物

主要为中成药或中药方剂，以对症处理为主，如缓解痛经、止血等。

（二）手术治疗

1. 子宫全切除术

对于有症状的子宫腺肌病患者，子宫全切除术为根治性治疗方式，手术路径包括经腹腔镜、经腹或经阴道。手术路径的选择应综合考虑子宫体积、盆腔粘连等情况。有学者发现因子宫腺肌病而接受子宫全切除术的患者膀胱损伤和持续性骨盆疼痛的风险增加，术前需充分告知患者。

2. 保留子宫的手术

适用于药物治疗失败、不能长期配合药物治疗或有药物使用禁忌证的患者。手术方式分为弥漫性子宫腺肌病病灶切除术、局灶性子宫腺肌病病灶切除术及子宫内膜消融术或切除术。子宫壁横向"H"形切口手术、子宫壁楔形切除术、改良复位手术、楔形子宫壁切除术等是弥漫性子宫腺肌病的常见术式。子宫重建缝合术式主要有"U"形缝合、"重瓣法"缝合、"三瓣法"缝合等。宫腔镜手术治疗子宫腺肌病临床上应用较少。

不管采用何种手术方式，均需严密随访患者症状的缓解或复发情况、生育的结局及是否伴有子宫破裂的发生。

（三）其他治疗

有创介入治疗如 UAE，无创治疗如高强度聚焦超声（HIFU）消融治疗、射频消融及微波消融等，均可明显改善子宫腺肌病患者的临床症状，缩小病灶且安全性较高。

1. UAE

UAE 是一种血管介入治疗，其通过栓塞双侧子宫动脉，从而阻断异位内膜血供，使病灶坏死后溶解吸收。UAE 术后妊娠的安全性仍不明确，可能导致卵巢功能下降，部分患者可能发生子宫内膜粘连，不良妊娠结局如流产、早产、胎盘早剥等风险增加。因此，对于有生育要求的子宫腺肌病患者应慎重采用 UAE 治疗。

2. HIFU

HIFU 是一种无创的局部消融技术，利用体外超声波聚焦于体内靶区域，可使病灶部位组织细胞发生坏死，同时不损伤周围组织。其可明显缩小子宫体积，缓解痛经及月经量过多症状。术后不良反应多为治疗区轻度疼痛，偶见皮肤烧伤，一般不需特殊处理。现已有学者提出在做好术前影像学评估，在严格控制消融剂量及范围的前提下，HIFU 不仅可治疗子宫腺肌病病灶，同时对生育有一定促进作用，且不增加不良妊娠结局的风险。有生育需求或要求保留子宫的患者可选择此法。

3. 微波或射频消融

微波或射频消融也是改善子宫腺肌病症状较为有效、安全的治疗方法。微波或射频消融后常见的不良反应为腹痛、阴道分泌物增加、低热，但多为自限性，通常在 14 天以内消失。

六、子宫腺肌病与不孕

子宫腺肌病可导致生育力降低，在不孕症患者中有 20%~30% 的患者合并子宫腺肌病，其导致不孕的机制主要包括结合带损伤及功能障碍、子宫内膜容受性改变、子宫高蠕动状态、子宫局部炎症、免疫功能紊乱等。不孕合并子宫腺肌病患者行体外受精—胚胎移植 IVF-ET，其种植率、临床妊娠率、活产率下降，流产率升高，产科并发症的发生概率明显增加。

对于子宫腺肌病合并不孕的患者，应对其生育力和子宫腺肌病病情进行充分评估。生育力评估主要包括年龄、卵巢功能、输卵管情况、配偶精液分析等。详细询问不孕相关病史，如不孕年限、诊疗经过、生育史；同时询问是否合并其他可能导致不孕的因素。子宫腺肌病合并不孕者因存在个体生育力差异及病情差异，其助孕方案选择应当个体化，其助孕治疗流程见图4-4。

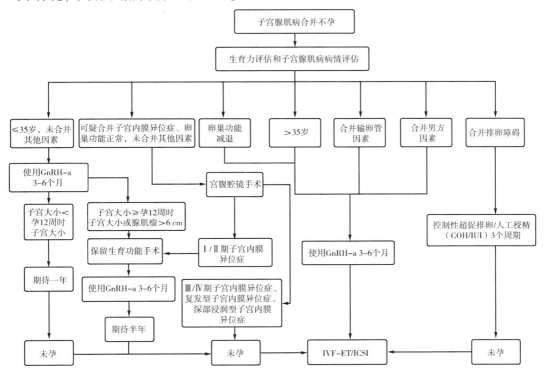

图 4-4　子宫腺肌病合并不孕助孕治疗流程

七、预防

(一) 重视高危因素及病因预防

子宫腺肌病的发病原因可能与多次妊娠分娩、人流、慢性子宫内膜炎，或者宫腔操作导致子宫内膜基底层破坏有关，因此减少宫腔操作和剖宫产次数理论上可一定程度降低子宫腺肌病的发生率。该病可能具有一定的遗传倾向和易感性，因此一级亲属患有子宫腺肌病的女性患病风险增加。

(二) 积极开展科普教育

可在医院内外通过多种方式进行科普宣传。如通过新媒体平台播放科普视频、组织公共健康宣讲等。

（刘晓芳）

参考文献

［1］中华医学会妇产科学分会子宫内膜异位症协作组．子宫内膜异位症诊治指南（第三版）［J］．中华妇产科杂志，2021，56（12）：812-824.

［2］郎景和．关于子宫内膜异位症的再认识及其意义［J］．中国工程科学，2009，11（10）：137-142.

［3］黄薇，冷金花，裴天骄，等．子宫内膜异位症患者生育力保护的中国专家共识（2022版）［J］．中华妇产科杂志，2020，57（10）：733-739.

［4］袁增，王立杰．子宫内膜异位症临床诊断和早期治疗相关问题［J］．中国实用妇科与产科杂志，2021，37（03）：296-301.

［5］中华医学会妇产科学分会子宫内膜异位症协作组．子宫内膜异位症长期管理中国专家共识［J］．中华妇产科杂志，2018，53（12）：836-841.

［6］刘珊珊，白军，杨斌健，等．高强度聚焦超声经线粒体途径诱导在体子宫肌瘤细胞发生凋亡的机制研究［J］．现代妇产科进展，2018，27（2）：103-107.

［7］褚春芳，唐世倩，李珊珊，等．无宫腔受压子宫肌瘤对辅助生殖结局影响的Meta分析［J］．医学综述，2021，27（21）：4360-4369.

［8］石一复，李娟清．不孕症合并子宫肌瘤的处理原则［J］．中国实用妇科与产科杂志，2020，36（6）：512-516.

［9］常悦，钱景锋，高丽军，等．有生育要求的子宫肌瘤患者的治疗进展［J］．实用妇产科杂志，2018，34（3）：186-189.

［10］子宫肌瘤的诊治中国专家共识专家组．子宫肌瘤的诊治中国专家共识［J］．中华妇产科杂志，2017，52（12）：793-800.

［11］谢辛，孔北华，段涛，等．妇产科学［M］．9版．北京：人民卫生出版社，2018.

［12］徐丛剑，华克勤．实用妇产科学［M］．4版．北京：人民卫生出版社，2018.

［13］子宫腺肌病诊治中国专家共识专家组，子宫腺肌病诊治中国专家共识［J］．中华妇产科杂志，2020，55（6）：376-383.

［14］子宫腺肌病伴不孕症诊疗中国专家共识专家组．子宫腺肌病伴不孕症诊疗中国专家共识［J］．中华妇产科杂志，2021，41（4）：287-296.

［15］郎景和，陈春林，向阳，等．子宫肌瘤及子宫腺肌病子宫动脉栓塞术治疗专家共识［J］．中华妇产科杂志，2018，53（5）：289-293.

［16］于云杰，史惠蓉．青春期子宫内膜异位症合并生殖道畸形15例临床分析［J］．中国计划生育和妇产科，2017，9（7）：68-71.

［17］de Ziegler D，Borghese B，Chapron C．Endometriosis and infertility：pathophysiology and management［J］．Lancet，2010，376（9742）：730-738.

［18］Song S Y，Park M，Lee G W，et al. Efficacy of levonorgestrel releasing intrauterine system as a postoperative maintenance therapy of endometriosis：A meta-analysis［J］．Eur J Obstet Gynecol Reprod Biol，2018，231：85-92.

［19］Bafort C，Beebeejaun Y，Tomassetti C，et al. Laparoscopic surgery for endometriosis［J］．Cochrane Database Syst Rev，2020，10（10）：CD011031.

［20］Saridogan E，Becker C M，Feki A，et al. Recommendations for the surgical treatment of endometriosis-part 1：ovarian endometrioma［J］．Gynecol Surg，2017，14（1）：27.

［21］Muteshi C M，Ohuma E O，Child T，et al. The effect of endometriosis on live birth rate and other reproductive outcomes in ART cycles：a cohort study［J］．Hum Reprod Open，2018，2018（4）：hoy016.

［22］de Ziegler D，Pirtea P，Carbonnel M，et al. Assisted reproduction in endometriosis［J］．Best Pract Res Clin Endocrinol Metab，2019，33（1）：47-59.

［23］Gemmell L C，Webster K E，Kirtley S，et al. The management of menopause in women witha history of endometriosis：a systematic review［J］．Hum Reprod Update，2017，23（4）：481-500.

［24］Donnez J，Dolmans M M. Uterine fibroid management：from the present to the future［J］．Human Reproduction Update，2016，22（6）：665-686.

［25］Ludwig P E，Huff T J，Shanahan M M，et al. Pregnancy success and outcomes after uterine fibroid embolization：updated review of published literature［J］．The British Journal of Radiology，2020，93（1105）：20190551.

［26］Jamaluddin M F B，Ko Y A，Kumar M，et al. Proteomic Profiling of Human Uterine Fibroids Reveals Upregulation of the Extracellular Matrix Protein Periostin［J］．Endocrinology，2018，159（2）：1106-1118.

［27］Qu D，Chen Y，Yang M，et al. High-intensity Focused Ultrasound for Treatment of Type 2 Submucous Myomas More Than 4 Centimeters in Diameter Prior to Hysteroscopic Myomectomy［J］．Journal of Minimally Invasive Gynecology，2020，27（5）：1076-1080.

［28］Liao P，Jiang J，Zeng Y，et al. Comparison of outcomes of hysteroscopic myomectomy of type 2 submucous fibroids greater than 4 cm in diameter via pretreatment with HIFU or GnRH-a［J］．International Journal of Hyperthermia，2021，38（1）：183-188.

［29］Hu L，Zhao J S，Xing C，et al. Comparison of Focused Ultrasound Surgery and Hysteroscopic Resection for Treatment of Submucosal Uterine Fibroids（FIGO Type 2）［J］．Ultrasound in Medicine & Biology，2020，46（7）：1677-1685.

［30］Liao W L，Ying T H，Shen H P，et al. Combined treatment for big submucosal myoma with High Intensity Focused Ultrasound and hysteroscopic resection［J］．Taiwanese Journal of Obstetrics and Gynecology，2019，58（6）：888-890.

［31］Tempest N，Hapangama D. Should we be putting our scalpels down? Is HIFU the answer to fertility-sparing fibroid treatment? [J]. BJOG: An International Journal of Obstetrics & Gynaecology, 2018, 125 (3): 366.

[32] Gambacorti-Passerini Z M, Penati C, Carli A, et al. Vaginal birth after prior myomectomy[J]. European Journal of Obstetrics & Gynecology and Reproductive Biology, 2018, 231: 198-203.

[33] Sobel M, Hobson S, Chan C. Uterine fibroids in pregnancy[J]. Canadian Medical Association Journal, 2022, 194 (22): E775.

[34] Piekos J A, Hellwege J N, Zhang Y, et al. Uterine fibroid polygenic risk score (PRS) associates and predicts risk for uterine fibroid[J]. Human Genetics, 2022, 141 (11): 1739-1748.

[35] Harris H R, Petrick J L, Rosenberg L. The epidemiology of uterine fibroids: Where do we go from here? [J]. Fertility and Sterility, 2022, 117 (4): 841-842.

[36] Commandeur A E, Styer A K, Teixeira J M. Epidemiological and genetic clues for molecular mechanisms involved in uterine leiomyoma development and growth[J]. Human Reproduction Update, 2015, 21 (5): 593-615.

[37] Harada T, Taniguchi F, Guo S, et al. The Asian Society of Endometriosis and Adenomyosis guidelines for managing adenomyosis[J]. Reproductive medicine and biology, 2023, 22 (1): e12535.

[38] Kitawaki J. Adenomyosis: the pathophysiology of an oestrogen-dependent disease[J]. Best practice research. Clinical obstetrics gynaecology, 2006, 20 (4): 493-502.

[39] Vannuccini S, Tosti C, Carmona F, et al. Pathogenesis of adenomyosis: an update on molecular mechanisms[J]. Reproductive biomedicine online, 2017, 35 (5): 592-601.

[40] Habiba M, Benagiano G, Guo S. An Appraisal of the Tissue Injury and Repair (TIAR) Theory on the Pathogenesis of Endometriosis and Adenomyosis[J]. Biomolecules, 2023, 13 (6): .

[41] Bourdon M, Santulli P, Jeljeli M, et al. Immunological changes associated with adenomyosis: a systematic review[J]. Human reproduction update, 2021, 27 (1): 108-129.

[42] García-Solares J, Donnez J, Donnez O, et al. Pathogenesis of uterine adenomyosis: invagination or metaplasia? [J]. Fertility and sterility, 2018, 109 (3): 371-379.

[43] Chapron C, Vannuccini S, Santulli P, et al. Diagnosing adenomyosis: an integrated clinical and imaging approach[J]. Human reproduction update, 2020, 26 (3): 392-411.

[44] Harmsen M J, Trommelen L M, de Leeuw R A, et al. Uterine junctional zone and adenomyosis: comparison of MRI, transvaginal ultrasound and histology[J]. Ultrasound in obstetrics gynecology, 2023, 62 (1): 42-60.

[45] Van den Bosch T, Van Schoubroeck D. Ultrasound diagnosis of endometriosis and adenomyosis: State of the art[J]. Best practice research. Clinical obstetrics gynaecology, 2018, 51: 16-24.

[46] Tellum T, Nygaard S, Lieng M. Noninvasive Diagnosis of Adenomyosis: A Structured Review and Meta-analysis of Diagnostic Accuracy in Imaging[J]. Journal of minimally invasive gynecology, 2020, 27

（2）：408-418.

［47］ Brunelli A C, Brito L G O, Moro F A S, et al. Ultrasound Elastography for the Diagnosis of Endometriosis and Adenomyosis: A Systematic Review with Meta-analysis［J］. Ultrasound in medicine biology, 2023, 49（3）：699-709.

［48］ Kobayashi H, Imanaka S. Understanding Ultrasound Features that Predict Symptom Severity in Patients with Adenomyosis: a Systematic Review［J］. Reproductive sciences, 2024, 31（2）：320-331.

［49］ Harmsen M J, Van den Bosch T, de Leeuw R A, et al. Consensus on revised definitions of Morphological Uterus Sonographic Assessment（MUSA）features of adenomyosis: results of modified Delphi procedure［J］. Ultrasound in obstetrics gynecology, 2022, 60（1）：118-131.

［50］ Bazot M, Daraï E. Role of transvaginal sonography and magnetic resonance imaging in the diagnosis of uterine adenomyosis［J］. Fertility and sterility, 2018, 109（3）：389-397.

［51］ Moawad G, Fruscalzo A, Youssef Y, et al. Adenomyosis: An Updated Review on Diagnosis and Classification［J］. Journal of clinical medicine, 2023, 12（14）：4828.

［52］ Habiba M, Benagiano G. Classifying Adenomyosis: Progress and Challenges［J］. International journal of environmental research and public health, 2021, 18（23）：12386.

［53］ Movilla P, Morris S, Isaacson K. A Systematic Review of Tissue Sampling Techniques for the Diagnosis of Adenomyosis［J］. Journal of minimally invasive gynecology, 2020, 27（2）：344-351.

［54］ Benetti-Pinto C L, Mira T A A D, Yela D A, et al. Pharmacological Treatment for Symptomatic Adenomyosis: A Systematic Review［J］. Revista brasileira de ginecologia e obstetricia, 2019, 41（9）：564-574.

［55］ Yu W, Liu G, Liu C, et al. Recurrence-associated factors of laparoscopic adenomyomectomy for severely symptomatic adenomyoma［J］. Oncology letters, 2018, 16（3）：3430-3438.

［56］ Li J, Chung J P W, Wang S, et al. The Investigation and Management of Adenomyosis in Women Who Wish to Improve or Preserve Fertility［J］. BioMed research international, 2018, 2018：6832685.

［57］ Osada H. Uterine adenomyosis and adenomyoma: the surgical approach［J］. Fertility and sterility, 2018, 109（3）：406-417.

［58］ Younes G, Tulandi T. Conservative Surgery for Adenomyosis and Results: A Systematic Review［J］. Journal of minimally invasive gynecology, 2018, 25（2）：265-276.

［59］ Mikos T, Lioupis M, Anthoulakis C, et al. The Outcome of Fertility-Sparing and Nonfertility-Sparing Surgery for the Treatment of Adenomyosis. A Systematic Review and Meta-analysis［J］. Journal of minimally invasive gynecology, 2020, 27（2）：309-331.

［60］ Tan J, Moriarty S, Taskin O, et al. Reproductive Outcomes after Fertility-Sparing Surgery for Focal and Diffuse Adenomyosis: A Systematic Review［J］. Journal of minimally invasive gynecology, 2018, 25（4）：608-621.

［61］ Liu L, Wang T, Lei B. Image-guided thermal ablation in the management of symptomatic adenomyosis: a systematic review and meta-analysis［J］. International journal of hyperthermia, 2021, 38（1）: 948 -962.

［62］ McLucas B, Voorhees W D R, Elliott S. Fertility after uterine artery embolization: a review［J］. Minimally invasive therapy & allied technologies, 2016, 25（1）: 1-7.

［63］ Zhang L, Rao F, Setzen R. High intensity focused ultrasound for the treatment of adenomyosis: selection criteria, efficacy, safety and fertility［J］. Acta obstetricia et gynecologica Scandinavica, 2017, 96（6）: 707-714.

［64］ Chen J, Chen W, Zhang L, et al. Safety of ultrasound-guided ultrasound ablation for uterine fibroids and adenomyosis: A review of 9988 cases［J］. Ultrasonics sonochemistry, 2015, 27: 671-676.

［65］ Feng Y, Hu L, Chen W, et al. Safety of ultrasound-guided high-intensity focused ultrasound ablation for diffuse adenomyosis: A retrospective cohort study［J］. Ultrasonics sonochemistry, 2017, 36: 139 -145.

［66］ Marques A L S, Andres M P, Kho R M, et al. Is High-intensity Focused Ultrasound Effective for the Treatment of Adenomyosis? A Systematic Review and Meta-analysis［J］. Journal of minimally invasive gynecology, 2020, 27（2）: 332-343.

［67］ Zhang S, Wang K, Di A, et al. Ultrasound-guided percutaneous microwave ablation of adenomyosis: a narrative review［J］. Annals of palliative medicine, 2021, 10（11）: 12003-12011.

［68］ Lin X L, Hai N, Zhang J, et al. Comparison between microwave ablation and radiofrequency ablation for treating symptomatic uterine adenomyosis［J］. International journal of hyperthermia, 2020, 37（1）: 151-156.

［69］ Cozzolino M, Tartaglia S, Pellegrini L, et al. The Effect of Uterine Adenomyosis on IVF Outcomes: a Systematic Review and Meta-analysis［J］. Reproductive sciences, 2022, 29（11）: 3177-3193.

［70］ Koninckx P R, Ussia A, Adamyan L, et al. Pathogenesis of endometriosis: the genetic/epigenetic theory［J］. Fertility and sterility, 2019, 111（2）: 327-340.

第五章 女性生殖器官发育异常

第一节 女性生殖器官的发育

正常女性的生殖器官发育是一个非常复杂的过程，在生长发育过程中若受到各种因素的干扰，均可能影响女性生殖器的形成和分化过程，从而使内生殖器始基的融合、管道的腔化发育及外生殖器的衍变发生变化，导致先天性女性内外生殖器官发育异常。女性生殖器发育异常不仅和遗传因素有关，同时与环境因素也有紧密关系。

一、性腺的发育

性腺发育是一个复杂的过程，性腺发育决定于胎儿的基因型和性染色体，而最终性别表型取决于性染色体和占优势的激素环境。在胚胎时期，性腺具备男女两套生殖管道，胚胎性腺发育至妊娠 40 天左右，有 300~1 300 个原始生殖细胞植入未分化的性腺，并分化为卵巢中的卵原细胞或睾丸中的精原细胞。于妊娠 45~50 天时，性腺开始分化。至胚胎第 7 周时，胎儿已具有男性和女性的两套生殖管道。副中肾管若持续存在，则分化为输卵管、子宫、子宫颈和上 1/3 阴道，中肾管分化为附睾、输精管、精囊腺与射精管。

男性胎儿睾丸的 Sertoli 细胞合成和分泌抗米勒氏管激素（AMH），同时 Leydig 细胞已能合成和分泌睾酮。AMH 和睾酮作用于副中肾管，使之退化。如无 AMH 和睾酮的作用，副中肾管自动分化发育，而中肾管退化萎缩，最终发育成正常女性的内、外生殖器。出生后性腺继续缓慢发育。到青春期，下丘脑—垂体—性腺轴变得活跃，性腺发育加速，此时性激素分泌增多，第二性征发育，最后发育为性成熟的男性和女性。

二、生殖管道及外生殖器的发育

在胚胎第 7 周，副中肾管与中肾管同步发育，最终衍变形成输卵管、子宫、宫颈和阴道上段。在胚胎发育的第 8 周，两侧副中肾管迁移至中肾管内侧并在中线处会合形成子宫，其中的中胚层部分形成子宫内膜和肌层。所以在子宫形成的初始阶段，子宫腔内存在隔，一般在胎儿 20 周吸收消失，若持续存在，出生之后则形成子宫纵隔。

未融合的两侧副中肾管头段仍保持管状结构，经后续发育成为输卵管，头端开口成为输卵管伞端，融合部分的尾段形成阴道上 2/3；女性尿生殖窦盆腔内部分的远端形成尿道和阴道下 1/3 段。

外生殖器于胎儿第 10 周开始出现性别差异，至胎儿 12 周基本完成性别分化。女性未融合的阴唇阴囊隆起形成两侧大阴唇；前端融合的部分形成阴阜和阴唇前端的联合；尿道皱褶后端融合形成小阴唇系带；未融合的尿道皱褶部分称为小阴唇。未融合的生殖隆起部分为尿生殖窦开口的阴道下端和阴道前庭。于胎儿 14 周，生殖结节发育形成阴蒂。

第二节　女性生殖器官发育异常分类

双侧副中肾管是女性生殖系统来源，当其在生长发育阶段、融合阶段及隔的吸收阶段发生异常时，可产生各类生殖系统发育异常，如输卵管发育异常、子宫发育异常、宫颈发育异常、阴道发育异常及外生殖器发育异常等。女性生殖器发育异常可表现出多种症状，患者经常因月经失调、原发闭经、性生活障碍、不良妊娠结局、异常分娩及原发不孕等原因就医。女性生殖器官发育异常的患病率为 0.13%～0.98%，但因部分女性羞于就医或者无明显临床表现而未及时得到诊断，所以其实际患病率高于此数。先天性处女膜闭锁的发病率有报道称为 1/2 000～1/1 000，先天性无阴道发病率为1/5 000～1/4 000，阴道横隔发病率为 1/ 84 000，阴道斜隔发病率为 0.1%～3.8%。子宫发育异常在怀孕妇女中的发生率为 4.3%，在复发性流产的妇女中占 13%，而在不孕妇女中为 3.5%。

一、外生殖器发育异常

（一）处女膜闭锁

外生殖器发育异常中最常见的是处女膜闭锁，又称无孔处女膜，是因阴道末端的泌尿生殖窦在胚胎生长发育阶段中未腔化引起，是引起阴道出口梗阻的原因之一。少部分处女膜发育异常可表现为有小孔的筛孔处女膜和纵隔处女膜。

1. 临床表现

处女膜闭锁的典型症状如下：①青春期后无月经初潮。②逐渐加重的周期性下腹痛。③下腹部包块，并且逐月增大。④严重时伴有便秘、尿频或尿潴留，便秘、肛门坠胀等症状。在青春期前可无任何症状，由于处女膜无孔，故阴道分泌物或月经初潮的经血排出受阻，积聚在阴道内，多于月经初潮时发现。若未能及时治疗，积血逐渐增多，可返流入输卵管，导致输卵管伞部粘连。若返流入盆腹腔，可能导致子宫内膜异位症或形成盆腔包块。

2. 检查、诊断及治疗

绝大多数患者于青春期发生周期性下腹坠痛，进行性加剧。严重者可引起肛门胀痛和尿频等症状。检查可见处女膜膨出，表面呈紫蓝色；肛诊可扪及盆腔囊性包块。偶有幼女因大量黏液潴留在阴道内，导致处女膜向外凸出、下腹坠痛而就诊。盆腔超声检查可见阴道内有积液。

通常依据上述症状和体征，必要时结合彩超及 MRI 即可诊断，经处女膜膨隆处穿刺，可抽出黏稠不凝的深褐色或陈旧性的血液。

确诊后应及时手术治疗。先用粗针穿刺处女膜中部膨隆部，抽出陈旧积血后再进行"X"形切开或者做圆形、椭圆形切口，排出积血；常规检查宫颈是否正常，切除多余的处女膜瓣，修剪处女膜，再用可吸收缝线缝合切口边缘。针对处女膜闭锁，无明确的预防方法及药物。早期发现、选择合适的手术时机和手术方式，有助于患者的顺利康复。

（二）外生殖器男性化

外生殖器男性化系外生殖器分化发育过程中受到大量雄激素影响所致。常见于真两性畸形、先天性肾上腺皮质增生或母体在妊娠早期接受具有雄激素作用的药物治疗。患者外生殖器的形态很不一致，多数有阴蒂肥大、阴唇融合和外生殖器模糊等发育异常表现。应针对病因制定个体化的治疗方案。

二、阴道发育异常

阴道发育异常因副中肾管的形成和融合过程异常及其他致畸因素所致，阴道发育异常分为非梗阻性阴道纵隔、梗阻性阴道纵隔、阴道横隔和（或）处女膜闭锁及阴道闭锁，包含疾病如 MRKH 综合征、Ⅰ型和Ⅱ型阴道闭锁、阴道横隔、阴道纵隔及阴道斜隔综合征。

（一）MRKH 综合征

表现为先天性无阴道，系双侧副中肾管发育不全或双侧副中肾管尾端发育不良所致，发生率为 1/5 000~1/4 000，几乎均合并无子宫或仅有始基子宫，但 2%~7% 的患者可存在有活性的子宫内膜发育，患者有周期性腹痛的表现。

1. 临床表现

症状常见为原发性闭经、痛经及性生活困难。

2. 检查、诊断及治疗

检查见患者体格、第二性征及外阴发育正常，但无阴道口，或仅在前庭后部见一浅凹，偶见短浅阴道盲端。15%～36%的子宫发育不全患者同时合并泌尿系统发育缺陷，12%可有脊柱侧凸，染色体核型为46，XX。

建议18岁后进行治疗。非手术治疗有顶压法，即用阴道模具压迫阴道凹陷，使其扩张并延伸到接近正常阴道的长度。手术治疗为阴道成形术，即采用各种方法在膀胱直肠间造穴，如生物补片法阴道成形术、腹膜法阴道成形术、乙状结肠法阴道成形术等。

（二）阴道闭锁

阴道闭锁由尿生殖窦未发育引起，其子宫多发育正常，是一种在双侧副中肾管融合之后尿生殖窦未参与形成阴道下端引起的发育异常。根据阴道闭锁的解剖学特点可将其分为：①阴道下段闭锁（Ⅰ型阴道闭锁），阴道上段及宫颈、子宫体均正常；②阴道完全闭锁（Ⅱ型阴道闭锁），多合并宫颈发育不良，子宫体发育不良或子宫畸形。

1. 临床表现

阴道闭锁以青春期后周期性下腹痛及盆腔包块为主要临床表现，其有阴道完全闭锁及阴道下段闭锁两种类型。阴道下段闭锁的病人由于其子宫发育多为正常，积血程度比较重，因此症状出现较早，主要表现为阴道上段扩张，可合并宫颈、宫腔积血。

2. 检查、诊断及治疗

体格检查发现无阴道开口，盆腔可扪及包块，包块位置较低，位于直肠前方。阴道完全闭锁的患者，常常伴有子宫及子宫颈发育不良，内膜功能不正常，临床症状出现时间较晚，会增加经血返流的可能性，从而会导致盆腔、腹腔子宫内膜异位包块。超声及磁共振可协助确诊。

一旦明确诊断，应尽早手术治疗。手术以解除阴道阻塞，使经血引流通畅为原则。阴道下段闭锁手术与处女膜闭锁手术相似，术后定期扩张阴道以防挛缩。阴道完全闭锁者应充分评估宫颈发育状况，手术方法有子宫切除术、宫颈阴道成形术、阴道成形术。

（三）阴道横隔

阴道横隔是因两侧副中肾管融合后的尾端及阴道板未正常腔化所致，为较少见的一种发育异常。横隔在阴道上、中段交界处多见，据调查显示约46%横隔位于阴道上

1/3 段，约 40% 位于中 1/3 段和约 14% 位于阴道下 1/3 段。根据阴道横隔上有无孔隙可分为不完全性及完全性阴道横隔两种类型。

1. 临床表现

若不完全性阴道横隔间隙比较小，月经血流出受阻，可表现为月经期延长，经期下腹痛等。完全性阴道横隔者可出现与处女膜闭锁相似的症状，主要表现为周期性下腹痛，子宫阴道内积血和盆腔包块等。积血所致的肿块可能压迫腹部和盆腔器官，阴道会阴部细菌上行通过横隔继发感染，可导致阴道积脓、子宫积脓和输卵管积脓。

2. 检查、诊断及治疗

妇科检查发现阴道短浅及未见宫颈。肛诊可触及子宫及宫颈，而完全性阴道横隔可触及异常包块。盆腔 MRI 及妇科超声可显示阴道横隔的厚度及位置，对诊断有协助作用。阴道横隔治疗以解除梗阻、通畅阴道为主要目的。经阴道横隔切除术为其有效的治疗方法。阴道横隔较厚者，可利用横隔上下面黏膜补贴切面且术后阴道内需置入模具防止粘连及挛缩。

（四）阴道纵隔

阴道纵隔的发生是由于米勒管的侧方融合缺陷及尾部不完全吸收所致，可分为完全性纵隔和不完全性纵隔。完全性阴道纵隔，即双阴道畸形，常合并双宫颈或宫体。不完全性阴道纵隔，可影响性生活及阴道分娩。20% 的阴道纵隔患者合并肾脏畸形。

1. 临床表现

完全性阴道纵隔常无明显临床表现，而阴道纵隔伴纵隔子宫者可因自然流产或胚胎停育等行妇科检查时被发现。部分阴道不全纵隔患者因性生活困难就医而被发现。

2. 检查、诊断及治疗

阴道完全纵隔的患者多无症状，性生活、生育和阴道分娩均未受影响，往往在妇科检查时发现阴道被纵形黏膜分割成两条纵形通道，上达宫颈，下至阴道外口，可发生于发育完全正常的子宫或与双子宫、双宫颈或子宫纵隔同时存在。妇科检查时可见一纵形黏膜组织将阴道分成为两个小阴道腔道。

对于无症状阴道纵隔的孕前处理存在争议，有研究者认为由于纵隔阻碍产道，应于孕前切除，亦有观点认为只有影响性交和受孕的纵隔需要切除，无症状的阴道纵隔可不进行治疗。若对性交有影响者可以行纵隔切除术，切除过程中为避免损伤直肠或尿道，应该注意留有约 0.5 cm 的纵隔残端。

（五）阴道斜隔

其病因可能是副中肾管向下延伸未到泌尿生殖窦形成一盲端所致，常伴有同侧泌尿系统发育异常,多为双宫体、双宫颈及斜隔侧的肾缺如,其发病率为 0.1% ~ 3.8%。阴道斜隔分为三个类型:Ⅰ型为无孔斜隔,隔后的子宫与外界及另侧子宫完全隔离,宫腔积血聚积在隔后腔。Ⅱ型为有孔斜隔,隔上有一数毫米的小孔,隔后子宫与另侧子宫隔绝,经血可通过小孔滴出但引流不畅。Ⅲ型为无孔斜隔合并宫颈瘘管,在两侧宫颈间或隔后腔与对侧宫颈之间有小瘘管,有隔一侧子宫经血可通过另一侧宫颈排出,但引流亦不通畅。

1. 临床表现

患者在青春期有正常的月经,但是由于流出道梗阻而出现不断加重的周期性单侧阴道或盆腔疼痛,可继发盆腔子宫内膜异位症和盆腔感染。

2. 检查、诊断及治疗

超声是首选的辅助检查。其治疗主要以解除梗阻并防止并发症为目的。经阴道斜隔切除术目前是最简易、有效的治疗方法,一般于经期手术以方便定位。阴道斜隔手术治疗的关键是防止术后粘连闭锁。在宫腔镜下行阴道斜隔切除术,既可发现宫颈间的瘘管,又可避免斜隔切除后缝合切口边缘时将其堵塞从而再次发生经血流出受阻引起痛经,并且宫腔镜手术可防止未婚女性处女膜破坏。

三、宫颈及子宫发育异常

(一) 宫颈发育异常

由副中肾管尾端发育不全或发育停滞所致的宫颈发育异常,主要包括宫颈缺如、宫颈闭锁、先天性宫颈管狭窄、宫颈角度异常、先天性宫颈延长症伴宫颈管狭窄、双宫颈等宫颈发育异常,临床上罕见。

1. 临床表现

患者主要以女性青春期后发生周期性下腹痛及原发性闭经为临床表现。因经血无法经宫颈流出导致经血潴留子宫并可倒流进入盆腔,若进一步进展,多数合并子宫内膜异症。有子宫和阴道、无宫颈、有性生活史患者,妇科检查时可发现阴道顶端为光滑盲端;无性生活史者,肛诊可触到子宫,很难辨别宫颈及阴道发育情况。宫颈畸形不易受孕。伴有子宫畸形的女性,尤其是伴有单角子宫的女性,无论是自然妊娠还是通过辅助生殖技术妊娠的,和具有正常形态子宫的女性相比,都更易发生妊娠和分娩期间的一些并发疾病,并且宫颈畸形易导致复发性流产。

2. 检查、诊断及治疗

彩超及磁共振可协助诊断,宫颈发育异常通常合并生殖器官其他畸形,治疗需综合患者病情考虑，无症状者可以不处理，合并阴道闭锁患者可经阴道行宫颈阴道成形术。

（二）子宫发育异常

1. 先天性无子宫

两侧副中肾管没有达到中线前就停止发育会引起先天性无子宫。

（1）临床表现：临床表现为原发性闭经，这类患者有正常发育的性腺，经常合并先天性无阴道。

（2）检查、诊断及治疗：专科检查中肛诊时在子宫正常部位触不到子宫体及子宫颈，而只触及腹膜褶。彩超可确诊。先天性无子宫患者不需要进行治疗。

2. 始基子宫及幼稚子宫

始基子宫也称痕迹子宫，两侧副中肾管向中线横行延伸会合后不久即停止发育，子宫很小，多无宫腔或虽有宫腔却无内膜生长。幼稚子宫即子宫发育不良，可有宫腔或者内膜，副中肾管会合后因某种原因短时期内停止发育。可发生在胎儿发育或出生后到青春期以前的任何时期，表现为各种不同程度的子宫发育不全。

（1）临床表现：始基子宫或幼稚子宫通常表现为原发性闭经，但幼稚子宫可能会以月经初潮延迟、痛经，月经过少为主要临床表现。

（2）检查、诊断及治疗：妇科检查、B超检查、子宫输卵管造影可以确诊。严重的子宫发育不良患者常合并内分泌功能失调及全身疾病。因此，需要同时进行性激素六项检查及其他脏器功能检查。实体肌性的始基子宫可不予治疗。幼稚子宫目前主要的治疗方法为药物治疗，即雌孕激素序贯治疗。

3. 单角子宫及残角子宫

单角子宫系一侧副中肾管发育完好形成一发育较好的单角子宫，伴有一发育正常的输卵管，同侧卵巢功能正常，而对侧副中肾管未发育成输卵管、卵巢。肾脏往往也缺如。子宫常小于正常，但宫腔内膜多有生长。

残角子宫是因一侧副中肾管正常发育，一侧副中肾管中下段发育缺陷而形成的。多数仅通过纤维条束与对侧的单角子宫连接，有些与对侧子宫有一狭窄腔道相通。通常有正常的卵巢及输卵管。残角子宫可分为：①残角子宫有宫腔，并与单角子宫腔相通；②残角子宫有宫腔，但与单角子宫腔不相通；③残角子宫为无宫腔实体，仅以纤维带与单角子宫相连。

（1）临床表现：单角子宫常无症状。残角子宫若内膜有功能，但其宫腔与单角宫腔不相通者，常因月经血逆流或宫腔积血出现痛经，也可发生子宫内膜异位症。

（2）检查、诊断及治疗：子宫输卵管碘油造影、超声和磁共振检查有助于诊断。单角子宫不予处理。残角子宫确诊后，应切除残角子宫及同侧输卵管，避免发生输卵管妊娠。妊娠的残角子宫，若在、中期妊娠时发现，应及时切除，避免子宫破裂；若在晚期妊娠时发现，则在剖宫产分娩后，切除残角子宫。

4. 双子宫

副中肾管发育后完全没有融合，各自形成独立的输卵管、子宫、宫颈及阴道，每个子宫各有单一的输卵管和卵巢，伴有双宫颈、双阴道。也有双子宫、单宫颈、单阴道或双子宫、双宫颈、单阴道者，可伴有或不伴有阴道纵隔。

（1）临床表现：双子宫患者就诊率较低是因为一般无明显不适症状。少数患者可表现为经量过多及经期下腹痛不适，极少数可表现为反复流产。

（2）检查、诊断及治疗：一般通过妇科 B 超及其他辅助检查可协助诊断。一般无须处理，若其导致不良妊娠时可行子宫矫形术。

5. 双角子宫

两侧副中肾管尾端大部分已融合，末端中隔已吸收，但子宫底部融合不全，导致子宫两侧各有一角突出，称双角子宫。宫底部轻度融合不全时，表现为宫底部向宫腔内轻度内陷，程度可不同，形似马鞍，故称鞍状子宫。

（1）临床表现：此类患者一般无症状。有时双角子宫月经量较多并伴有程度不等的痛经。

（2）检查、诊断及治疗：检查可扪及宫底部有凹陷。超声检查、磁共振和子宫输卵管碘油造影有助于诊断。一般不予处理。若双角子宫出现反复流产时，可行子宫整形术。

6. 纵隔子宫

纵隔子宫是指胚胎发育过程中双副中肾管融合过程受阻所致的畸形。两侧副中肾管融合后纵隔吸收的某一过程受阻，形成不同程度的纵隔，即宫腔分为两半，但子宫外形完全正常。其是最常见的子宫畸形，可分为两类：①完全纵隔子宫：纵隔末端到达或超过宫颈内口，外观似双宫。②不完全性纵隔子宫：纵隔末端终止在内口以上水平。

（1）临床表现：部分患者因纵隔子宫对宫腔容积无太大影响，且具有正常生育功能，在体检时偶尔被发现。部分患者常因复发性流产或不孕而就诊。

（2）检查、诊断及治疗：彩超检查可协助诊断，通过宫腔镜检查可直接观察纵隔的部位、大小及形状，从而可明确诊断。并非所有子宫纵隔都需手术治疗，育龄期的子宫纵隔妇女若有明显临床症状，如多次自然流产、宫内死胎及早产等不良妊娠史，可考虑给予手术矫正。

四、输卵管发育异常

先天性输卵管发育异常罕见，主要为单侧或双侧输卵管发育不全及输卵管部分缺失或狭窄而造成的输卵管梗阻，常伴有子宫发育异常。输卵管发育异常患者通常无症状，往往在输卵管异位妊娠或其他妇科手术时偶然发现，可能的原因是副中肾管末端发育成输卵管的过程受阻，或引带不能形成卵巢固有韧带和圆韧带，不能保持输卵管的正常位置。因为输卵管发育异常患者常合并其他生殖道畸形，有多个报道发现常与子宫发育异常及阴道横隔合并出现，因此发现输卵管发育异常时应检查整个生殖系统是否合并其他畸形。

（1）临床表现：通常无症状。

（2）检查、诊断及治疗：若不影响妊娠，输卵管发育异常可以暂不处理，先天性输卵管缺失或闭锁的患者不需手术处理，可行 IVF-ET；输卵管狭窄或有输卵管异位妊娠史的患者，考虑先行腹腔镜下输卵管切除或切断后再行 IVF-ET。

五、卵巢发育异常

卵巢发育异常少见，其中常见的原因为性发育异常（DSD）导致先天性卵巢功能不全或卵巢未发育（为条索状性腺），如特纳综合征（TS）和单纯性腺发育不全（PGD）。

卵巢发育异常亦包括异位卵巢、副卵巢和单侧卵巢缺如等罕见情况，常合并泌尿生殖道畸形。异位卵巢可能位于盆腔、腹主动脉旁区、腹膜后、肠系膜或大网膜，与生殖细胞在生殖嵴异常迁移相关。副卵巢指附近多余的卵巢组织与正常卵巢相连。单侧卵巢缺如，有或无相连的输卵管，可能是由于先天性发育不良或卵巢扭转坏死和重吸收所致，发病率约为 1/11 240。

PGD 患者由于基因突变未形成卵巢或睾丸，通常为双侧条索状性腺，子宫阴道呈幼稚型，常因为青春期乳房不发育或原发性闭经就诊，此时激素水平检查显示雌激素水平低下，FSH>40 IU/L，提示卵巢功能衰竭。周期性雌、孕激素替代治疗可促进女性第二性征发育，促排卵治疗无效，可通过供卵和体外受精-胚胎移植妊娠。

六、性发育异常（DSD）

性发育异常是一种先天性异常，表现为性染色体、性腺或性激素性别的不一致。

DSD 的发生率为新生儿的 1/5000~1/4500，其病因复杂，临床表现复杂多样，变化多端。人类的性别由染色体决定，性染色体决定性腺性别，性腺的性质决定内外生殖器的表型。但 DSD 患者可能存在不同形式的性染色体异常、性腺发育异常及性激素合成和功能的障碍，形成三个层次的性别不匹配，即性腺性别与性染色体不匹配、内外生殖器官发育与性腺性别不匹配及性激素水平与性腺性别的不匹配。DSD 根据染色体核型分为 3 大类，即染色体异常型、46，XX 型和 46，XY 型。

（一）染色体异常型 DSD

45，X（特纳综合征和变异）、47，XXY（克林菲尔特综合征和变异）、45，X/46，XY（混合性性腺发育不全，卵睾性 DSD）、46，XX/46，XY（嵌合体，卵睾性 DSD）。

（二）46，XY 型 DSD

1. 性腺（睾丸）发育异常

完全型性腺发育不全（Swyer 综合征）、部分型性腺发育不良及性腺退化、卵睾性 DSD。

2. 雄激素合成或作用障碍

（1）雄激素生物合成缺陷：LH 受体突变（如 1eydig 细胞发育不全或无发育）、脑肝肾综合征、类脂性先天性肾上腺皮质增生症、胆固醇侧链裂解酶突变、3β-羟基类固醇脱氢酶 2 缺乏、17-羟基类固醇脱氢酶缺乏、5a-还原酶 2 缺乏。

（2）雄激素作用缺陷：包括完全型雄激素不敏感综合征（CAIS）、部分型雄激素不敏感综合征（PAIS）。

3. 其他类别

包括综合征相关的男性生殖道发育异常、持续性苗勒管综合征、睾丸退化综合征等。

（三）46，XX 型 DSD

1. 性腺（卵巢）发育障碍

包括卵睾性 DSD、睾丸性 DSD、性腺发育不全等。

2. 雄激素过多

（1）胎儿肾上腺：包括 21-羟化酶缺乏、11β-羟化酶缺乏、3β-羟基类固醇脱氢酶 2 缺乏、细胞色素 P450 氧化还原酶缺乏、糖皮质激素受体突变等。

（2）胎儿胎盘：包括芳香化酶缺乏、细胞色素 P450 氧化还原酶缺乏等。

（3）母体：包括男性化肿瘤（如黄体瘤）、外源性雄激素药物等。

3. 其他类别

包括综合征相关（如泄殖腔异常、阴道闭锁、MRKH 综合征）、其他综合征所致子宫异常、阴唇粘连等。

DSD 的临床表现多样化，常见原发性闭经、身高过矮或过高、第二性征不发育等，外生殖器性别模糊和存在特殊身体特征时要考虑诊断 DSD。

通过仔细询问病史，详细的体格检查，辅助检查包括性激素水平测定、血清电解质检查、染色体核型及基因检查，绝大多数可明确病因并诊断。

对于含有 Y 染色体或 Y 染色体成分的 DSD 患者，如选择女性为其社会性别，切除性腺则是必要和重要的处理程序。理论上有子宫的应尽量保留子宫，经规范治疗后可有人工月经，且通过辅助生育技术可实现生育。目前对于 DSD 患者的外生殖器整形还未达成共识。除此之外，46，XY 女性患者是否在儿童期切除性腺也一直是一个很有争议的问题。一些学者认为早期切除性腺可以预防性腺恶变，但另一些研究认为性腺分泌的内源性性激素对儿童的骨骼及生长发育有促进作用，所以目前针对 DSD 患者的手术时机、手术方式等问题并没有达成共识。身高的增长是一个非常复杂的过程，受多种激素、遗传因素、环境和营养因素等的调节，其中性激素的作用非常重要。由于 DSD 患者的性激素谱紊乱，所以除了性征发育障碍，身高也是 DSD 患者需要关注的另一个特殊问题。

（汪傲）

参考文献

［1］谢辛，孔北华，段涛，等. 妇产科学［M］. 9 版. 北京：人民卫生出版社，2018.

［2］Bahadori F，Boma S，Behroozlak T，et al. Failed induction in second trimester due topregnancy in an uncommunicated rudimentary horn：case report［J］. Journal of Family and Reproductive Health，2009，3（3）：95-97.

［3］Cuppett C D，Stitely M L，Toffle R C，et al. Unruptured 32-week rudimentary horn pregnancy presenting as right upper quadrant pain［J］. WV Med J，2011，107（4）：8-10.

［4］Wang B，Zhou J，Jin H，et al. Torsion of arudimentary uterine horn at 22 weeksgestation［J］. Obstet Gynaecol Res，2011，37（7）：919-920.

［5］Paradisi R，Barzanti R，Natali F，et al. Metroplasty in a Large Population of Women with Septate Uterus［J］. Joumal of Minimally Invasive Gynecology，2011，18：449-454.

［6］ Gergolet M, Campo R, Verdenik I, et al. No clinical relevance of the height of fundal indentation in subseptate or arcuate uterus: a prospective study［J］. Reproductive Bio Medicine Online, 2012, 24: 576-582

［7］ Bermej O C, Martinez T P, Cantaro R, et al. Three dimensional ultrasound in the diagnosis of Mullerian duct anomalies and concordance with magnetic resonance imaging［J］. Ultrasound Obstet Gynecol, 2010, 35: 593-601

［8］ ACOG Committee on Adolescent Health Care. ACOG Committee Opinion No. 355: Vaginalagenesis: diagnosis, management, and routine care［J］. Obstet Gynecol, 2006, 108 (6): 1605-1609.

［9］ Rackow B W, Arici A. Reproductive performance of women with müllerian anomalies［J］. Curr Opin Obstet Gynecol, 2007, 19 (3): 229-237.

［10］ Xu C, Xu J, Gao H, et al. Triplet pregnancy and successful twin delivery in a patient with congenital cervical atresia who underwent transmyometrial embryo transfer and multifetal pregnancy reduction［J］. Fertil Steril, 2009, 91: 1958-1961

［11］ Deligeoroglou E, Iavazzo C, Sofoudis C, et al. Management of hematocolpos in adolescents with transverse vaginal septum［J］. Arch Gynecol Obstet, 2012, 285 (4): 1083-1087.

［12］ Lin S K, Lin Y K, Lai H, et al. Transmyometrial blastocyst transfer in a patientwith congenital cervical atresia［J］. Taiwan J Obstet Gynecol, 2010, 49 (3): 366-369

［13］ Noh H, Hee, Chan Sup, et al. Ipsilateral Renal Agenesis and Contralateral Renal Thin GBM Disease: A Case Report with Radiological Follow up［J］. J Korean Soc Radiol, 2010, 62: 383-388

［14］ Kanagal D V, Hanumanalu L C. Ruptured Rudimentary Horn Pregnancy at 25 Weeks with Previous Vaginal Delivery: A Case Report［J］. Case Rep Obstet Gynecol, 2012, 54: 283-287

［15］ Faivre E, Fernandez H, Deffieux X, et al. Accuracy of Three-Dimensional Ultrasonography in Differential Diagnosis of Septate and B icomuate Uterus Compared with Office Hysteroscopy and Pelvic Magnetic Resonance Imaging［J］. Joumal of Minimally Invasive Gynecology, 2012, 19: 101-106

［16］ Lin PC, Bhatnagar K P, Nettleton GS, et al. Female genital anomalies affecting reproduction［J］. Fertil Steril, 2002, 78 (5): 899-915.

［17］ Practice Committee of the American Society for Reproductive Medicine. Role of tubal surgery in the era of assisted reproductive technology: a committee opinion［J］. Fertil Steril, 2015, 103 (6):e37-e43.

［18］ Hoffman BL, Schorge J O, Schaffer J I, et al. Williams gynecology［M］. McGraw-Hill Medical, 2012.

第六章　异常子宫出血

第一节　定义

异常子宫出血（AUB）是妇科临床常见的症状和疾病，指与正常月经的周期频率、规律性、经期长度、经期出血量中任何一项不符合，源自子宫腔的异常出血。

中华医学会妇产科学分会妇科内分泌学组于2014年发布《异常子宫出血诊断与治疗指南》，于2022年更新，以便更好地指导临床工作。本章内容限定于育龄期非妊娠妇女，不包括妊娠期、产褥期、青春期发育前和绝经后出血的女性。

第二节　临床表现及相关术语

描述月经的指标主要包括周期频率、规律性、经期长度和经期出血量4个要素（表6-1），其他的指标还有经期有无痛经、腰酸、下坠等不适。AUB其他相关术语见表6-2。

表6-1　正常子宫出血（月经）与AUB的术语及范围

月经的临床评价指标	术语	范围
周期频率	正常	（28±7）天一次
	月经频发	<21天一次
	月经稀发	>35天一次
	闭经	≥6个月月经不来潮
周期规律性（近1年）	规律月经	<7天
	不规律月经	≥7天
经期长度	正常	≤7天
	经期延长	>7天
经期出血量	月经过多	自觉经量多，影响生活质量，不论有无贫血
	月经过少	自觉月经量较以往减少，点滴出血、时间缩短，通常1次月经总量不能浸透1张日用型卫生巾

表 6-2　AUB 其他相关术语

评价指标	术语	概念
出血时间	经间期出血	有规律的、在可预期的月经期之间发生的出血，包括随机出现和每个周期固定时间发生的出血。可分为卵泡期出血、围排卵期出血、黄体期出血
	突破性出血	指周期性使用雌激素和孕激素组合制剂时，计划外的子宫内膜出血
出血缓急	慢性 AUB	近 6 个月内至少出现 3 次 AUB，需要进行规范诊疗
	急性 AUB	严重的大出血，需要紧急处理以防进一步失血

第三节　分类

　　FIGO 将 AUB 病因分为两大类 9 个类型，按英语首字母缩写为"PALMCOEIN"，见表 6-3。"PALM"指子宫本身的结构性改变，可采用影像学技术和/或组织病理学方法明确诊断；而"COEIN"多无明显的子宫结构性改变。通常医源性是包括应用性激素、GnRH-a，放置宫内节育器或使用抗凝药引起的出血。其他病因较罕见，如动静脉畸形、剖宫产术后子宫瘢痕缺损、子宫肌层肥大等。

表 6-3　FIGO 的 AUB 病因新分类系统——PALMCOEIN 系统

PALM	COEIN
子宫内膜息肉	全身凝血相关疾病
子宫腺肌病	排卵障碍
子宫平滑肌瘤［黏膜下（SM）；其他部位（O）］	子宫内膜局部异常
子宫内膜恶变和不典型增生	医源性
—	其他病因

　　（一）AUB 的结构性改变

1. 子宫内膜息肉（AUB-P）

　　子宫内膜息肉是 AUB 结构性病因中最常见的类型。息肉可单发或多发，大小不等。息肉可见于所有年龄女性，青春期少见。临床上大部分息肉患者有 AUB，表现为经期延长、经间期出血、月经过多、不规律出血、不孕等。

　　2. 子宫腺肌病（AUB-A）

　　子宫腺肌病可分为弥漫性与局限性两种，后者又称为子宫腺肌瘤。其主要表现为月经过多、经期延长和痛经，部分患者可有经间期出血、慢性盆腔痛、不孕。

3. 子宫平滑肌瘤（AUB-L）

子宫平滑肌瘤是最常见的妇科良性肿瘤，育龄期妇女患病率可达 25%。子宫肌瘤的临床症状与子宫肌瘤的位置、大小、生长速度及肌瘤是否变性有密切关系。子宫肌瘤导致的 AUB 常表现为月经过多、经期延长、经间期出血等。最容易引起 AUB 的是黏膜下子宫肌瘤（0 型~3 型）。

4. 子宫内膜恶变和不典型增生（AUB-M）

子宫内膜不典型增生和恶变在 AUB 中较少见，但是极其重要的病因。子宫内膜不典型增生是癌前病变，随访 13.4 年癌变率为 8%~29%，常见于 PCOS、肥胖、使用他莫昔芬的患者，偶见于有排卵而黄体功能不足者。其临床主要表现为不规则子宫出血，可与月经稀发交替发生，少数为经间期出血，患者常有不孕。

（二）AUB 的非结构性改变

1. 全身凝血相关疾病（AUB-C）

当 AUB 被确定继发于先天性或获得性系统性凝血疾病时，将其归类为 AUB-C。包括再生障碍性贫血、各类型白血病、各种凝血因子异常、血小板减少以及各种疾病原因造成的全身性凝血机制异常。在月经过多的妇女中，大约 13%患者有全身性凝血功能异常。凝血功能异常除表现为月经过多外，也可有经间期出血和经期延长等表现。月经过多患者需筛查潜在凝血功能异常的可能。

2. 排卵障碍（AUB-O）

排卵障碍系一大类疾病，包括偶尔排卵延迟，或排卵失败到可能导致闭经，或表现为出血量、持续时间和频率不同的慢性病程。其主要包括稀发排卵、无排卵及黄体功能不足。排卵障碍是由下丘脑—垂体—卵巢轴功能异常引起。常见于青春期、绝经过渡期，生育期也可因多囊卵巢综合征（PCOS）、肥胖、高催乳素血症、甲状腺疾病等引起。最常见的临床表现为月经周期不规律，月经量、经期长度、周期频率及规律性均可有异常，有时会引起大出血，进而引起不同程度贫血。

3. 子宫内膜局部异常（AUB-E）

原发性子宫内膜疾病的类型被分配给假定患有 AUB 且没有其他明显原因的排卵女性。其主要临床症状是月经过多，也可表现为经间期出血或经期延长。其可能机制为调节子宫内膜局部凝血与纤溶功能的机制异常或子宫内膜修复的分子机制异常。

4. 医源性（AUB-I）

药物或其他干预措施可能通过多种机制导致 AUB。医源性 AUB 指所有与医疗操作、用药相关的 AUB，包括应用性激素、GnRH-a、放置宫内节育器或使用抗凝药物等。使用性腺类固醇激素进行避孕或治疗 AUB 的女性经常会经历突破性出血或意外出血。以突破性出血较常见，其原因可能与所用类固醇激素的雌、孕激素比例不当有关。此外，漏服避孕药会引起撤退性出血。放置宫内节育器所引起的 AUB-I 通常表现为经期延长。当怀疑 AUB 是由宫内节育器或药物引起时，至关重要的是要确定出血源自子宫内膜。一些非甾体抗炎药制剂、利福平、抗惊厥药、抗生素、影响多巴胺代谢的药物、吩噻嗪、三环类抗抑郁药等，可能引起催乳素水平升高，进而导致排卵障碍引起 AUB，也被归入 AUB-I。部分育龄期妇女在患血栓性疾病、肾透析或放置心脏支架后必须终身抗凝治疗（如华法林、维生素 K 的拮抗剂），因而可能导致月经过多，现也同样被归入该类型。

5. 其他病因（AUB-N）

AUB 的个别患者可能与其他罕见的因素有关，如动静脉畸形、剖宫产术后子宫瘢痕缺损、子宫肌层肥大等，也可能存在某些尚未阐明的因素。在临床上无法确定病因属于以上 8 个类型中的哪一类，而最终将其归入一个独特类型，称为其他病因类。动静脉畸形所致 AUB 的病因有先天性或后天 获得性（子宫创伤，如剖宫产术后），多表现为突然出现的大量子宫出血。剖宫产术后子宫瘢痕缺损又称剖宫产术后子宫切口憩室（CSD），是继发于剖宫产术、各种原因所致的子宫切口愈合缺陷。剖宫产术后子宫瘢痕缺损所致 AUB 的高危因素包括剖宫产子宫切口位置不当、子宫下段形成前行剖宫产手术等多种原因，常表现为正常月经后的淋漓出血。

第四节　诊断及鉴别诊断

在假定患有急性或慢性非妊娠 AUB 之前，必须通过适当的测试来评估是否妊娠，并检查外宫颈、阴道、外阴、会阴、肛周和其他可能混淆诊断的部位。在急性大量出血出现时，应该用针对血流动力学不稳定的标准治疗方法及使用药物或手术治疗以达到快速止血的目的，在病情稳定后再全面评估。

对于慢性 AUB 的患者，临床医生应按照 FIGO 系统 1 详细询问病史，并进行适当评估，以确定 FIGO 系统 2 的哪些类别或哪些类别适用于患者。FIGO 系统 1 是通向 FI-GO 系统 2 的必要途径。考虑每位患者的所有 PALM-COEIN 原因非常重要，因为可能有多个因素。在这种情况下，如果检查显示有平滑肌瘤、子宫腺肌病证据及提示排卵障碍的出血模式，则个体可能会被记录为患有 AUB-L、AUB-A、AUB-O 等疾病。

一、病史询问

获取适当的整体病史，重点关注月经史、出血史和家族史，以及进行体检的关键部分，可以缩小 AUB 的鉴别诊断范围并指导治疗。除以下内容外，还应询问完整的病史、当前用药、性生活史和系统回顾。此外，还应与患者讨论最近的压力来源、体重变化、饮食变化、体育活动、慢性疾病、违禁药物、晕厥、视力变化、头痛、胃肠道症状、脱发、痤疮、多毛症、体温失调、关节痛和关节炎等情况。

（一）月经史

向患者询问有关月经的准确问题至关重要，尤其是青少年患者。临床医生应尽量避免使用"正常"或"规律"等术语，因为有些患者，特别是在初潮期的青少年，可能不明白什么是"正常"或"规律"的月经。

应询问患者的初潮年龄，因为无排卵周期在生命的最初几年是生理性的，且初潮年龄较大与较长的无排卵周期持续时间相关。然后，应集中关注患者的月经模式，特别是周期长度、出血天数、出血量和颜色。最后一次月经和上次月经的日期有助于评估周期长度和是否存在规律的排卵周期。询问这个问题时需要注意的是，周期是从月经的第一天到下次月经的第一天计算的。

尽管很多患者可能不会提供准确的月经史，但重要的是询问 24 小时内使用的卫生巾或卫生棉条的数量。如果患者每 1~2 小时浸透一张日用型卫生巾，建议进行更紧急的评估。应询问患者是否有血块（尤其是夜间）或是否有涌出的感觉或频繁渗漏，因为这些迹象可能表明存在出血性疾病。此外，患者第一次月经或前几个周期的特征也很重要，因为初潮时出现的月经过多也可能提示出血性疾病。

应询问患者月经期间的相关症状，包括是否存在痛经或经前期综合征（PMS）。文献表明，痛经可能与排卵周期有关，并且是排卵周期的一个指标。

（二）出血史

如果月经史提示大量或长时间出血，或患者、护理人员有这方面担忧，则应进一步询问有关其他出血症状的问题。令人担忧的出血症状包括，持续超过 10 分钟的自发性鼻出血、持续超过 10 分钟的黏膜出血、超过 10 分钟的小伤口长期出血、手术或拔牙引起的大量或长期出血、肌肉或关节出血。

（三）家族史

从一级亲属那里查明出血性疾病、自身免疫性疾病的家族史，包括女性的月经史、产后出血史、子宫切除术史和输血史非常重要。AUB 的治疗通常涉及激素治疗，因此应评估血栓栓塞事件的家族史，以确定全身激素治疗的禁忌证。

二、体格检查

体格检查应从生命体征开始，包括体位改变后的生命体征，以达到快速评估血流动力学稳定性。心动过速、低血压或体位性改变引起血流动力学改变表明血流动力学不稳定，可能需要急诊或紧急治疗。还应获得患者的体重和体重指数，其原因是体重变化趋势对于确定体重变化是否是 AUB 的原因很有价值。

体格检查应检查皮肤是否有瘀伤、瘀点、苍白、痤疮、黑棘皮症和多毛症。其他重要部分包括视野测试、甲状腺触诊、心脏听诊以检测血流杂音、乳房检查以评估性成熟度并检测溢乳、肌肉骨骼检查是否过度活动及腹部和骨盆触诊。对于没有性生活的患者，应进行外生殖器检查以确定性成熟度，并评估有无阴蒂肥大、结构异常，有无异物、创伤和阴道异常分泌物。对于有性生活的患者，使用窥器检查对观察宫颈和阴道管是有帮助的，双合诊对评估骨盆压痛和肿块也是有帮助的。

三、辅助检查

（一）实验室检查

建议根据患者病史和检查情况采用分层方法来评估 AUB 的病情。首先，如果生命体征表明血流动力学不稳定，则需要进行急诊评估，并紧急进行血型检查和交叉配血。所有 AUB 患者均应进行尿液或血妊娠试验、全血细胞计数和分类评估，以确定是否存在贫血、小红细胞增多症或血小板减少症，并进行铁蛋白评估，以评估是否存在缺铁性贫血。在解释铁蛋白水平时应小心，因为铁蛋白水平在缺铁性贫血时较低，但在炎症状态下可能会升高，因为铁蛋白是一种急性期反应物。止血的初步筛查可以通过标准凝血测试来完成，包括凝血酶原时间、活化部分凝血活酶时间和纤维蛋白原，尽管这些测试不敏感或特异，并且异常结果可能需要重复检查或血液科医生的进一步指导。

根据北美儿科和青少年妇科协会（NASPAG）最新的临床建议，根据临床怀疑而进行的额外检查属于第二或第三级建议。对于性活跃的患者，应使用沙眼衣原体和淋病奈瑟菌核酸扩增实验检测尿液、阴道或宫颈样本以排除性传播疾病。如果怀疑有甲状腺疾病，应检测促甲状腺激素（TSH），甲状腺功能减退症和甲状腺功能亢进症均可导致 AUB。对于有 PCOS 或高雄激素血症体征和症状的患者，应检测雄激素，包括总睾酮、游离睾酮、硫酸脱氢表雄酮、雄烯二酮和性激素结合球蛋白等。对于强烈怀疑患有凝血功能异常疾病的患者，还可考虑凝血功能方面检查，如血小板功能和聚集实验。

（二）影像学检查

如果存在以下任何情况（包括大多数异常子宫出血的女性），则应进行经阴道超声检查。

（1）有子宫内膜癌的风险因素，例如肥胖、糖尿病、高血压、PCOS 和体毛过多（多毛症），并且与年龄无关。

（2）45 岁或以上（如果有相关风险因素，则在更低年龄进行检查）。

（3）尽管用激素治疗，出血仍在继续。

（4）在体检期间无法充分检查盆腔或生殖器官。

（5）体检发现卵巢或子宫异常。

经阴道超声检查可以检测大多数息肉、子宫肌瘤、卵巢异常和子宫内膜增厚区域（可能是癌前病变）。如果经阴道超声检测到增厚区域，可以进行其他检查来检查小息肉或其他肿块。可以进行以下一项或两项测试：宫腔声学造影（将生理盐水注入子宫后进行的超声检查）、宫腔镜检查（通过阴道插入显像管观察子宫）。

在青少年 AUB 中，不建议常规使用影像学来评估。这是因为青少年 AUB 的结构性原因极其罕见。很少有青少年患者因超声检查结果而改变 AUB 处理。ACOG 和 NASPAG 赞同不应进行超声检查来进行初步评估，但对于对初始治疗无反应的患者，评估子宫内膜厚度或根据临床判断可能有帮助。经阴道超声是最可靠的方式，而在可能不合适的情况下，磁共振成像是一种更敏感的盆腔解剖可视化方式。

第五节　不同出血模式的诊治流程

对 AUB 患者，首先详细询问月经史、性生活情况和避孕措施，排除怀孕，确定其出血模式，再根据不同出血模式，结合全身检查、妇科检查及必要的辅助检查，明确 AUB 病因，再进行相应处理。AUB 出血模式确定流程见图 6-1。具体的不同出血模式的诊治流程分别见图 6-2~图6-5。

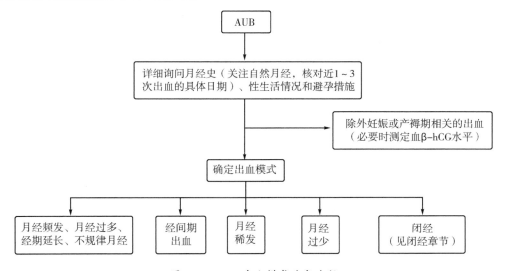

图 6-1　AUB 出血模式确定流程

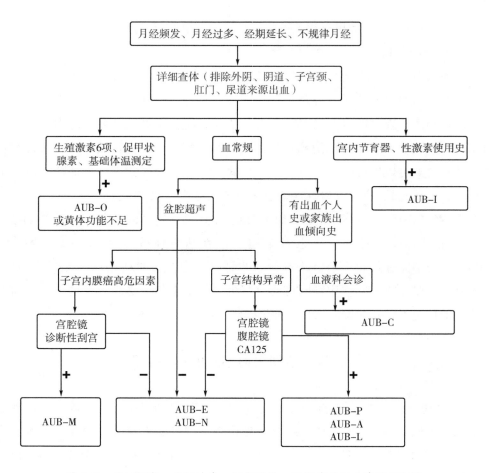

图 6-2　月经频发、月经过多、经期延长、不规律月经的诊治流程图

注：生殖激素 6 项包括卵泡刺激素（FSH）、黄体生成素（LH）、催乳素（PRL）、雌二醇（E2）、睾酮（T）、孕酮（P）；子宫内膜癌高危因素包括年龄≥45 岁，持续无排卵，高血压、肥胖、糖尿病、Lynch 综合征；血清 CA125 检测有助于子宫腺肌病的初步诊断。

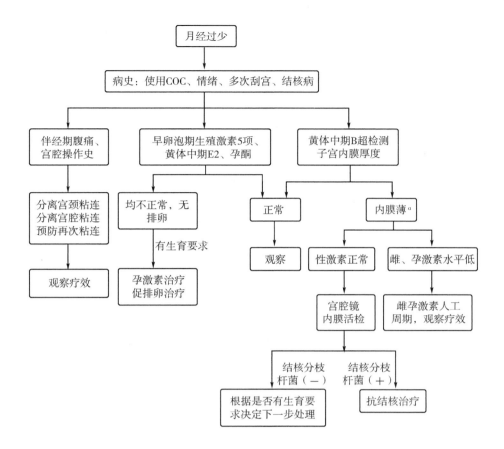

图 6-3　月经过少的诊治流程图

注：生殖激素 5 项包括 FSH、LH、PRL、E2、T。a，"内膜薄"目前尚无确切阈值，普遍认为黄体中期（来月经前 5~9 天）超声测量子宫内膜双层厚度<7 mm 即为薄型内膜。

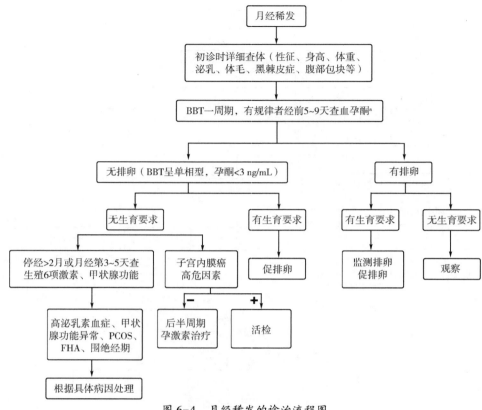

图 6-4　月经稀发的诊治流程图

注：BBT，基础体温测定；FHA，功能性下丘脑性闭经。a，在实际临床工作中，患者月经稀发不一定有规律性，这使得经前5~9天查血孕酮变得困难。

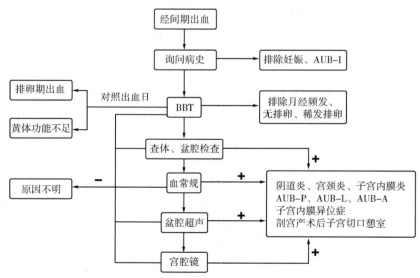

图 6-5　经间期出血的诊治流程图

第六节　治疗

通过适当的病史询问、检查和评估，可以根据临床稳定性、总体敏锐度、AUB 的病因、潜在的医疗问题及对生活质量的影响来管理 AUB 患者。ACOG 等协会和一些医院系统已经提出了管理青少年 AUB 的算法，包括门诊和急诊室，尽管在评估和管理中仍然存在显著的差异和缺乏标准化的问题。

尽管具体的临床实践有所不同，但大多数文献都认为 AUB 的治疗应侧重于止血、预防复发、治疗贫血、确定潜在的可治疗疾病和改善生活质量。主要治疗策略包括激素和非激素管理，但某些情况可能需要手术干预。关于出血性疾病可能性的评估应与血液科合作进行。

1. 输血治疗

对出血过多和/或长期出血的患者的初始治疗应通过使用血液制品和/或静脉液体进行扩容来解决急诊室或住院患者的血流动力学不稳定问题。如果患者有严重贫血的症状且血红蛋白<6 g/dL，建议输血，血红蛋白水平高于 7 g/dL 者也可能需要输血治疗，这一决定应根据临床判断做出，并且具体治疗因血红蛋白阈值而异。

2. 补铁

应向有缺铁或缺铁性贫血症状的患者提供铁剂。对 HMB 女性缺铁和缺铁性贫血管理的几项临床指南进行的一项审查（尽管不是针对青少年）表明，对于非严重贫血患者，口服铁剂治疗是首选，以在手术前纠正贫血。如果时间允许，可用于因铁蛋白水平低而提示缺铁的非贫血患者，以及缺铁风险高的患者。对于严重贫血（建议血红蛋白 9 g/dL）、手术前/术后、对口服铁剂依从性差或不耐受及对口服铁剂无反应者，首选静脉铁剂。因此，无论血红蛋白水平如何，静脉补铁治疗对于有缺铁症状的患者可能都有作用。

3. 激素治疗

急性治疗应集中于停止当前出血，一线治疗是对没有已知或疑似出血性疾病的患者进行激素治疗。多项研究表明，激素治疗可有效稳定子宫内膜、减少子宫内膜增殖、减少月经量和建立可预测的出血周期。激素治疗选择包括静脉注射结合马雌激素、复方口服避孕药或在禁用雌激素时口服孕激素。黄体酮治疗还包括长效醋酸甲羟孕酮或含左炔诺孕酮的宫内节育器，但在急性情况下，孕激素最常用。

尽管多个不同的多剂量方案已被证明可有效止血，但支持使用一种方案优于另一种方案的证据有限。关于雌激素和孕激素联合治疗与仅使用孕激素方法的疗效、不同类型的孕激素、雌激素或孕激素的具体剂量及治疗持续时间存在差异。一旦当前出血停止，药物治疗应从高剂量雌激素或孕激素治疗逐渐减少到较低维持剂量治疗。专家一致认为，可以每 6~8 小时开始服用含有 30~50 μg 乙炔雌二醇的口服避孕药，直至出血停止。如果治疗 48 小时后出血仍未停止，应指导患者进行随访。在这种情况下，可能需要调整剂量或可能需要进行手术干预。

如果患者不能耐受口服复方口服避孕药而需要静脉注射雌激素，则可以每 4~6 小时至 24 小时静脉注射 25 mg 剂量，直至出血减慢或停止，然后转为口服避孕药。高剂量雌激素治疗，无论是口服还是静脉注射，以及铁补充剂，都可能引起恶心，因此这些药物应与止吐药一起使用。

如果有使用雌激素禁忌，可以服用仅含有孕激素的药物。常见的治疗方案包括每 6~12 小时口服甲羟孕酮 10~20 mg，或每 6 小时口服醋酸炔诺酮 5~10 mg，直至出血减慢或停止，然后再次逐渐减量。

4. 非激素治疗

氨甲环酸是一种抗纤维蛋白溶解剂，如果单一疗法失败，可用于非激素治疗或与激素联合治疗急性或慢性 AUB。它被批准用于 HMB；无论患者是否患有出血性疾病，可以在月经期间每 8 小时口服一次，持续 5 天。尽管文献指出氨甲环酸可能的副作用是血栓形成风险增加，但研究表明，接受氨甲环酸治疗的女性血栓形成的发生率与未经治疗的女性血栓形成的自发发生率相似。

与安慰剂相比，包括布洛芬和萘普生在内的非甾体抗炎药已被证明可以减少失血，并且还可以治疗痛经，但总体效果不如抗纤维蛋白溶解药物和激素疗法。患有出血性疾病的患者不应使用非甾体抗炎药，因为它会抑制血小板黏附，除非经血液科医生的评估后确需使用。

5. 手术

如果医疗管理在最初 48 小时内失败，则可能需要进行手术干预，尽管这在青少年群体中很少需要。应根据疑似 AUB 病因和患者维持生育能力的愿望来选择手术方式。可以保留生育能力的手术包括诊刮术、宫腔镜检查联合诊刮术、宫腔镜联合息肉切除术或子宫肌瘤切除术及子宫内膜球囊填塞。一些手术会影响或消除未来生育的可能性，但可在其他选择失败时用于挽救生命，包括子宫动脉栓塞、子宫内膜消融和子宫切除术。

（聂颖、程冉）

参考文献

［1］　谢辛，孔北华，段涛，等．妇产科学［M］.9版．北京：人民卫生出版社，2018.

［2］　中华医学会妇产科学分会妇科内分泌学组．异常子宫出血诊断与治疗指南（2022更新版）［J］.中华妇产科杂志，2022，57：481.

［3］　Elmaoull S，Aycan Z：Abnormal uterine bleeding in adolescents［J］.Journal of clinical research in pediatric endocrinology，2018，10：191.

［4］　Diaz A，Laufer M R，Breech L L：Menstruation in girls and adolescent s：using the menstrual cycle as a vital sign［J］.Pediatrics，2006，118：2245-2250.

［5］　Jain V，Munro M G，Critchley H O：Contemporary evaluation of women and girls with abnormal uterine bleeding：FIGO systems 1 and 2［J］.International Journal of Gynecology & Obstetrics，2023，162：29-42.

［6］　Borzutzky C，Jaffray J．Diagnosis and management of heavy menstrual bleeding and bleeding disorders in adolescents［J］.JAMA pediatrics，2020，174：186-194.

［7］　Chumlea W C，Schubert C M，Roche A F，et al．Age at menarche and racial comparisons in US girls［J］.Pediatrics，2003，111：110-113.

［8］　Clark T J，Stevenson H．Endometrial Polyps and Abnormal Uterine Bleeding（AUB-P）：What is the relationship，how are they diagnosed and how are they treated？［J］.Best practice & research Clinical obstetrics & gynaecology，2017，40：89-104.

［9］　Weiss G，Maseelall P，Schott L L，et al．Adenomyosis a variant，not a disease？Evidence from hysterectomized menopausal women in the Study of Women′s Health Across the Nation（SWAN）［J］.Fertility and sterility，2009，91：201-206.

［10］　Yang Q，Ciebiera M，Bariani M V，et al．Comprehensive review of uterine fibroids：developmental origin，pathogenesis，and treatment［J］.Endocrine reviews，2022，43：678-719.

［11］　Munro M G，Critchley H O，Broder M S，et al．FIGO classification system（PALM-COEIN）for causes of abnormal uterine bleeding in nongravid women of reproductive age［J］.International Journal of Gynecology & Obstetrics，2011，113：3-13.

［12］　Ni P，Wu M，Guan H，et al．Etiology distribution of abnormal uterine bleeding according to FIGO classification system：a combined study of ultrasound and histopathology［J］.Journal of Obstetrics and Gynaecology Research，2022，48：1913-1920.

［13］　Marnach M L，Laughlin-Tommaso S K．Evaluation and management of abnormal uterine bleeding［M］.Mayo Clinic Proceedings，2019.

［14］ Deligeoroglou E, Karountzos V. Abnormal Uterine Bleeding including coagulopathies and other menstrual disorders［J］. Best Practice & Research Clinical Obstetrics & Gynaecology, 2018, 48: 51-61.

［15］ De Sanctis V, Soliman A T, Elsedfy H, et al. Dysmenorrhea in adolescents and young adults: a review in different countries［J］. Acta Biomed, 2016, 87: 233-246.

［16］ Davila J, Alderman E M. Heavy menstrual bleeding in adolescent girls［J］. Pediatric annals, 2020, 49: e163-e169.

▶▶▶ 第七章 闭经

第一节 定义

闭经包括生理性闭经和病理性闭经。本章仅介绍病理性闭经。依据 2011 年中华医学会妇产科分会内分泌学组发表的《闭经诊断与治疗指南（试行）》，病理性闭经分为两类：原发性闭经和继发性闭经。

一、原发性闭经的年龄界限

原发性闭经的概念与青春期起始时间、第二性征出现时间和月经初潮时间密切相关。

从我国现阶段青春期女性内分泌学的调研资料来看，若女性在 13 岁时乳房未发育，应引起家长和医生的重视。在基层诊疗中，应避免因套用概念而忽视对就诊者整体情况的审视，若已发现可疑的临床症状和体格检查，就不宜再等到定义中的年龄之后再做评估。

原发性闭经：年龄>16 岁，第二性征已发育，月经还未来潮；年龄>14 岁，第二性征尚未发育（定义中的第二性征主要是指乳房发育）。

继发性闭经：在正常月经周期建立后，月经停止 6 个月；或按自身原有月经周期停止 3 个周期以上（专指月经稀发患者）。

二、继发性闭经的界限

继发性闭经和月经稀发的概念容易混淆，两者都是临床症状，闭经比月经稀发程度重，主要表现为月经停闭的时间更长。

从临床工作考虑，青春期女性随着发育成熟，月经周期会逐渐过渡至成人正常范围，即 21~35 天，而初潮两年左右，月经周期也多在 21~45 天，所以青春期或成年女性，无论既往月经周期是否规律，月经周期持续超过 45 天以上，伴或不伴停经 3 个月，即为月经稀发。月经稀发患者，按自身原有月经周期计算，月经停止 3 个周期以上为闭经。

第二节 分类及病因

一、分类

（1）世界卫生组织（WHO）将闭经归纳为 3 型（表 7-1）。

表 7-1 闭经的分类

项目	Ⅰ 型	Ⅱ 型	Ⅲ 型
内源性雌激素	无内源性雌激素产生	有内源性雌激素产生	无内源性雌激素产生
FSH、PRL 水平	FSH 水平正常或低下，PRL 水平正常	FSH 及 PRL 水平正常	FSH 水平升高
器质性病变	无下丘脑-垂体器质性病变的依据	—	卵巢功能衰竭

（2）按生殖轴病变和功能失调的部位，主要分为下丘脑性闭经、垂体性闭经、卵巢性闭经、子宫性闭经及下生殖道发育异常性闭经。为便于记忆，可称为五区分类法。五区：下丘脑性闭经；四区：垂体性闭经；三区：卵巢性闭经；二区：子宫性闭经；一区：下生殖道发育异常性闭经。

二、病因

（一）下丘脑性闭经

下丘脑位于大脑基底部，是 GnRH 的合成部位，其分泌不足时通过影响垂体分泌 FSH 和 LH，导致卵巢无法分泌足够的雌、孕激素作用于子宫内膜而导致闭经。

生理性闭经中的青春期前、妊娠期和哺乳期闭经均是下丘脑性闭经。常见的导致病理性闭经的原因包括以下几种。

1. 功能性闭经

因各种应激因素抑制下丘脑 GnRH 分泌引起的闭经，如治疗及时可逆转。

（1）应激性闭经：精神打击和环境改变会导致内源性阿片类物质、多巴胺和促肾上腺皮质激素（ACTH）的释放增加，从而引发应激反应。同时，这些变化还会抑制下丘脑 GnRH 的分泌。这些激素水平的应激性升高和 GnRH 的分泌抑制，会对身体产生一系列的影响，包括但不限于生理、心理和行为方面的改变。

（2）运动性闭经：运动员在持续剧烈运动后可能出现闭经。这与其心理状态、应激反应程度及体脂率下降有关。当体重减轻 10%~15% 或体脂丢失 30% 时，可能会导致闭经。因此，对于运动员来说，保持适当的心理状态、控制应激反应程度及保持适当的体脂率非常重要。

（3）神经性厌食性闭经：过度节食导致体重急剧下降，影响下丘脑和垂体功能，引发内分泌失调，有厌食、消瘦、皮肤干燥、低体温、低血压等症状出现。

（4）营养相关性闭经：慢性病、肠道病、营养不良导致体重过轻、消瘦，损害身体正常功能，影响营养吸收。

2. 基因缺陷性闭经或器质性闭经

基因缺陷性闭经：Kallmann 综合征是由染色体 XP22.3 的 *KAL-1* 基因缺陷引起的，而特发性低促性腺激素性闭经则是由 GnRH 受体 1 基因突变导致。这些病症都与基因缺陷有关，进一步揭示了遗传因素在生殖健康中的作用。

器质性闭经：炎症、创伤、化疗等因素也可能导致闭经的发生。在日常生活中，我们应该注意预防这些不利因素，以降低患病的风险。

3. 药物性闭经

长期使用某些药物，如抗精神病药物、抗抑郁药物、避孕药、甲氧氯普胺（也被称为灭吐灵）等，会对中枢或下丘脑产生抑制作用，进而影响 GnRH 的分泌，从而导致闭经。一旦停止使用这些药物，月经通常会逐渐恢复正常。这种情况可能是由药物对内分泌系统的暂时性干扰所致。

（二）垂体性闭经

垂体性闭经是由于垂体病变致使促性腺激素分泌降低，从而导致 FSH、LH 和 E 均降低，发生了低促性腺激素性闭经，因无排卵，孕激素也为低值（表 7-2）。

表 7-2 垂体病变类型和机理

垂体病变类型	机理
垂体肿瘤	蝶鞍内的腺垂体中，各种腺细胞都有可能发生肿瘤，其中最常见的是分泌 PRL 的腺瘤。这种肿瘤会导致 PRL 水平升高，进而影响下丘脑 GnRH 的分泌，从而影响月经周期，导致闭经。闭经的程度与 PRL 对下丘脑 GnRH 分泌的抑制程度有关。因此，对于这种肿瘤的治疗，通常会通过降低 PRL 水平来恢复月经周期
空蝶鞍综合征	蝶鞍隔发育不全或肿瘤破坏导致脑脊液填充，压迫腺垂体，引起闭经和 PRL 水平升高、溢乳
先天性垂体病变	包括单一促性腺激素分泌功能低下的疾病和垂体生长激素缺乏症。前者可能是由于 LH 或 FSH α、β 亚单位或其受体异常所致，后者则是由脑垂体前叶生长激素分泌不足引起
Sheehan（希恩）综合征	产后出血和休克可能导致腺垂体急性梗死和坏死，引发腺垂体功能低下，出现低血压、畏寒、嗜睡、食欲减退、贫血、消瘦、产后无泌乳、脱发及低促性腺性激素闭经的症状。这些症状对产妇的健康和恢复产生严重影响，需要及时诊断和治疗

（三）卵巢性闭经

卵巢性闭经是由卵巢本身的问题导致的。当卵巢性闭经发生时，促性腺激素水平会升高。这种闭经可以分为几类，包括先天性性腺发育不全、酶缺陷、卵巢抵抗综合征，以及由后天各种原因引起的卵巢功能减退。这种疾病需要及时诊断和治疗，以避免对女性的生育能力和健康造成影响。

1. 先天性性腺发育不全

患者性腺呈条索状，分为染色体异常型和染色体正常型两种类型。

（1）染色体异常型：染色体核型为 45，XO 及其嵌合体，女性伴有多种特征，如面部多痣、身材矮小等，称为 Turner 综合征。

（2）染色体正常型：46，XX 或 46，XY 染色体核型患者，称 46，XX 或 46，XY 单纯性腺发育不全，与基因缺陷有关。女性表型正常但性征幼稚。这表明染色体核型异常可能导致女性患者的性发育异常，从而影响其性征的成熟。

2. 酶缺陷

患者因 17α-羟化酶或芳香酶缺乏，导致卵巢卵泡增多而小窦腔卵泡极少。雌激素合成受阻引发低雌激素血症和 FSH 升高，表现为原发性闭经和性征幼稚。

3. 卵巢抵抗综合征

患者卵巢对促性腺激素不敏感，导致卵巢不敏感综合征，可能是由于促性腺激素受体突变。多数卵泡无法发育成熟并排卵，但内源性促性腺激素、FSH 水平升高，女性第二性征发育仍可能出现。

4. 卵巢早衰

在卵巢性闭经时，垂体、下丘脑是正常的，因卵巢分泌的雌激素及孕激素减少，垂体接收到反馈，释放大量 FSH、LH 作用于卵巢上，所以卵巢性闭经时，FSH、LH 水平很高，雌激素水平很低，又因卵巢里的卵泡耗竭，没有卵泡发育，孕激素水平也很低。

（四）子宫性闭经

在子宫性闭经时，下丘脑、垂体及卵巢均正常，可以正常分泌性激素，即 FSH、LH、E 和 P 均在正常范围内。患者有第二性征发育，性激素化验基本正常，除雄激素不敏感综合征外，患者可排卵，基础体温监测呈双相。

1. 米勒管发育异常的 MRKH 综合征

米勒管发育异常导致的 MRKH 综合征是一种罕见的生殖系统疾病。这种综合征主要影响女性生殖系统的发育，导致子宫、输卵管和阴道发育不全或缺失。由于这种疾病对女性的生育能力产生严重影响，因此早期诊断和治疗对于患者的生育和生活质量至关重要。目前，对于 MRKH 综合征的治疗方法包括激素替代疗法、手术治疗和辅助生殖技术疗法等，但具体的治疗方案需要根据患者的具体情况进行制定。

2. 雄激素不敏感综合征

雄激素不敏感综合征是一种复杂的遗传性疾病，它涉及个体对雄激素的感受和反应能力的异常。这种疾病在某些方面与雌激素不敏感综合征相似，但涉及的生物学机制更为复杂。雄激素不敏感综合征患者的身体细胞无法正常对雄激素做出反应，这会导致一系列的症状，如男性生殖器发育不全，体毛稀疏或无体毛，以及性别特异性的身体特征发育不全等。对于雄激素不敏感综合征的诊断，医生会结合临床表现、家族史、遗传学检查等多种手段进行综合判断。治疗方法通常包括激素替代疗法、手术治疗等，旨在缓解症状并改善生活质量。

3. 宫腔粘连

宫腔粘连是妇科常见病，常由人工流产、刮宫、感染或放疗引起。子宫内膜结核可使宫腔粘连、变形、缩小，闭经可能由子宫内膜无反应和破坏所致。这种疾病对于女性的生育能力可能产生严重影响，因此需要及时诊断和治疗。

（五）下生殖道发育异常性闭经

下生殖道发育异常性闭经是一种常见的妇科疾病，通常是由生殖道发育异常导致的。这种闭经可能是由先天性缺陷、染色体异常、内分泌失调等因素引起的。患者可能会出现月经不规律、痛经、不孕等症状。

下生殖道发育异常性闭经时，因为下丘脑、垂体及卵巢均正常，所以可以正常分泌性激素，即 FSH、LH、E 和 P 均在正常范围内。患者有正常的第二性征发育，有排卵，基础体温监测呈双相。

（六）其他

1. 雄激素水平升高的疾病

雄激素水平升高的疾病，通常被称为高雄激素血症，是一种常见的内分泌失调。这种疾病主要表现为女性体内雄激素水平异常升高，可能导致一系列症状和体征，如多毛、痤疮、月经不调等。高雄激素血症的病因多种多样，包括先天性卵巢功能异常、多囊卵巢综合征、肾上腺肿瘤等。其中，多囊卵巢综合征是最常见的原因之一，它会导致卵巢分泌过多的雄激素，进而引发一系列症状。治疗高雄激素血症的方法因个体差异而异，但通常包括药物治疗和生活方式调整。药物治疗主要是通过降低雄激素水平来缓解症状，如口服避孕药、抗雄激素药物等。生活方式调整则包括饮食调整、增加运动量、减轻压力等，有助于改善内分泌状况。同时，保持健康的生活方式也是预防高雄激素血症的重要手段之一。需要注意的是，高雄激素血症对女性的影响不仅仅是身体上的，还可能对心理健康产生负面影响，因此，及早诊断和治疗非常重要。通过药物治疗和生活方式调整，可以有效缓解症状并改善生活质量。

2. 甲状腺疾病

常见的甲状腺疾病包括桥本甲状腺炎和毒性弥漫性甲状腺肿（Graves 病）。这些疾病往往因自身免疫抗体异常导致甲状腺功能异常，如减退或亢进。同时，这些自身免疫抗体还会抑制 GnRH 的分泌，进而引发闭经。另外，抗体也可能交叉破坏卵巢组织，同样导致闭经。因此，对于甲状腺疾病的治疗和预防，需要综合考虑多个因素，包括免疫系统的调节、甲状腺功能的维护及月经周期的恢复。

第三节　诊断与鉴别诊断

闭经是临床表现，对闭经的诊断主要是病因诊断。

一、病史

应询问以下病史：月经史、婚育史、服药史、子宫手术史、家族史；环境变化、精神心理创伤、情感应激；诱因、发病的可能起因和伴随症状；有无运动性职业或过强运动、营养状况；有无头痛、溢乳等。

二、体格检查

应检查以下体格指标：智力、身高、体重；第二性征发育情况、有无发育畸形；有无甲状腺肿大，有无乳房溢乳；皮肤色泽及毛发分布；对原发性闭经、性征幼稚者还应检查嗅觉有无缺失。

三、妇科检查

内、外生殖器发育情况及有无畸形；已婚妇女可通过检查阴道及宫颈黏液了解体内雌激素的水平。

四、辅助检查

有性生活史的妇女出现闭经，必须首先排除妊娠。

1. 评估雌、孕激素水平以确定闭经程度

孕激素试验结果揭示内源性雌激素水平和子宫状况。停滞后有撤退性出血表示有内源性雌激素，无出血则可能表示雌激素水平低或子宫性闭经。雌孕激素试验可排除子宫性闭经，闭经原因明确者可省略（表 7-3）。

表7-3 孕激素试验方法

药物	剂量及用法	用药时间/天
黄体酮	20 mg/d，肌内注射	3~5
醋酸甲羟孕酮	10 mg/d，口服	8~10
地屈孕酮	10~20 mg/d，口服	10
微粒化黄体酮	100 mg/d，每天2次，口服	10

2. 激素水平测定

建议停用雌、孕激素类药物至少两周后行 FSH、LH、PRL 等激素水平测定，以协助诊断。

（1）PRL 及 TSH：血 PRL>1.1 nmol/L（25 μg/L）诊断为高催乳素血症；PRL、TSH 水平同时升高提示甲状腺功能减退引起的闭经。

（2）FSH、LH 的测定：FSH>40 U/L（相隔1个月，测定两次以上），提示卵巢功能衰竭；FSH>20 U/L 提示卵巢功能减退，LH>5 U/L 或正常则提示病变在丘脑或垂体。指标变化有助于医生准确诊断和治疗。

（3）其他激素测定：当出现肥胖、多毛、痤疮等高雄激素血症的体征时，需要进行胰岛素、雄激素（睾酮、硫酸脱氢表雄酮）、孕酮和 17α-羟孕酮的测定。这些检测有助于确定是否存在高雄激素血症，并为进一步的治疗提供依据。为了诊断是否存在胰岛素抵抗、高雄激素血症或先天性21-羟化酶缺陷等疾病，需要进行相关的检查。这些疾病可能导致女性不孕、月经紊乱等问题，因此及时诊断和治疗非常重要。在检查前，需要告知医生自己的症状和病史，以便医生更好地了解病情并制定相应的检查方案。

3. 染色体检查

高促性腺激素性闭经及性分化异常者应进行染色体检查。

4. 其他辅助检查

（1）超声检查：为了确保妇女的健康，需要对盆腔进行全面的检查。这包括了解盆腔内是否存在占位性病变，因为这些病变可能是癌症或其他严重疾病的征兆。同时需要测量子宫的大小，因为子宫异常增大可能是由于子宫肌瘤、子宫腺肌症等疾病引起的。此外，子宫内膜的厚度也是需要关注的重要指标，因为过厚的子宫内膜可能会导致月经不规律、痛经等问题。卵巢的大小和卵泡数目也是评估生育能力和卵巢功能的重要因素。最后还需要检查是否存在卵巢肿瘤。

（2）基础体温测定：了解卵巢排卵功能。

（3）宫腔镜检查：排除宫腔粘连。

（4）影像学检查：对于出现头痛、溢乳或高催乳素血症的患者，需要进行头部和/

或蝶鞍的 MRI 或 CT 检查，以排除颅内肿瘤和空蝶鞍综合征的可能性。对于具有明显男性化体征的患者，还需进行卵巢和肾上腺超声或 MRI 检查，以确保没有肿瘤存在。这些检查有助于及早发现并治疗潜在的疾病，减轻症状并提高生活质量。

五、诊断及鉴别诊断流程

（一）诊断

在基层临床工作中，可以由下生殖道开始向上层层寻找闭经的部位，有如下四步。

1. 第一步

通过病史和妇科检查，首先排除下生殖道发育异常性闭经。如果患者为下生殖道发育异常性闭经，如先天性无阴道，则不再往下进行第二步，可选择第三步和染色体检查、MRI 等；如果下生殖道通畅，则进入第二步。

2. 第二步

进行试验（需要排除妊娠），包括孕激素试验和雌孕激素试验。

（1）首先进行孕激素试验：建议肌内注射黄体酮注射液 20~40 mg，3~5 天，因为肌内注射的黄体酮没有肝首过效应，在吸收入血后，血药浓度比较稳定。

孕激素试验（+）：表明雌激素水平正常即生殖内分泌轴有功能，但功能异常；生殖道正常，考虑卵巢储备功能下降、PCOS、高催乳素血症等 II 型排卵障碍性疾病。

如果孕激素试验（−），则做雌孕激素试验：先使用雌激素 21~28 天，此时雌激素剂量要大，可以使用戊酸雌二醇片 4 mg，最后 3~5 天肌内注射黄体酮注射液，如无出血，必要时重复一次。

3. 第三步：基础性激素测定

（1）FSH>25 IU/L 或 40 IU/L、雌二醇水平低：卵巢性闭经。

（2）FSH 和 LH 正常或均低、雌二醇水平低：垂体或下丘脑性闭经。

（3）T 升高：PCOS、迟发性肾上腺皮质增生、卵泡膜细胞增殖症等。

（4）PRL 升高，FSH、LH 正常或降低，雌、孕激素水平降低：高催乳素血症。

可见在进行闭经诊断时，性激素检查只排第三步，所以在临床上对于闭经的患者，孕激素试验、雌孕激素试验更重要。

4. 第四步：GnRH 刺激试验

垂体性闭经除外。本试验有反应为下丘脑性闭经；无反应为垂体性闭经。

因为下丘脑、垂体性闭经均为低雌激素性闭经，所以治疗方案是一样的，既需要补充雌激素，又需要补充孕激素，故这一步在临床上一般较少使用。

对于原发性闭经，诊断步骤一般有三步，而对于多数继发性闭经只需要两步，首先要做孕激素试验，如果阴性，再做雌孕激素试验。虽然第一步下生殖道通畅试验大都不需要做，但仍需要常规做妇科检查。

激素试验结果的判定如表7-4。

表7-4 激素试验结果的判定

结果类型	说明问题	可能性疾病
孕激素试验（+）	体内有一定雌激素水平，生殖道正常，为Ⅱ型排卵障碍（不缺雌激素、只缺孕激素）	PCOS、高催乳素血症、卵巢储备功能降低、体重异常、其他一过性HPO轴功能紊乱等
孕激素试验（-）、雌孕激素试验（+）	生殖道正常，体内缺乏生理剂量雌激素，发生了低雌激素性闭经，为Ⅰ型和Ⅲ型排卵障碍（既缺雌激素，又缺孕激素）	低雌激素性闭经：卵巢性闭经（FSH和LH高，雌二醇水平低），下丘脑—垂体功能低下（FSH和LH水平正常或低，雌二醇水平低）
孕激素试验（-）、雌孕激素试验（-）	生殖道异常，不缺雌、孕激素	除外妊娠者，考虑先天性无子宫、阴道或宫颈闭锁、后天性子宫内膜破坏

（二）鉴别诊断流程

1. 原发性闭经的诊断流程

原发性团经的诊断流程见图7-1。

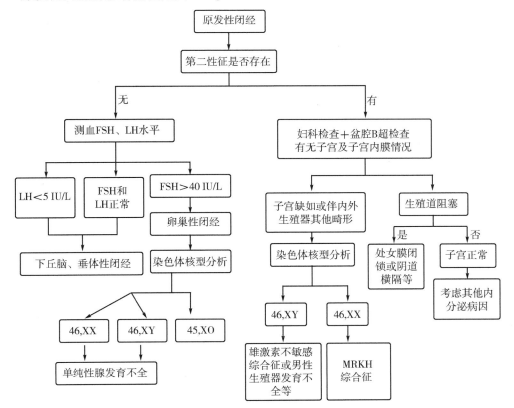

图7-1 原发性闭经的诊断流程图

2. 继发性闭经的诊断流程

继发性闭经的诊断流程见图 7-2。

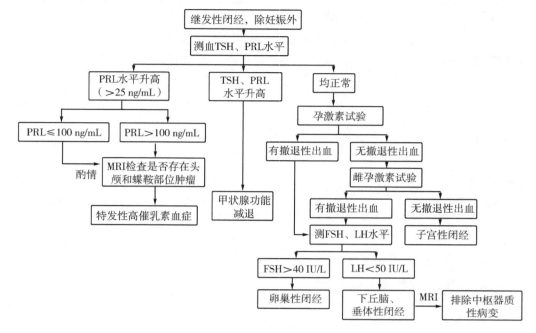

图 7-2　继发性闭经的诊断流程图

第四节　治疗

一、病因治疗

确定闭经病因后，根据病因给予治疗（表 7-5）。

表 7-5　闭经的原因与治疗方法

病因	治疗方法
神经精神应激性闭经	精神心理疏导，消除患者精神紧张、焦虑及应激状态
低体重或消瘦原因	调节饮食和营养，对进食障碍的闭经患者进行心理疏导
运动性闭经	适当减少运动量及训练强度；供给足够营养或纠正营养失衡
下丘脑、垂体及卵巢肿瘤（不含分泌 PRL 的肿瘤）	酌情手术去除肿瘤
含 Y 染色体的高促性腺激素性闭经	其性腺具有恶性潜能，一旦确诊应尽快进行性腺切除术
生殖道畸形经血引流障碍	手术矫正使经血流出道通畅
其他原因引起的闭经	进行病因处理和治疗

二、内分泌药物治疗

总原则"缺什么，补什么"（表7-6）。

表7-6　内分泌药物治疗方案

激素试验结果	说明问题	激素缺乏类型	补充激素类型	其他治疗方法
孕激素试验（+）	Ⅱ型排卵障碍	缺孕激素，体内有生理剂量的雌激素	定期补充孕激素	对于育龄期妇女如有生育要求，也可以促排卵治疗
孕激素试验（−），雌孕激素试验（+）	Ⅰ型或Ⅲ型排卵障碍	缺雌、孕激素	补雌、孕激素	对于无子宫的患者每天都使用雌激素，对于有子宫的患者分来月经方案和不来月经方案
孕激素试验（−）雌孕激素试验（−）	—	不缺雌、孕激素	不需要补雌、孕激素	如果为宫腔粘连，需要宫腔镜下分离粘连后使用雌、激素治疗；下生殖道异常导致的闭经根据不同情况需要做相应治疗，如处女膜切开或阴道成型术等

1. 来月经方案

雌孕激素周期序贯治疗是一种治疗方法，它要求在一段时间内按照一定的次序和规律使用雌、孕激素。具体来说，就是先使用雌激素21～28天，然后在接下来的12～14天加用孕激素。在停药7天后，再重复这一轮周期。例如，每月1～28号服用戊酸雌二醇片，从17～28号同时服用黄体酮，或用复方制剂。

另一种方法是雌孕激素连续序贯治疗，这种方法是不间断地服用雌激素，然后每隔2周加服12～14天的孕激素。孕激素停用后会产生月经。例如，一直使用戊酸雌二醇片不停止，然后每月的后12～14天同时加用孕激素，或用复方制剂，如雌二醇和地屈孕酮的复方制剂。

2. 不来月经方案

雌孕激素连续联合方案是一种每天使用雌、孕激素的方法。在这种方案下，月经是通过孕激素撤退性出血实现的，即在使用雌、激素后，再使用孕激素，停用孕激素后才会月经来潮。如果每天都持续使用雌、孕激素，月经就不会来临。复方制剂如雌二醇和屈螺酮是这种方案的实例。另外，使用7-甲基异炔诺酮也是一种不来月经的方案，但它不是连续联合方案，而是一种单一化合物。这种药物口服后，在肝脏中转化的代谢产物兼具雌、孕、雄三种激素的活性，因此使用时无需额外添加孕激素。

3. 用药注意事项

（1）对于 12 岁以上的青春期患者（原发性闭经），先给予补充小剂量雌激素进行青春期诱导，再逐渐增加至成人剂量。

（2）如果患者为功能性下丘脑性闭经，在激素治疗的同时，需要去除诱因，如神经性厌食症的患者应逐渐增加体重，而运动性闭经的患者应减少运动量，恢复正常体重。

（3）性激素治疗采用天然或接近天然的雌、孕激素。天然的孕激素如微粒化黄体酮，最接近天然的孕激素如地屈孕酮，较接近天然的孕激素如醋酸甲羟孕酮。

（4）低雌激素性闭经的患者容易发生骨量低下、骨质疏松，故还需要补充钙及维生素 D。

三、其他原因导致的闭经治疗

其他原因导致的闭经治疗见表 7-7。

表 7-7　其他原因导致的闭经治疗

病因	治疗方法
PCOS	II 型排卵障碍，给予孕激素治疗。对有明显高雄激素血症体征的 PCOS 患者，可采用雌、孕激素联合的口服避孕药治疗；对合并胰岛素抵抗的 PCOS 患者，可选用胰岛素增敏剂治疗
甲状腺疾病	病因治疗
肾上腺疾病	病因治疗
高催乳素血症	多巴胺受体激动剂
心理因素造成的闭经	减轻外界因素同时补充孕激素
性发育异常表现为女性，或手术后为女性	有子宫者给予人工周期治疗；无子宫者给予单纯雌激素治疗；存在 Y 染色体者，需要手术切除性腺

四、诱发排卵

尿促性素（hMG）是一种含有 FSH 和 LH 的生物制剂，能够刺激卵泡生长。而 hCG 则是一种类似 LH 的激素，能够促进卵子的成熟和排出。这两种激素的联合使用，能够协同促进卵泡的发育和排卵。在治疗过程中，需要密切监测患者的卵巢反应，确保卵泡发育正常，避免过度刺激或不良反应的发生。同时，根据患者的具体情况，调整治疗方案和用药剂量，确保治疗效果的最佳化。

五、辅助生殖治疗

辅助生殖治疗是一种针对有生育需求但未能成功受孕，或者存在输卵管问题、闭经情况，以及男方因素导致不孕不育的治疗方法。这种治疗方法可以帮助患者实现生育梦想，减轻家庭压力。通过科学的方法和技术手段，辅助生殖技术可以提高受孕成功率，减少不孕不育带来的心理负担和生理负担。

（舒洁）

参考文献

[1] 中华医学会妇产科分会内分泌学组.闭经诊断与治疗指南（试行）[J].中华妇产科杂志，2011，46（9）：12-16.

[2] 谢幸，孔北华，段涛，等.妇产科学[M].9版.北京：人民卫生出版社，2018.

[3] 陈子江.生殖内分泌学[M].北京：人民卫生出版社，2016.

[4] 王亚平，邓珊，王阳，等.性激素类药物在妇科内分泌疾病中的临床应用推荐：孕激素篇[J].实用妇科内分泌电子杂志，2015，1：17-20.

[5] 葛秦生.实用女性生殖内分泌学[M].北京：人民卫生出版社，2008.

[6] 曹泽毅.中华妇产科学[M].北京：人民卫生出版社，2014.

[7] 李艳，贾彬.妇科内分泌知识轻松学：病理性闭经的诊治[M].太原：山西科学技术出版社，2018.

[8] 李继俊.妇产科内分泌治疗学[M].北京：人民军医出版社，2014.

▶▶▶ 第八章　多囊卵巢综合征

第一节　定义

PCOS 由 Stein 和 Leventhal 于 1935 年首次报道，是育龄女性最常见的内分泌疾病之一，对女性从青春期到绝经期全生命周期的生殖健康和全身代谢功能都有影响。其主要特征包括排卵异常、高雄激素血症和卵巢多囊样改变等，可同时伴有胰岛素抵抗（IR）、肥胖、血脂紊乱等代谢异常，是导致 2 型糖尿病（T2DM）、心脑血管疾病和子宫内膜癌等疾病的高危因素。

我国育龄人群 PCOS 患病率为 5.61%，但存在地区和种族的差异，也因诊断标准和调查对象等的不同而不同。2016 年的一项荟萃分析发现，使用美国国立卫生研究院（NIH）的标准所得 PCOS 患病率为 6%，使用鹿特丹标准所得患病率为 10%，而 PCOS 的诊断和治疗在全球范围内普遍存在延迟和不满意的问题。

第二节　病因

PCOS 的病因尚不完全明确，其发病机制复杂，涉及多系统、多脏器，如卵巢、垂体、肾上腺及胰腺等，是多因素交互作用的结果，目前认为主要与遗传因素、内分泌紊乱和环境因素等有关。

一、遗传因素

通过家族研究，发现 PCOS 有明显的家族聚集性，具有遗传易感性。遗传因素可能导致卵巢功能异常，包括卵泡发育和排卵功能的紊乱。PCOS 是一种多基因病，目前的候选基因主要包括胰岛素、高雄激素及慢性炎症因子相关基因等。

二、内分泌紊乱

IR 在 PCOS 患者中普遍存在，IR 导致胰岛素分泌增加，进一步刺激卵巢产生了过多的雄激素。另外，IR 还与脂代谢紊乱有关，可能导致高血脂、高胆固醇和肥胖等。

同时，PCOS 患者常伴随高雄激素，可能与 HPO 轴的失调有关，其会导致卵巢过度刺激和卵泡发育异常。

三、环境因素

宫内高雄激素环境、营养过剩、不良生活方式、药物暴露、环境内分泌干扰物和持续性有机污染物接触等都可能与 PCOS 的发生发展有关，但具体机制尚不明确。另外，长期精神高度紧张、不良精神刺激等均能影响机体内分泌功能，使机体处于应激状态，这些情绪可直接抑制 HPO 轴，导致 HPO 轴调节机制及卵巢功能紊乱，成为 P-COS 的诱因。

第三节　临床表现

PCOS 多发生于青春期及生育期，近期临床表现主要为月经异常、高雄激素、无排卵、不孕和肥胖等，远期并发症包括糖尿病、心血管疾病等代谢性疾病和/或子宫内膜病变。

一、月经异常及排卵异常

初潮年龄大多正常，月经异常表现为初潮后 2 年仍出现月经周期不规律（即初潮 2 年后仍不能建立规律月经周期）。主要表现为月经稀发（周期 ≥35 天）、量少或闭经（停经时间超过既往 3 个月经周期或 ≥6 个月），还有一部分病人月经过多或不规则出血。PCOS 病人排卵异常表现为稀发排卵（每年 ≥3 个月不排卵）或持续性无排卵。

二、高雄激素表现

（1）多毛：PCOS 女性可表现为不同程度的多毛，常分布于唇上、下颌、乳晕周围、下腹正中线、耻骨上、大腿根部，阴毛呈男性型分布。在中国人群中，改良 Ferriman Gallwey 评分大于 4 分即提示多毛。

（2）痤疮：25%~35%PCOS 患者伴有痤疮，目前发病机制并不明确，可能与雄激素尤其是活性更强的双氢睾酮的大量分泌有关，其刺激皮脂腺分泌过盛，出现痤疮，根据 Pillsburg 四级改良分级法将痤疮严重程度分为 Ⅰ~Ⅳ 级。

（3）脱发：多呈雄激素源性脱发表现，头发从前额两侧开始变得稀疏而纤细，并逐渐向头顶延伸。

（4）男性化：可有阴蒂肥大、乳腺缩小等，极少数患者有男性化征象如声音低沉、喉结突出。

三、IR 相关的代谢异常

（1）肥胖：PCOS 病人的肥胖患病率为 40%～60%，且常呈腹部肥胖型（腰围/臀围≥0.80）。

（2）黑棘皮症：是高胰岛素血症在皮肤上的表现，呈或大或小的绒毛状角化过度、灰棕色色素沉着病变，多分布于颈后、腋下、外阴、腹股沟及乳房下方等皮肤皱褶处。

（3）糖脂代谢异常：糖耐量受损发生率约为 35%，2 型糖尿病发生率约为 10%，主要表现为餐后血糖升高；约 70% 的 PCOS 患者存在脂代谢异常，与正常女性相比，易患非酒精性脂肪肝。伴有高雄激素血症的 PCOS 患者更容易发病。

（4）心血管疾病风险：30 岁以后高血压发病率开始增加，以收缩压升高为主。随着年龄的增长，心血管疾病的风险显著增加。

四、肿瘤

持续性且无周期性的较高水平雌激素、雌酮对子宫内膜的作用，而无孕激素的拮抗作用，会使子宫内膜癌的发病率增加。

第四节　诊断及鉴别诊断

一、诊断依据

（一）病史

询问月经史，高雄激素及代谢异常的相关症状，家族史，饮食及生活习惯，是否有生育要求等。

（二）体格检查

测血压、腰围、臀围，计算 BMI，确定肥胖类型，评估多毛和痤疮、乳房及外阴发育情况，有无溢乳、甲状腺肿大、黑棘皮症等。

（三）辅助检查

1. 基础体温测定

不排卵病人基础体温曲线表现为单相型。

2. 盆腔超声检查

检查前需停用性激素类药物超过 1 个月，月经规律者于月经周期第 2～5 天，或在无优势卵泡状态下进行超声检查。阴道超声检查较准确，无性生活史的病人应行经直肠超声检查。可见一侧或双侧卵巢直径为 $2 \sim 9$ mm，卵泡 $\geqslant 12$ 个，和/或卵泡体积 $\geqslant$ 10 mL。卵泡围绕卵巢边缘，呈车轮状排列，称为"项链征"。连续监测未见优势卵泡发育和排卵迹象。

3. 内分泌测定

（1）雄激素水平升高，DHEA 和 DHEAS 水平轻度升高或正常，性激素结合球蛋白水平降低。

（2）总体雌激素处于较高水平，雌二醇相当于早中卵泡期水平；LH 水平升高，但不出现排卵前 LH 峰值，而 FSH 则相当于早卵泡期水平，因此 LH/FSH 比值多升高，常 $\geqslant 3$。

（3）抗米勒管激素（AMH）：血清 AMH 水平增高，多为正常人的 $2 \sim 4$ 倍。目前尚不能单独使用 AMH 水平来诊断 PCOS。

（4）葡萄糖耐量实验（OGTT）及胰岛素释放试验：推荐 5 点法（0，30，60，120，180 分钟），$50\% \sim 60\%$ 的 PCOS 病人表现为 IR，有进展为糖耐量受损和 2 型糖尿病的风险。

（5）其他：空腹血脂，脂蛋白，血清催乳素，TSH，17α-羟孕酮，肝肾功能，C 反应蛋白，同型半胱氨酸，心电图，体脂率分析等。

4. 腹腔镜检查

可见卵巢体积增大，包膜增厚，包膜下可见多个卵泡，但无排卵征象。腹腔镜下取卵巢组织活检可确诊。

5. 诊断性刮宫

目前临床上较少使用。检查时间为月经来潮前数日或月经来潮 6 小时内进行。显微镜下见子宫内膜呈不同程度的增生改变，而无分泌期变化。对闭经或月经不规律者，还可了解子宫内膜增生情况。

二、诊断标准

目前为止，针对 PCOS 诊断标准，国际专家共提出 3 个共识，分别是 1990 年 NIH 标准、2003 年 ESHRE 与 ASRM 联合提出的鹿特丹标准，以及 2006 年美国雄激素过多学会（AES）提出的 AES 标准。

1. 育龄期 PCOS 诊断

PCOS 的诊断是排除性诊断。目前采用较多的是鹿特丹标准：①稀发排卵或无排卵；②高雄激素的临床表现和（或）高雄激素血症；③卵巢多囊改变（PCO）：超声提示一侧或双侧卵巢直径 2~9 mm 的卵泡≥12 个，和（或）卵泡体积≥10 mL；④3 项中符合 2 项并排除其他高雄激素病因。为更适应我国临床实际，2011 年我国卫生部颁布了中国多囊卵巢综合征诊断标准。2018 年，中国医师协会内分泌代谢科医师分会制定的《多囊卵巢综合征诊治内分泌专家共识》及中华医学会妇产科学分会内分泌学组制定的《多囊卵巢综合征中国诊疗指南》，均采用 2011 年中国 PCOS 的诊断标准。疑似 PCOS 标准：月经稀发、闭经或不规则子宫出血是诊断的必须条件；同时符合下列 2 项中的一项：高雄激素的临床表现或高雄激素血症；超声表现为 PCO。确诊 PCOS 标准：具备上述疑似 PCOS 诊断条件后还必须逐一排除其他可能引起高雄激素的疾病和引起排卵异常的疾病才能确诊。

2. 青春期 PCOS 诊断

2013 年美国内分泌学会在沿用鹿特丹诊断标准的基础上，对青春期患者提出了诊断建议。综合青春期 PCOS 的国际诊断标准和国内现有数据，2016 年全国卫生产业企业管理协会妇幼健康产业分会及生殖内分泌学组发布中国专家共识，提出青春期 PCOS 的诊断必须同时符合以下三个指标，包括：①初潮后月经稀发持续至少 2 年或闭经；②高雄激素（临床及生化表现）；③超声表现为 PCO 或卵巢体积增大（>10 cm^3），同时排除可引起雄激素水平升高的其他疾病（包括库欣综合征、先天性肾上腺皮质增生、分泌雄激素的肿瘤等）、引起排卵障碍的其他病因（如卵巢早衰、下丘脑—垂体性闭经、高催乳素血症及甲状腺功能异常等）。

三、鉴别诊断

（1）卵泡膜细胞增殖症：与 PCOS 相仿但男性化症状更严重，血睾酮、雄烯二酮水平明显升高，血硫酸脱氢表雄酮正常，LH 及 FSH 水平正常或较低，LH/FSH 比值可正常。确诊需要靠卵巢活组织检查，镜下可见卵巢皮质黄素化卵泡膜细胞群，而无类似 PCO 的多个小卵泡。

（2）先天性肾上腺皮质增生（CAH）或肿瘤：CAH 是肾上腺皮质醇生物合成过程中因酶的缺陷而引起的一种较常见的遗传性疾病，以 21-羟化酶缺陷最常见。肾上腺皮质增生患者的血清雄激素水平升高，部分患者可表现为 PCO、月经紊乱及无排卵等，与 PCOS 相似。但血 17α-羟孕酮、孕酮水平明显升高，ACTH 兴奋试验反应亢进，区分卵巢和肾上腺来源的雄激素还可以采用小剂量地塞米松抑制试验。肾上腺皮质肿瘤患者对上述两项试验均无明显反应，彩超可帮助鉴别诊断。

（3）库欣综合征：各种原因导致肾上腺皮质功能亢进，促使游离皮质醇增高，实验室检查发现血皮质醇正常的昼夜节律消失。

（4）分泌雄激素的卵巢肿瘤：如门细胞瘤、支持—间质细胞瘤，可产生大量雄激素，出现男性化表现如喉结增大，阴蒂增大、血雄激素水平明显升高，可行超声、CT检查协助诊断。

（5）其他：催乳素水平升高明显，应排除垂体催乳素腺瘤。甲状腺功能异常可检测血清 TSH 进行鉴别。

第五节　治疗

一、治疗原则

2018 年，NHMRC 发布 PCOS 评估与管理指南，强调了早期准确诊断 PCOS 对优化教育和治疗的重要性，也强调了预防长期并发症的重要性。以循证为基础，强调全生命周期管理的重要性。虽然 PCOS 不能完全根治，但需要有效控制病情，进行对症处理，根据女性不同的生理阶段进行远期并发症的预防及管理。但由于 PCOS 临床表现具有显著异质性，症状及主诉不同，代谢异常情况也不同，甚至患者目前的需求亦有差异，所以提倡个体化的综合治疗和管理。调整月经周期，避免子宫内膜增生及病变；治疗高雄激素血症及 IR，避免对代谢和生育造成不利影响；对有生育需求的 PCOS 患者应进行促排卵治疗。

二、PCOS 的长期管理

对于 PCOS 患者来说，无论是否肥胖，生活方式干预均是 PCOS 患者最重要的基础治疗，包括控制饮食、增加锻炼和行为矫正等综合疗法。

（一）体重管理

PCOS 患者超重和肥胖率高，大量研究显示，体重下降、腰围缩小可增加胰岛素敏感性，使血清胰岛素及睾酮水平下降，从而改善排卵及生育功能。所有有生育意愿的 PCOS 患者都应定期监测体重。由于中国人多为腹型肥胖体形，建议对腰围进行同步监测，监测频率至少每年进行 1 次，具体细节医患双方可商定。另外，保持健康的生活方式和预防体重增加应从青少年时期开始，这对 PCOS 患者而言尤为重要。

（二）饮食干预

PCOS 患者除了一般的健康饮食原则外，还需要通过饮食调整来减少能量摄入、降低体重。采用限制能量、搭配均衡的饮食，每日摄入的能量减少 500~750 kcal*，包含适量碳水化合物、少量脂肪及足量优质蛋白质，还应降低饮食的生糖指数，饮食管理同时要与运动、行为治疗等相结合。

（三）行为干预

行为干预以改变生活方式为目标，包括设定目标、自我监督、发现问题和障碍并加以解决。若配合饮食调整及运动治疗，这些策略能改善病人的依从程度，提高方案的有效性。针对患有 PCOS 的青少年进行营养咨询和行为治疗，能更有效地帮助他们减轻体重。接受营养咨询和行为治疗的青少年的减重效果比没有接受这些治疗的青少年也更显著。

（四）情绪管理

研究表明，抑郁症与慢性低度炎症状态、增高的炎症因子 TNF-α 和 IL-6 有密切关系，会影响神经细胞突触间隙的神经递质水平，从而产生压抑、焦躁等不良情绪。此外，不孕不育、多毛痤疮、肥胖等慢性疾病，加重患者心理负担，使其处于焦虑、抑郁等状态。心理问题不仅会对生理功能造成影响，还会使患者的内分泌应激异常加重，造成病情的持续加重。因此，应重视焦虑及抑郁问题的防治，应对 PCOS 患者进行焦虑、抑郁症状的筛查，以便及时发现其是否存在焦虑或抑郁的症状，并尽早治疗。对 PCOS 患者的心理问题要通过多种方式进行疏导。在 PCOS 患者的基础治疗中，为减轻应激反应，避免情绪的进一步恶化，可以采取规律作息、戒除烟酒、增加运动等方法。此外，减轻体重还可以有效帮助病人重塑自信，改善生活质量。家人及朋友的情感支持也可以正面引导 PCOS 患者消解焦虑情绪，改善自我认知。

（五）代谢的远期管理

PCOS 患者的代谢异常表现为肥胖、糖耐量异常、2 型糖尿病、脂代谢紊乱、非酒精性脂肪肝、高血压、心血管疾病、代谢综合征等，如有上述既往史或家族史，定期检查是有必要的。针对 PCOS 合并糖耐量异常的患者，建议每年监测糖耐量。若血脂升高，应每间隔 3~6 个月复查一次。若患者同时出现腹型肥胖或其他高危因素，应提高检查频次。怀疑有非酒精性脂肪肝需要检查血清转氨酶和肝脏的影像来明确，在影像学诊断上，脂肪肝检查以 B 超为首选。非酒精性脂肪肝患者合并持续增高的血清氨基酸转移酶和/或 CK-18 阳性、代谢综合征和 2 型糖尿病者，均属非酒精性脂肪肝高危人

＊1 kcal≈4.184 kJ。

群，建议采用肝组织活检来明确诊断。非酒精性脂肪肝患者要定期检查空腹血糖，因为非酒精性脂肪肝和 2 型糖尿病是相互关联的。

（六）子宫内膜病变的长期管理

子宫内膜增生或子宫内膜癌的发病率会因肥胖、高血压和糖尿病而增高。对合并上述多种高危因素的 PCOS 患者，月经周期要进行调整，并定期采用超声监测子宫内膜厚度。当子宫内膜厚度达到 1.2 cm 时，可考虑行子宫内膜活检。PCOS 患者终身都存在子宫内膜增生的风险，因此，需持续治疗，定期随访。有研究显示，进行减重且保持合理体质≥5 年的患者子宫内膜癌的发生风险减少了 1/4。

三、药物治疗

（一）调节月经周期

控制月经周期，药物的定期合理使用是必不可少的。

1. 口服避孕药

雌孕激素联合周期疗法，可调节月经周期。其中孕激素通过负反馈作用，抑制脑垂体过多分泌 LH，使卵巢雄激素产生减少，对子宫内膜过度增生有直接的抑制作用。雌激素能刺激肝脏合成性激素结合球蛋白（SHBG），使游离睾酮水平下降。常用口服短效避孕药，一般疗程为 3~6 个月，可反复服用，可有效抑制毛发生长，治疗痤疮。

2. 孕激素后半周期疗法

调节月经，保护子宫内膜，避免子宫内膜增生或子宫内膜癌。也有抑制 LH 过高分泌的作用，对恢复排卵有很好的作用。

（二）降低雄激素水平

COC 是治疗 PCOS 高雄激素血症的首选药物。COC 主要由雌激素和高效孕激素组成，连续服用不仅有避孕的作用，还能改善高雄激素血症，从而降低子宫内膜癌的发病风险。目前临床上比较常见的 COC 包括：去甲孕酮/炔雌醇、醋酸环丙孕酮/炔雌醇、屈螺酮/炔雌醇。还有一些主要通过阻断双氢睾酮与雄激素受体结合来发挥作用的抗雄激素药物，如螺内酯、非那雄胺和氟他胺等。对有 COC 禁忌证或对其耐受性较差的 P-COS 患者，可考虑使用抗雄激素类药物，但要注意此类药物一般都有胚胎毒性，所以备孕的 PCOS 患者禁用。对高雄激素血症的临床表现不明显，而主要症状表现为月经紊乱的 PCOS 患者，可以周期性服用孕激素如地屈孕酮或微粒化黄体酮，每周期至少12~14 天，进行周期治疗。

（三）改善胰岛素抵抗

胰岛素增敏剂常用于肥胖或有 IR 的病人。常用药物为二甲双胍，其可抑制葡萄糖在肝脏的合成，并增加机体组织对葡萄糖的利用，改善高胰岛素血症及高雄激素水平，明显提高排卵率及妊娠率。用法用量为 500 mg，bid 或 tid，主要不良反应有恶心、腹泻等胃肠道反应。

（四）诱发排卵

当基础治疗措施（如调整生活方式、抗雄激素治疗、改善 IR 等）控制合格后，有生育要求的 PCOS 患者可进行促排卵治疗。促排卵治疗药物包括雌激素受体调节剂（枸橼酸氯米芬）、芳香化酶抑制剂（来曲唑）和促性腺激素。

氯米芬是一种传统的一线促排卵药物，通过与内源性雌激素受体竞争，使雌激素水平下降，FSH 及 LH 水平升高，从而诱发卵泡发育。

研究表明，来曲唑有希望替代氯米芬成为促排卵治疗的一线用药，来曲唑属于第三代芳香化酶抑制剂，抑制雄激素向雌激素的转化，雌激素水平下降，负反馈作用于垂体，引起内源性 GnRH 的释放，FSH 水平升高，促进卵泡发育。给药剂量为 2.5 ~ 5 mg/d，连续给药 5 天，从月经期第 3~7 天开始服用。与氯米芬相比较，来曲唑在促排卵治疗方面具有独特的优势，不但对子宫内膜影响较小，还可以防止卵巢过度刺激等不良反应。

二线治疗方案采用促性腺激素，常用低剂量少量递增的 FSH 方案，用法用量为：FSH 75~150 IU，肌内注射，B 超检测卵泡发育情况，其易发生卵巢过度刺激综合征，需严密监测，加强预防措施。

三线治疗方案为促排卵，辅助生殖技术（人工授精或体外受精-胚胎移植），在 PCOS 患者合并输卵管异常或男方精液问题时应用。

四、手术治疗

1. 腹腔镜下卵巢打孔术（LOD）

减少雄激素的产生，增加排卵率，并可能降低流产的风险。对 PCOS 患者血清 LH 和游离睾酮升高者效果较好。在腹腔镜下应用电针或激光对卵巢进行打孔，每侧 4~5 个，不宜过多，注意打孔深度及避开卵巢门。LOD 可能出现的问题包括盆腔粘连及卵巢储备功能减退等。通常只在有其他原因需要手术且药物治疗失败的情况下才进行 LOD。

2. 卵巢楔形切除术

将双侧卵巢分别进行楔形切除，切除 1/3 的组织，体内雄激素水平降低，多毛症状得到改善，从而提高受孕率。但在临床上已不常使用，因为术后卵巢周围粘连的发生率较高，甚至可能导致卵巢早衰的发生。

五、PCOS 分级诊疗

国外一些研究表明，基层医院在 PCOS 等常见内分泌疾病的早期诊断、治疗和长期管理中发挥着不可或缺的作用，但在评估患者的具体情况时，不同级别的医院有各自的特点，分级诊疗体系有助于对疾病进行分级管理，解决个体在获取医疗服务方面的困难。基层医院诊治 PCOS 过程中，如遇诊断困难、PCOS 反复发作疗效欠佳或因诊疗条件受限无法继续诊治的患者，建议及时向上级医院转诊，三级医院也应在基层医院困难时提供帮助，并建立有效的慢性病协同管理双向转诊机制。

出现以下情况建议向上级医院转诊：①病情复杂、诊断困难或与器质性疾病进行鉴别诊断困难，需要专科特殊检查手段进一步明确诊断，或同时合并其他内分泌疾病，如甲状腺疾病、肾上腺皮质增生症、垂体疾病等，需多学科联合诊治的患者；②合并高血压或/和糖脂代谢异常等内科疾病或子宫内膜病变的患者，需要对病情进行全面的评估后慎重选择治疗方案，建议及时向上级医院进行转诊；③有生育需求的患者，具备排卵监测条件的初级医疗机构可给予枸橼酸氯米芬或来曲唑促排卵治疗并密切监测，如促排卵 3~6 个月不成功，建议及时转至上级医院；④规范治疗后疗效欠佳或应用促排卵药物治疗后出现并发症如卵巢过度刺激综合征等的患者。

（罗晓燕）

参考文献

[1] 乔杰，李蓉，李莉，等．多囊卵巢综合征流行病学研究[J]．中国实用妇科与产科杂志，2013，29（11）：849-852.

[2] 谢辛，孔北华，段涛，等．妇产科学[M].9 版．北京：人民卫生出版社，2018.

[3] 中华医学会妇产科学分会内分泌学组及指南专家组．多囊卵巢综合征中国诊疗指南[J]．中华妇产科杂志，2018，53（1）：2-6.

[4] 中国医师协会内分泌代谢科医师分会．多囊卵巢综合征诊治内分泌专家共识[J]．中华内分泌代谢杂志，2018，34（1）：1-7.

［5］全国卫生产业企业管理协会妇幼健康产业分会生殖内分泌学组．青春期多囊卵巢综合征诊治共
识［J］．生殖医学杂志，2016，25（9）：767-770.

［6］孔令伶俐，丁岩，常青，等．西部地区基层医院妇科门诊的排卵障碍性异常子宫出血初级诊疗
规范及转诊建议［J］．华西医学，2020，35（11）：1303-1310.

［7］Stein I F，L M. Amenorrhea associated with bilateral polycystic ovaries［J］. Am J Obstet Gynecol，1935，
29：181-191.

［8］Wild R A，Carmina E，Diamanti-Kandarakis E，et al. Assessment of cardiovascular risk and prevention
of cardiovascular disease in women with the polycystic ovary syndrome：a consensus statement by the An-
drogen Excess and Polycystic Ovary Syndrome（AE-PCOS）Society［J］. J Clin Endocrinol Metab，2010，
95（5）：2038-2049.

［9］Lizneva D，Suturina L，Walker W，et al. Criteria，prevalence and phenotypes of polycystic ovary syn-
drome［J］. Fertility and Sterility，2016，106（1）：6-15.

［10］Li R，Zhang Q，Yang D，et al. Prevalence of polycystic ovary syndrome in women in China：a large
community-based study［J］. Human Reproduction，2013，28（9）：2562-2569.

［11］Bozdag G，Mumusoglu S，Zengin D，et al. The prevalence and phenotypic features of polycystic ovary
syndrome：a systematic review and meta-analysis［J］. Hum Reprod，2016，31（12）：2841-2855.

［12］Shi Y，Zhao H，Shi Y. et al. Genome-wide association study identifies eight new risk loci for polycystic
oyary syndrome［J］. Nat Genet，2012. 44（9）：1020-1025.

［13］Rutkowska A Z，Diamanti-Kandarakis E. Polycystic ovary syndrome and environmental toxins［J］. Fertil
Steril，2016，106（4）：948-958.

［14］Sedighi S，Amir Ais Akbari S，Afrakhteh M，et al. Comparison of lifestyle in women with polycystic o-
vary syndrome and healthy women［J］. Glob J Health Sei，2014，7（1）：228-234.

［15］Xita N，Tsatsoulis A. Review：fetal programming of polycystic ovary syndrome by androgen excess：evi-
dence from experimental，clinical，and genetic association studies［J］. J Clin Endocrinol Metab，2006，
91（5）：1660-1666.

［16］Hahn S，Tan S，Elsenbruch S，et al. Clinical and biochemical characterization of women with polycys-
tic ovary syndrome in North Rhine-Westphalia［J］. Horm Metab Res，2005，37（7）：438-444.

［17］Witchel S F，Oberfifield S，Rosenfifield R L，et al. The Diagnosis of Polycystic Ovary Syndrome during
Adolescence［J］. Hormone research in paediatrics，2015，83（6）：376-389.

［18］Fauser B C，Tarlatzis B C，Rebar R W，et al. Consensus on women's health aspects of polycystic ovary
syndrome（PCOS）：the Amsterdam ESHRE/ASRM-Sponsored 3rd PCOS Consensus Workshop Group

［J］. Fertil Steril, 2012, 97（1）: 28−38.

［19］ Helena J, Teede M L, Misso M F, et al. Recommendations from the international evidence−based guideline for the assessment and management of polycystic ovary syndrome［J］. Fertility and Sterility, 2018, 110（3）: 364−379.

［20］ Raison C L, Capuron L, Miller A H. Cytokines sing the blues: Inflflammation and the pathogenesis of depression［J］. Trends Immunol, 2006, 27（1）: 24−31.

［21］ Yildiz B O. Approach to the patient: Contraception in women with polycystic ovary syndrome［J］. J Clin Endocrinol Metab, 2015, 100（3）: 794−802.

［22］ Legro R S. Ovulation induction in polycystic ovary syndrome: Current options［J］. Best Pract Res Clin Obstet Gynaecol, 2016（37）: 152−159.

［23］ Wang Y, Chen J, Dong H, et al. The disparity in the management of polycystic ovary syndrome between obstetrician−gynecologists in different−level hospitals under the hierarchical medical system［J］. Biomed Res Int, 2022: 9778678.

▶▶▶ **第九章 痛经**

第一节 定义和分类

痛经是妇科门诊常见的主诉症状之一，可能存在于青春期、育龄期和绝经过渡期女性，对女性的生活造成了极大的困扰。

痛经是指女性在月经期间及其前后一段时间内出现的下腹疼痛、坠胀感，常常伴有腰酸或其他不适，严重时累及腰骶部，是一种常见的妇科症状，严重影响女性的生理健康和心理健康。

临床上一般将痛经分为原发性痛经和继发性痛经，按照是否存在器质性病变，又可分为功能性痛经和器质性痛经。原发性痛经常常是功能性痛经，而继发性痛经多为器质性痛经（表9-1）。根据2017年加拿大妇产科医师协会发布的原发性痛经指南，约70%存在痛经或慢性盆腔痛症状的女性可在腹腔镜检查中被诊断为子宫内膜异位症，其次可能诊断为子宫腺肌病。

表 9-1 痛经的分类、好发人群及疾病特点

分类	好发人群	疾病特点
原发性痛经	青春期女性	常在月经初潮后6~12个月内出现，一般无盆腔器质性病变。
继发性痛经	育龄期女性	一般由盆腔器质性疾病或医源性因素引起，青少年中最常见的病因为子宫内膜异位症。

第二节 病因

原发性闭经和继发性闭经的病因各不相同（表9-2）。

表9-2 痛经的病因

分类	症状	发病原因
原发性痛经	月经初潮后，随时间推移痛经程度逐渐加重，初潮5年后重度痛经患者比例较初潮后1年增加约4倍	子宫因素、内分泌因素、神经与神经递质因素、钙离子超载与镁离子不足、精神因素等。
继发性痛经	与某些已明确诊断的疾病相关	子宫内膜异位症、子宫肌瘤、子宫腺肌病、子宫内膜息肉、盆腔炎性疾病、放置宫内节育装置等。

第三节 诊断

对于仅有痛经而无其他症状和体征的女性，无需额外的评估，可进行经验性的治疗。对于有盆腔炎性疾病风险的女性，则应行沙眼衣原体和淋病奈瑟菌检测及培养以明确病因。此外，如肥胖、腹壁脂肪层过厚等原因导致经腹部超声评估困难的女性，建议行经阴道超声（有性生活者）或经直肠超声（无性生活者）评估，可能有助于排除盆腔结构病理性改变所致的痛经。

原发性痛经是一种排除性诊断，在完善检查排除了其他器质性因素所致的痛经后可考虑诊断。原发性痛经的发病与患者种族和社会经济地位无关，但其疼痛程度和持续时间与初潮年龄早、经期长、吸烟及BMI升高呈正相关。从病理生理角度来看，原发性痛经与前列腺素水平密切相关。经期子宫内膜脱落，子宫内膜细胞释放前列腺素刺激肌层收缩并导致局部缺血，因此前列腺素水平较高的女性痛经程度较重，且在经期前两天最重。虽继发性痛经也与前列腺素水平有一定关系，但根据其伴随的盆腔疾病性质，病变部位的病理生理改变可能占主导作用。

一、病史采集和体格检查

对于痛经女性需完整采集病史，重点关注痛经有无诱因、疼痛起始时间、部位、性质、频率和持续时间等，还需了解有无伴随症状，有性生活者是否存在性交痛等，有助于病因诊断。同时，检查和治疗经过也需要详细记录。

全身体格检查需关注一般健康状况、精神神经状态、体格发育和营养状态。妇科检查需检查子宫大小、位置、质地和活动度，有无形态异常及压痛，宫旁组织及后穹隆是否扪及增厚、肿块或结节，有无触痛等。

二、辅助检查

痛经的辅助检查项目及检查目的见表9-3。

表 9-3　痛经的辅助检查项目及检查目的

辅助检查项目	检查目的
超声检查	了解盆腔内有无器质性病变，如子宫肌瘤、卵巢肿瘤等
腹腔镜检查	确定病变部位及程度，如盆腔炎症；确诊子宫内膜异位症或子宫腺肌病；鉴别子宫畸形如单角子宫、残角子宫、双角子宫等；鉴别盆腔肿块，如炎性包块、子宫肌瘤及卵巢肿瘤等
宫腔镜检查	可诊断黏膜下肌瘤、宫腔粘连、宫内节育器嵌顿及内膜息肉及炎症等
盆腔静脉造影	有助于诊断盆腔静脉淤血综合征
子宫输卵管造影	可以帮助诊断先天性子宫畸形如单角子宫、中隔子宫，宫颈管狭窄及子宫粘连等，同时了解输卵管通畅程度

三、评估

痛经的评估流程如图 9-1。

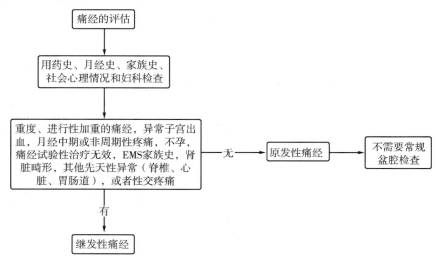

图 9-1　痛经的评估流程

四、治疗及随访

（一）原发性痛经的治疗及随访

1. 一般治疗

需重视对患者的心理疏导，告知经期轻度不适为正常生理现象。若疼痛难以忍受，可行非麻醉性镇痛治疗，如采用镇痛镇静药物、解痉药物等。

2. 非甾体类抗炎药（NSAID）

通过抑制环氧合酶的活性减少前列腺素的合成，减轻痉挛性子宫收缩，从而缓解痛经，常用药物详见表 9-4。NSAID 治疗剂量应个体化，从月经来潮前 1~2 天开始用药至经期第 2~3 天。由于痛经出现的时间具有个体差异，服用时间也因人而异，既往痛经频率较高的女性，在出现轻微疼痛时即可服用。需要注意的是，止痛药尽量不空腹服用，可能会刺激胃肠道。

表 9-4 治疗痛经常用的 NSAID

常用药物	用法
布洛芬	首剂 800 mg，后续 400~800 mg，q8h
萘普生钠	首剂 440~550 mg，必要时后续 220~550 mg，q12h
塞来昔布	首剂 400 mg，必要时后续 200 mg，q12h

3. 复方口服避孕药

COC 可通过抑制排卵、抑制子宫内膜生长、减少月经量等机制降低经血中的前列腺素含量，从而缓解痛经，主要适用于有避孕需求的女性。对于传统的周期性口服避孕药无法控制疼痛的患者，可选择连续长期口服 COC 治疗。

4. 其他

如上述治疗方案疗效欠佳或存在使用禁忌证，可考虑中药治疗等。

5. 随访

原发性痛经的随访如图 9-2。

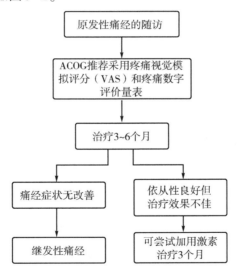

图 9-2 原发性痛经的随访

（二）继发性痛经的治疗

根据导致继发性痛经的原发疾病来制定治疗方案。

1. 子宫内膜异位症

对于合并不孕病史及附件包块的患者，首选手术治疗；无不孕病史、无附件包块的患者，首选药物治疗，如药物治疗无效，建议手术治疗。

（1）手术治疗方案：根据患者病变的范围和严重程度，可选择保守性手术、半保守手术或根治性手术。

（2）药物治疗方案：轻中度痛经可选择 NSAID；拟行手术的患者不建议术前药物治疗，但病变较重可能导致手术困难者可短暂用药 2～3 个月再行手术；若术中探查病变较轻或手术去除病灶较彻底，术后无须用药；若术中发现盆腔病变严重、无法彻底清除病灶，可继续药物治疗。

2. 子宫腺肌病

手术是治疗子宫腺肌病最常用、最有效的方法。药物治疗无效且长期痛经、无生育要求者应行子宫切除术。卵巢是否保留取决于患者年龄和卵巢有无病变。

能否保守治疗需根据患者症状、年龄和生育需求而定。对于子宫腺肌症所致的继发性痛经，常用 IUS，其内所含孕激素可在宫内缓慢释放，减少月经量，预防子宫内膜增生，缓解痛经。

3. 其他引起痛经的疾病

如慢性盆腔炎等，需针对原发疾病进行对因治疗。

五、预防

1. 思想方面

向患者进行经期卫生宣教，给予必要的精神安慰，以消除其紧张和恐惧的情绪。鼓励患者多做感兴趣的事，转移注意力，保持心情愉快，避免剧烈的情绪波动，从而缓解疼痛。

2. 饮食方面

经期忌食生冷寒凉的食物，宜多吃粗粮和富含膳食纤维的食物，如白菜、芹菜等。

3. 运动方面

平素多加强体育锻炼，如慢跑、打羽毛球等，以活动腰部为主，增强机体抵抗力，提高身体素质，从而提高对疼痛的耐受力。

4. 体位方面

经前 3 天内可每天保持胸膝卧位 20 分钟，有助于缓解腹部疼痛及乳房胀痛等经期不适。

（余欣）

参考文献

［1］谢幸，孔北华，段涛.妇产科学［M］.9 版.北京：人民卫生出版社，2018.

［2］顾峥蝶，吴红，陈慧慧，等.左炔诺孕酮宫内缓释系统治疗子宫腺肌病的临床疗效研究［J］.中华生殖与避孕杂志，2016，36（5）：384-387.

［3］ 罗珊，廉启国，毛燕燕，等．中国中小学女生月经初潮年龄和月经模式调查分析［J］．中华生殖与避孕杂志，2017，37（3）：208-212．

［4］ 中国医师协会妇产科医师分会子宫内膜异位症专业委员会．子宫腺肌病诊治中国专家共识［J］．中华妇产科杂志，2020，55（6）：376-383．

［5］ 中华医学会妇产科学分会子宫内膜异位症协作组．子宫内膜异位症的诊治指南［J］．中华妇产科杂志，2015（3）：161-169．

［6］ 中华医学会妇产科学分会妇科内分泌学组．异常子宫出血诊断与治疗指南（2022更新版）［J］．中华妇产科杂志，2022，57（7）：481-490．

［7］ 中国医师协会妇产科医师分会子宫内膜异位症专业委员会，中华医学会妇产科学分会子宫内膜异位症协作组．子宫内膜异位症长期管理中国专家共识［J］．中华妇产科杂志，2018，53（12）：836．

［8］ 张巧利，马骁，邓燕，等．2018美国妇产科医师学会委员会意见：青少年痛经和子宫内膜异位症（No.760）的解读［J］．中华生殖与避孕杂志，2020，40（2）：170-175．

［9］ De Sanctis V，Soliman A T，Elsedfy H，et al. Dysmenorrhea in adolescents and young adults：a review in different country［J］. Acta Biomed，2017，87（3）：233-246．

▶▶▶ # 第十章　经前期综合征

经前期综合征（PMS）是一组育龄期女性在月经周期的后期（黄体晚期）反复出现的以精神情感障碍和躯体障碍为主要特征的综合征。PMS 一般症状较轻，具有自限性，并非由内科疾病和精神疾病导致，可在月经来潮后自行缓解。然而，仍有大约 15% 的妇女 PMS 症状呈中重度，并可能造成一些器质性或功能性损害，需重点关注。如果出现更严重的焦虑症状，则称为经前期焦虑障碍（PMDD），有 3%~8% 的女性经期可能发生 PMDD，需及时干预。

第一节　病因

一、精神社会因素

研究发现，有 30%~50% 的 PMS 患者对安慰剂治疗反应有效，并且部分 PMS 患者表现出较为突出的精神症状，同时在情绪紧张时症状加重，这提示社会环境与患者精神心理因素相互作用可诱发 PMS。

二、卵巢激素失调

临床上采用雌孕激素复合制剂治疗，用以控制性激素在整个月经周期中保持相对稳定的水平，可有效缓解 PMS 相关症状，这提示黄体晚期雌、孕激素水平下降是导致 PMS 发生的重要因素。

三、神经递质异常

PMS 患者循环中类阿片肽浓度在黄体晚期表现为明显下降，而 5-羟色胺活性也显著降低，从而导致精神、神经和行为方面的变化。

第二节　临床表现

PMS 在 25~45 岁的妇女中较为常见。一般在月经前 1~2 周出现症状，月经来潮后症状迅速缓解并消失。典型症状主要包括以下三个方面。

一、躯体症状

头痛、腰痛、乳房胀痛、腹部胀满、便秘、肢体水肿、体重增加等。

二、精神症状

易怒、焦虑、抑郁、情绪失调、疲乏及饮食、睡眠、性欲改变，其中以易怒最为常见。

三、行为改变

注意力不集中、工作效率低、记忆力减退、神经质、易激动等。

第三节　诊断

按照《精神障碍诊断与统计手册》（第5版）中经前期焦虑障碍诊断标准，在经前一周至少出现5种症状并伴有明显的心理或功能障碍方可确诊为PMDD。在评估期间，临床医师至少需要根据两个月经周期时长的患者的情绪和症状来确诊。此外，要明确PMS的诊断，还必须排除其他有多系统表现的疾病，如甲状腺功能减退、系统性红斑狼疮、子宫内膜异位症、贫血、肠易激综合征、偏头痛等。

经前期焦虑障碍诊断标准：（1）有以下5种以上症状，大多数发生在月经周期，且发生在月经开始前一周，在月经开始后几天症状改善，在月经来潮后症状减轻或消失。（2）必须出现下列一种（或多种）症状：①明显损害能力；②明显的易怒或愤怒或人际冲突增加；③明显的抑郁情绪，感到绝望或有自我贬低的想法；④明显的焦虑或紧张。（3）下列一种（或多种）情况也必须共存：①缺乏兴趣；②难以集中注意力；③容易疲倦，精力不足；④睡眠减少或睡眠增加；⑤感到不知所措；⑥身体症状，如乳房压痛、肌肉或关节疼痛、肿胀或体重增加［注：在上一年的大多数月经周期内，必须符合（1）~（3）的标准］。（4）症状显著影响或干扰工作、学校和人际关系；（5）并非其他精神障碍所致，例如严重抑郁症、恐慌症、持续性抑郁障碍或人格障碍；（6）应该至少在两个月经周期内通过每日评分来确认标准（1）；（7）症状并非由于某种药物或医疗情况导致的生理表现。

第四节　治疗

一、心理疏导

给予PMS患者足够的心理安慰和疏导，帮助调整心理状态，有助于缓解症状。如症状严重，可考虑心理治疗。

二、生活状态调整

建议选择高碳水化合物、低蛋白饮食；限制盐摄入，避免咖啡和酒精；补充足够维生素；作息规律，保证充足睡眠；每天进行至少 30 分钟的有氧运动。

三、药物治疗

症状严重者建议在专科医生指导下用药。常用药物及用法详见表 10-1。

表 10-1　PMS 常用药物及用法

药物类型	作用机制	用法
复方口服避孕药	通过抑制排卵缓解经前期综合征相关症状，并可减轻水钠潴留	排除药物使用禁忌证后可使用，一般口服 3 个周期，根据病情需要可适当延长，定期复查肝功能等
GnRH-a	竞争性结合垂体上的 GnRH 受体，抑制 FSH 和 LH 的释放，导致卵巢激素水平明显下降，出现药物性闭经	以亮丙瑞林为例，月经第 1 天皮下注射 3.75 mg，每隔 28 天注射一次，连用 4~6 个周期
抗焦虑药	抗焦虑；适用于有明显焦虑症状者。	阿普唑仑：经前开始用药，0.25 mg，每天口服 2~3 次，并逐渐加量，最大剂量为每天 4 mg，用至月经来潮第 2~3 天
抗抑郁药	抗抑郁，可选择性抑制中枢神经系统 5-羟色胺的再摄取	氟西汀：黄体期开始用药，20 mg，每天口服 1 次
醛固酮受体竞争性抑制剂	抗醛固酮而利尿，减轻水钠潴留，对改善精神症状也有效	螺内酯：20~40 mg，每天口服 2~3 次
维生素 B_6	可调节自主神经系统与 HPO 轴的关系，还可抑制催乳素合成	10~20 mg，每天口服 3 次

（余欣）

参考文献

[1] 李霞，乔明琦．经前期综合征回顾性诊断标准的多中心研究［J］．中医学报，2019，34（2）：339-342.

[2] 谢幸，孔北华，段涛．妇产科学［M］．9 版．北京：人民卫生出版社，2018.

[3] Qiao M, Zhang H, Liu H, et al. Prevalence of premenstrual syndrome and premenstrual dysphoric disorder in a populationbased sample in China［J］. Eur J Obstet Gynecol Reprod Biol，2012，162（1）：83-86.

[4] American Psychiatric Association. Diagnostic and Statistical Manual of Mental Disorders. 5th Edition

［M］. Washington：American Psychiatric Association，2013.

［5］ Huang Y，Wang Y，Wang H，et al. Prevalence of mental disorders in China：a cross-sectional epidemiological study［J］. Lancet Psychiatry，2019，6（3）：211-224.

［6］ Schweizer-Schubert S，Gordon J L，Eisenlohr-Moul T A，et al. Steroid hormone sensitivity in reproductive mood disorders：on the role of the GABAA receptor complex and stress during hormonal transitions ［J］. Front Med，2020，7：479646.

［7］ Frey B N，Allega O R，Eltayebani M，et al. A DSM-5-based tool to monitor concurrent mood and premenstrual symptoms：the McMaster Premenstrual and Mood Symptom Scale（MAC-PMSS）［J］. BMC Womens Heath，2022，22（1）：96.

▶▶▶ 第十一章　绝经及围绝经期综合征

随着年龄的增长，女性将面临一个重大的生理现象——绝经。绝经的本质是卵巢功能的衰竭，随之而来的雌激素水平下降可导致血管舒缩症状和神经精神症状的出现，并伴随生殖道萎缩相关问题的产生及绝经后骨质疏松、心血管疾病的发生风险显著升高。这些与绝经相关的症状和疾病统称为围绝经期综合征，对中老年女性的生活质量和身心健康造成了极大影响。

第一节　定义

一、绝经

月经停止 12 个月之后不再来潮称为绝经。绝经的真正含义是指卵巢功能的衰竭，由生殖道或下丘脑垂体中枢异常所致的月经停止不能称为绝经。

二、绝经过渡期

绝经过渡期指女性从临床特征、内分泌学及生物学上开始出现绝经趋势直至最后一次月经的时期，是生育期迈向绝经的过渡期。≥40 岁的女性在近 10 个月以内有两次相邻月经周期的长度差异超过 7 天，标志着绝经过渡期的开始，而绝经则标志着绝经过渡期的结束。

三、围绝经期

围绝经期指从开始出现绝经趋势直至绝经后 1 年内的时期。围绝经期的起点与绝经过渡期相同，它包括整个绝经过渡期和绝经后 1 年。

四、更年期

更年期指围绝经期及其前后的一段时间，是女性从有生育能力过渡到无生育能力的一个特殊生理阶段。因其时间定义较含糊，1994 年 WHO 曾提出废除"更年期"这一术语，但由于"更年期"更能体现女性卵巢功能逐渐衰退到最后消失的整个过程，更为大众所熟知，此传统名称仍沿用至今。

第二节 临床表现

一、月经改变

进入围绝经期首先出现月经周期紊乱，多数女性表现为经量减少，也有部分女性表现为经量增多，甚至大出血或月经淋漓不尽，然后逐渐减少至绝经。仅极少数女性表现为月经突然停止。

二、血管舒缩症状

潮热、出汗是围绝经期最典型的症状。潮热一般从前胸起始，逐渐向头颈部延伸，然后遍及全身。潮热的发作频率和持续时间个体差异较大，每日可发作数次至数十次，在夜间及应激状态下更易诱发，可持续 1~5 年或更长。

三、神经精神症状

情绪问题是围绝经期女性最常见的主诉之一，常常表现为激动易怒、焦虑、难以自我控制，部分伴有记忆力减退及认知功能障碍。

四、泌尿生殖道症状

绝经后泌尿生殖道萎缩，可能反复出现外阴瘙痒、疼痛、性交困难、尿频、尿急及尿路感染等症状。

五、心血管症状

部分围绝经期女性可能出现心慌、胸闷等症状，少数伴有血压轻度升高，需与心血管疾病相鉴别。

六、骨质疏松

一般发生于绝经后期，出现在绝经后 10 年左右，主要表现为腰背和四肢酸痛、驼背、身高变矮、脱牙、骨关节痛等。

第三节 诊断和评估

一、诊断

根据相关概念的定义，结合患者的病史及临床表现，诊断绝经、绝经过渡期、围绝经期及更年期较为容易。

二、评估方法

（一）病史询问

（1）基本信息：年龄、婚姻状况、职业、文化程度等。

（2）月经史：月经周期、经期长度、是否有异常出血、是否已停经及停经时间。

（3）孕产史：妊娠、分娩、流产及与其相关的特殊情况，如大出血等；还需询问是否采用避孕措施及避孕方式，是否仍有生育需求。

（4）现病史：重点询问有无更年期的典型症状及妇科相关症状（如下腹痛、腹部包块、白带异常等）。更年期症状采用改良 Kupperman 评分进行量化（表 11-1），焦虑、抑郁症状可通过焦虑自评量表（表 11-2）和抑郁自评量表（表 11-3）初步评估。

（5）内外科疾病：询问是否合并心脑血管疾病（如高血压、冠心病、脑卒中等）、血栓病史、代谢性疾病（如糖尿病、高脂血症等）、肝肾疾病、胆囊疾病、乳腺疾病、骨质疏松、肿瘤（包括妇科良恶性肿瘤及其他肿瘤）、认知功能障碍等。如合并以上疾病，询问目前治疗状况；如无，则询问有无与上述疾病相关的典型症状。

（6）个人史：主要询问有无吸烟、酗酒、吸毒等嗜好，饮食及运动习惯，是否长期服用保健品或药物。

表 11-1　改良 Kupperman 评分量表

症状	程度评分				系数
	0 分	1 分	2 分	3 分	
潮热出汗	无	<3 次/天	3~9 次/天	≥10 次/天	×4
感觉异常	无	与天气有关	平常有冷热痛麻木感	冷热痛感丧失	×2
失眠	无	偶尔	经常，安眠药有效	影响工作生活	×2
情绪波动	无	偶尔	经常，无自知觉	自知，不能自控	×2
抑郁、疑心	无	偶尔	经常，能自控	失去生活信心	×1
眩晕	无	偶尔	经常，不影响生活	影响生活	×1
疲乏	无	偶尔	上四楼困难	日常生活受限	×1
骨关节痛	无	偶尔	经常，不影响功能	功能障碍	×1
头痛	无	偶尔	经常，能忍受	需服药	×1
心悸	无	偶尔	经常，不影响生活	需治疗	×1
皮肤蚁走感	无	偶尔	经常，能忍受	需治疗	×1
性生活	正常	性欲下降	性生活困难	性欲丧失	×2
泌尿道感染相关症状	无	偶尔	>3 次/年，能自愈	>3 次/年，需服药	×2

注：症状评分＝程度评分×系数，所有症状评分相加得到总分。病情分级：总分>35 分为重度，21~35 分为中度，15~20 分为轻度，<15 分为正常。

表11-2　焦虑自评量表

症状	频度评分			
	没有或很少时间	少部分时间	相当多时间	绝大部分或全部时间
我觉得比平常容易紧张和着急	1	2	3	4
我无缘无故地感到害怕	1	2	3	4
我容易心里烦乱或觉得惊恐	1	2	3	4
我觉得我可能将要发疯	1	2	3	4
我觉得一切都好，也不会发生不幸	4	3	2	1
我手脚发抖打颤	1	2	3	4
我因为头疼、头颈痛和背痛而苦恼	1	2	3	4
我感觉容易衰弱和疲劳	1	2	3	4
我觉得心平气和，并且容易安静坐着	4	3	2	1
我觉得心跳很快	1	2	3	4
我因为一阵阵头晕而苦恼	1	2	3	4
我有晕倒发作或觉得要晕倒似的	1	2	3	4
我呼气、吸气都感到很容易	4	3	2	1
我手脚麻木和刺痛	1	2	3	4
我因为胃痛和消化不良而苦恼	1	2	3	4
我常常要小便	1	2	3	4
我的手常常是干燥温暖的	4	3	2	1
我脸红发热	1	2	3	4
我容易入睡，并且一夜睡得很好	4	3	2	1
我做噩梦	1	2	3	4

注：标准分＝各条目总分×1.25，取整数。标准分的分界值为50分，分值越高，焦虑倾向越明显。50～59分为轻度焦虑，60～69分为中度焦虑，70分以上为重度焦虑。

表 11-3 抑郁自评量表

症状	频度评分			
	没有或很少时间	少部分时间	相当多时间	绝大部分或全部时间
我觉得闷闷不乐，情绪低沉	1	2	3	4
我觉得一天中早晨最好	4	3	2	1
我一阵阵哭出来或觉得想哭	1	2	3	4
我晚上睡眠不好	1	2	3	4
我吃得跟平常一样多	4	3	2	1
我与异性密切接触时和以往一样感到愉快	4	3	2	1
我发觉我的体重在下降	1	2	3	4
我有便秘的苦恼	1	2	3	4
我心跳比平常快	1	2	3	4
我无缘无故感到疲乏	1	2	3	4
我的头脑跟平常一样清楚	4	3	2	1
我觉得经常做的事情并没有困难	4	3	2	1
我觉得不安而平静不下来	1	2	3	4
我对将来抱有希望	4	3	2	1
我比平常容易生气激动	1	2	3	4
我觉得做出决定是容易的	4	3	2	1
我觉得自己是个有用的人，有人需要我	4	3	2	1
我的生活过的很有意思	4	3	2	1
我认为如果我死了，别人会过得好些	1	2	3	4
平常感兴趣的事我仍然感兴趣	4	3	2	1

注：临床上常采用抑郁严重指数来反映被测试者的抑郁程度。抑郁严重指数＝各条目总分/80。抑郁程度判断方法：无抑郁（抑郁严重指数<0.5），轻度抑郁（抑郁严重指数 0.5~0.59），中度抑郁（抑郁严重指数 0.6~0.69），重度抑郁（抑郁严重指数 0.7 及以上）。

（二）体格检查

（1）一般体格检查：身高、体重、腰围、臀围、血压、听诊心肺、触诊腹部、触诊乳房、触诊甲状腺。

（2）妇科检查：检查外阴、阴道、宫颈，双合诊（或三合诊）检查子宫、附件及宫旁组织，触诊盆腹腔是否有压痛、包块等，异常出血者需仔细判断出血来源。

（三）辅助检查

（1）常规检查项目（必做）：血常规、凝血功能、尿常规、血脂、空腹血糖、肝功能、肾功能、心电图、肝胆超声。

（2）专科检查项目（必做，检查条件受限时向上级医院转诊）：白带常规、宫颈脱落细胞学、盆腔超声（子宫、附件）、乳腺彩超/钼靶。

（3）可选检查项目（有检查条件者建议完善）：FSH、雌二醇、促甲状腺素、骨密度、盆底功能检测、营养分析、运动功能分析。

第四节　治疗

一、指导健康的生活方式

基层医院初诊医生需对每一位围绝经期女性进行健康生活方式的指导，以下建议适用于大多数围绝经期女性。有内外科并发症（如糖尿病、高血压、冠心病、痛风、骨关节疾病、恶性肿瘤等）者，建议至相应专科进一步咨询特殊注意事项。

（一）膳食营养指导

女性在进入围绝经期后，机体对碳水化合物、蛋白质和脂肪的代谢能力逐渐下降。根据其生理特点和营养需求，建议合理膳食、平衡营养摄入，从而增进健康。膳食摄入指导要点：食物以谷类为主（250~400 g/d），粗细搭配，常吃杂粮、粗粮；多吃新鲜蔬菜（300~500 g/d）和水果（200~400 g/d），餐餐有蔬菜，每日吃水果，蔬菜和水果不能相互替换；每天吃奶类（300 mL/d）、大豆或豆制品（30~50 g/d）；适量吃鱼、禽、蛋、瘦肉（鱼虾类50~100 g/d，畜禽肉类50~75 g/d，蛋类25~50 g/d），优先选择鱼和禽，少吃肥肉、烟熏和腌制肉制品；少盐少油控糖，食盐摄入不超过6 g/d，烹调油摄入不超过25 g/d，添加糖摄入不超过50 g/d（最好控制在25 g/d以下）；足量饮水，建议温和气候条件下轻体力活动者每日饮水1 500~1 700 mL（7~8杯），提倡饮白开水或淡茶水，少量多次饮用，切勿感到口渴才喝水。

围绝经期女性需摄入足够的钙，并补充足够的维生素 D。根据中国营养学会制定的膳食营养素参考摄入量，50岁以上女性推荐的钙摄入量为1 000 mg/d，最高可耐受量为2 000 mg/d，而中国居民膳食钙平均摄入量为366.1 mg/d，还需额外补充600 mg/d。中国成年人维生素 D 的推荐摄入量为400 IU（10 μg）/d，65岁以上老年人推荐摄入量为600 IU（15 μg）/d，用于防治骨质疏松症时的摄入量可为800~1 200 IU/d，适当的日晒也能促进体内维生素 D_3 的前体转化为维生素 D_3，建议绝经后女性血清25

羟维生素 D 水平应≥75 nmol/L。

（二）运动指导

适宜的运动对于围绝经期女性改善脂质代谢、提高心肺功能、缓解焦虑情绪等均有益处，规律的运动可降低总的死亡率和由心血管疾病引起的死亡率。运动指导要点：锻炼的最佳方式为每周至少 3 次，每次 30 分钟中等强度（心率达到 150 次/分）的活动，如快走、健身跳舞、打太极拳等；建议每周增加 2~3 次抗阻力运动，如仰卧起坐，推举杠铃、哑铃等，以增加肌肉量和肌力；在运动锻炼中应尽量避免肌肉—关节—骨骼系统损伤。建议更年期女性根据自身兴趣爱好制定运动方案，除舞蹈、体操等中等强度体育活动外，绘画、书法、唱歌、演奏乐器等活动可使中老年人心情愉悦，生活更加充实，更有利于促进身心健康。

（三）体重管理指导

建议围绝经期女性 BMI 维持在 18.5~23.9 kg/m^2，腰围控制在 80 cm 以下。BMI≥24 kg/m^2 为超重，BMI≥28 kg/m^2 为肥胖，超重或肥胖可能引发诸多的健康问题，导致高血压、冠心病、脑卒中等心脑血管疾病发生风险增加。肥胖者若体重减轻 5%~10%，能改善与肥胖相关的多种异常状况。BMI<18.5 kg/m^2 为体重过轻，此类女性发生骨质疏松症风险增加。建议围绝经期女性通过适宜的锻炼和饮食调整保持正常的体重。

（四）禁烟、限酒教育

充分告知患者吸烟对女性的危害，包括骨吸收和骨形成平衡失调，骨质疏松症发病风险增加；引起血小板聚集和血管内皮退行性变，血栓发生风险增加；导致认知功能减退等。围绝经期女性应严格禁烟。

过量饮酒可能导致肝、脑等脏器损伤，同时也是骨质疏松症和认知功能障碍的危险因素，故建议成年女性每日摄入的酒精量不超过 15 g，相当于啤酒 450 mL，或葡萄酒 150 mL，或 38 度的白酒 39 mL。

（五）睡眠指导

保证每日 7~8 小时睡眠时间，午睡 15~20 分钟。如出现失眠症状，应首先排除可能引起睡眠障碍的相关疾病，如抑郁障碍、焦虑障碍、睡眠呼吸暂停综合征等。

（六）定期体检

建议围绝经期妇女每年接受一次健康体检，体检内容需包括全身健康检查和妇科专科检查。健康体检应在正规医院完成，由专业医生对体检报告进行分析，有异常状况需至相应专科进一步检查并治疗。根据围绝经期女性的生理特点，重点筛查的疾病应包括宫颈病变、乳腺疾病、高血压、高血脂、糖尿病、冠心病、骨质疏松症等。

二、性生活及避孕指导

和谐的性生活有利于促进女性身心健康，而绝经后女性由于雌激素水平下降，可能出现阴道干涩疼痛等不适，从而影响性生活质量，导致性欲减退。应引导围绝经期女性在出现以上问题时主动与医生沟通并寻求帮助，必要时根据个体需求选择合适的治疗方案，包括激素治疗、非激素治疗及心理干预治疗等。

女性进入绝经过渡期后卵巢功能逐渐衰退，但仍有不规律排卵，如已无生育需求，需持续采取避孕措施直至月经停止后满12个月。避孕措施建议首选屏障避孕法（如避孕套）或宫内节育器，LNG-IUS 更适用于有子宫内膜增生的围绝经期女性或作为绝经激素治疗中的内膜保护措施。一般不推荐采用 COC 作为围绝经期妇女的长期避孕措施，如选择 COC，应排除药物使用禁忌证后在专科医生的指导下服用。对于仍有生育需求的围绝经期女性，建议至生殖专科门诊进行生育力评估。

三、骨质疏松症的筛查和预防

骨质疏松症及其引起的骨折严重影响更年期女性的生活质量，因此，骨质疏松症的筛查和预防成为更年期健康管理的重要内容。建议围绝经期和绝经后的女性每年行胸腰椎 X 线检查以尽早发现椎体脆性骨折，未发现骨折者需进行骨折风险评估。推荐采用 WHO 开发的骨折风险预测工具（FRAX）进行骨质疏松性骨折风险评估，它可评估未来 10 年髋部骨折及主要骨质疏松性骨折（椎体、前臂、髋部或肩部）发生的概率。FRAX 预测的髋部骨折概率≥3%或任何主要骨质疏松性骨折概率≥20%时，为骨质疏松性骨折高风险。65 岁以下女性有骨折高危风险者应进行双能 X 线吸收法骨密度测定（DXA）；65 岁或 65 岁以上的绝经后女性，如从未进行过骨密度测定，均应接受 DXA 检测。

均衡营养、规律运动有助于预防骨质疏松症，具体指导方法参照前述"指导健康的生活方式"。绝经激素治疗是围绝经期和绝经后骨质疏松症的一级预防措施，建议排除禁忌证后在 60 岁之前及绝经 10 年以内尽早启动治疗。

四、围绝经期症状的基本处理原则

（一）月经异常

月经异常是围绝经期女性常见的妇科症状，可能由排卵障碍所致，也可能由器质性病变所致，不应对其忽视，也不必因此惶恐。首先应指导围绝经期女性正确识别异常月经，凡出现与正常的月经周期（21～35 天）、经期（2～7 天）、经量（5～80 mL）或规律性不一致的情况，均应及时就诊。如停经，应首先排除妊娠，查找停经原因，判断是否绝经；如出现异常子宫出血，建议参照"第六章 异常子宫出血"进行规范诊疗。

（二）血管舒缩症状

潮热、出汗是围绝经期女性最为典型的血管舒缩症状，绝经激素治疗是改善此症状最有效的手段，饮食调整、锻炼和避免潮热的触发因素可降低潮热发生频率和影响程度。部分中成药（如坤泰胶囊、香芍颗粒等）对缓解血管舒缩症状有一定作用，适用于有激素治疗禁忌证或不愿接受激素治疗者。

（三）神经精神症状

首诊医生应密切关注就诊女性是否存在焦虑、抑郁的相关症状，建议围绝经期女性采用焦虑自评量表和抑郁自评量表初步评估自身精神状况，引导围绝经期女性主动向他人倾诉、沟通。有条件的医疗机构可根据情况适时对焦虑、抑郁者进行心理干预；症状明显尤其是有自杀倾向的患者，应及时转诊至精神专科明确诊断并治疗。

（四）泌尿生殖道症状

阴道干涩疼痛、尿频、尿急、性交痛是围绝经期及绝经后女性常见的泌尿生殖道萎缩症状，根据患者需求及全身状况，可选择局部雌激素治疗或系统应用绝经激素治疗。有激素治疗禁忌证者可选用阴道润滑剂改善症状。

围绝经期女性盆底支持组织及韧带松弛，易出现盆腔器官脱垂、压力性尿失禁等问题，建议至专科门诊评估盆底功能。发病早期可在盆底专科医生的指导下通过盆底肌肉训练改善症状，严重者需接受手术治疗。

（五）心血管症状

围绝经期女性如出现心悸、胸闷、血压波动等心血管系统症状，建议尽快至心脏内科检查评估，明确诊断后规范治疗。如排除心血管系统疾病，首先进行运动、饮食等生活方式指导，若同时合并潮热、出汗等全身症状可考虑药物治疗。

五、药物治疗

针对出现围绝经期综合征的女性，经过饮食、运动等生活方式的调整后症状无明显改善者，可考虑采用药物治疗。并非所有围绝经期女性均需接受药物治疗，首先应接受健康生活方式的指导。

（一）非激素治疗

对于绝经过渡期尚无月经紊乱但已有绝经相关症状、存在绝经激素治疗禁忌证或不愿接受绝经激素治疗的围绝经期女性，可采用非激素类药物治疗。目前中医药在临床上应用较多，有中医诊疗条件的医疗机构，建议转诊至中医门诊辨证论治，无中医诊疗条件或不愿接受方剂治疗者，可选择中成药治疗，常用药物包括坤泰胶囊、灵莲花颗粒、坤宝丸等。

（二）绝经激素治疗

1. 绝经激素治疗指导原则

（1）绝经激素治疗（MHT）为医疗措施，应在有适应证、无禁忌证、有主观意愿的前提下，尽早启动。

（2）对于年龄<60 岁或绝经 10 年内无禁忌证的女性（绝经过渡期和绝经后早期），MHT 用于缓解血管舒缩症状、减缓骨质丢失和预防骨折的获益风险比最高。

（3）有子宫的女性在补充雌激素的同时应加用足量、足疗程的孕激素保护子宫内膜。

（4）MHT 必须个体化。

（5）使用 MHT 的女性每年应至少接受 1 次全面的获益风险评估，目前尚无证据支持限制 MHT 的应用时间，只要有适应证、获益风险评估的结果提示获益大于风险即可继续使用。

（6）不推荐乳腺癌生存者全身应用 MHT。

（7）当全身应用 MHT 不能完全改善绝经生殖泌尿综合征（GSM）症状时，可同时加用局部雌激素治疗，仅改善 GSM 症状时建议首选阴道局部雌激素治疗。

（8）雌激素治疗可减少绝经相关腹部脂肪堆积，减少总体脂肪量，改善胰岛素敏感性，降低 2 型糖尿病发生风险。

2. 绝经激素治疗的适应证、禁忌证和慎用情况

MHT 是医疗措施，只在有适应证时才考虑应用。评估存在 MHT 禁忌证者，不建议全身应用 MHT。有 MHT 慎用情况的女性，应权衡利弊选择个体化的 MHT 方案，并加强监测和随访，力争获益大于风险。

（1）适应证：①绝经相关症状，如月经紊乱、潮热、多汗、睡眠障碍、疲倦、情绪障碍等；②生殖泌尿道萎缩相关问题，如阴道干涩，外阴阴道疼痛、瘙痒，性交痛，反复发作的萎缩性阴道炎，反复下尿道感染，夜尿、尿频、尿急等；③低骨量及骨质疏松症，如存在骨质疏松症的危险因素及绝经后骨质疏松症；④过早的低雌激素状态，如 POI、下丘脑垂体性闭经、手术绝经等。

（2）禁忌证：①已知或怀疑妊娠；②原因不明的阴道出血；③已知或可疑乳腺癌；④已知或可疑患性激素依赖性恶性肿瘤；⑤最近 6 个月内患活动性静脉或动脉血栓栓塞性疾病；⑥严重肝肾功能不全。

（3）慎用情况：①子宫肌瘤；②子宫内膜异位症和子宫腺肌病；③子宫内膜增生史；④有血栓形成倾向；⑤胆石症；⑥免疫系统疾病；⑦乳腺良性疾病、乳腺癌家族史；⑧癫痫、偏头痛、哮喘；⑨血卟啉病、耳硬化症；⑩现患脑膜瘤（禁用孕激素）。

3. 绝经激素治疗的方案选择

MHT 方案选择见图 11-1。

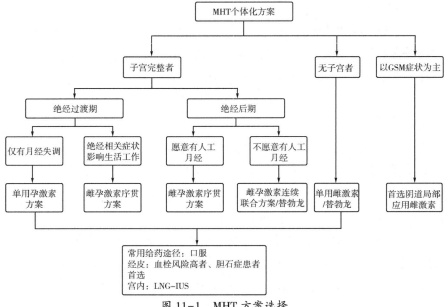

图 11-1　MHT 方案选择

4. 复诊及随访

MHT 复诊及随访流程见图 11-2。

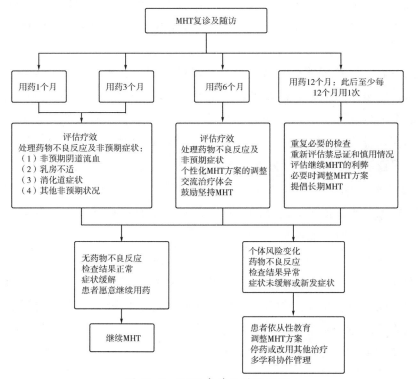

图 11-2　MHT 复诊及随访流程

（孔令伶俐、史洵玮）

参考文献

［1］ 中华预防医学会妇女保健分会更年期保健学组．更年期妇女保健指南（2015 年）［J］．实用妇科内分泌杂志（电子版），2016，3（2）：21-32.

［2］ 中华医学会妇产科学分会绝经学组．中国绝经管理与绝经激素治疗指南（2018）［J］．中华妇产科杂志，2018，53（11）：729-739.

［3］ 中华医学会妇产科学分会绝经学组．中国绝经管理与绝经激素治疗指南 2023 版［J］．中华妇产科杂志，2023，58（1）：4-21.

［4］ 中国营养学会．中国居民膳食指南（2022）［M］．北京：人民卫生出版社，2022.

［5］ 中国中华人民共和国国家卫生健康委员会．中国居民营养与慢性病状况报告（2020 年）［M］．北京：人民卫生出版社，2021.

［6］ 中华医学会骨质疏松和骨矿盐疾病分会．原发性骨质疏松症诊疗指南（2022）［J］．中华骨质疏松和骨矿盐疾病杂志，2022，15（6）：573-611.

［7］ 复方口服避孕药临床应用中国专家共识专家组．复方口服避孕药临床应用中国专家共识［J］．中华妇产科杂志．2015，50（2）：81-91.

［8］ 中国老年学和老年医学学会骨质疏松分会妇产科专家委员会与围绝经期骨质疏松防控培训部．围绝经期和绝经后妇女骨质疏松防治专家共识［J］．中国临床医生杂志，2020，48（8）：903-908.

［9］ 中华医学会妇产科学分会绝经学组．围绝经期异常子宫出血诊断和治疗专家共识［J］．协和医学杂志，2018，4（9）：313-319.

［10］ 中成药治疗优势病种临床应用指南标准化项目组．中成药治疗更年期综合征临床应用指南（2020 年）［J］．中国中西医结合杂志，2021，41（4）：418-426.

［11］ Pinheiro M M, Reis Neto E T D, Machado F S, et al. Risk factors for osteoporotic fractures and low bone density in pre and postmenopausal women［J］. Revista de saúde pública. 2010, 44（3）：479-485.

［12］ Baber R J, Panay N, Fenton A. 2016 IMS Recommendations on women′s midlife health and menopause hormone therapy［J］. Climacteric. 2016, 19（2）：109-150.

▶▶▶ 第十二章　女性高催乳素血症

第一节　概述

催乳素（PRL）是一种由垂体前叶的催乳素细胞合成和分泌的多肽蛋白，其分子结构包含 198 个氨基酸，相对分子质量在（22~100）×10³，催乳素的生理功能涉及多个系统，主要与乳腺发育和乳汁分泌有关。

催乳素的分泌呈现昼夜节律，夜间分泌水平高于白天，并且在睡眠—觉醒周期内有明显的变化。一般而言，催乳素在入睡后逐渐升高，醒前 1 小时达高峰，在醒后逐渐下降，全天低谷值通常出现在 10：00—14：00。

高催乳素血症（HPRL）是一种由下丘脑—垂体功能紊乱导致的疾病，该病在女性的发病率高于男性。高催乳素血症对人们的健康及生活质量造成严重影响，尤其在女性中，其主要表现为闭经、月经稀发、溢乳和不孕等症状，这些症状与催乳素对生殖系统的影响密切相关。了解催乳素的生理功能和高催乳素血症的症状及治疗方法，对于管理这一疾病至关重要。

第二节　病因

催乳素在正常情况下呈脉冲性释放，频率约 90 分钟 1 次，它的分泌受催乳素分泌释放因子（PRF）（如促甲状腺激素释放激素、5-羟色胺）和催乳素分泌释放抑制因子（PIF）（如多巴胺）的双重调节。当 PRF 和 PIF 调节失衡，导致催乳素分泌过度，则可以引起高催乳素血症。

一、生理性因素

比如运动、睡眠、进食、性生活、应激情况（如低血糖、外伤、手术、心肌梗死、晕厥等）、精神因素、生理现象（如黄体期、妊娠期、哺乳期）等，均可引起催乳素增多。

二、药物性因素

有些药物可拮抗 PIF，或者增加 PRF，从而降低多巴胺对 PRL 的抑制作用，导致 PRL 分泌增加（如表 12-1）。

表 12-1 常见的药物性因素及其作用

常见的药物性因素	作用
吩噻嗪类镇静药物	此类药物可通过与多巴胺受体相结合，达到降低多巴胺功效的作用，促使 PRL 分泌增加
儿茶酚胺消耗类药物	可通过消耗多巴胺使 PRL 分泌增多
雌激素及雌孕激素复合制剂	可作用于垂体催乳素细胞，促使 PRL 的合成、释放增加
阿片类药物	可通过降低下丘脑分泌多巴胺功能，促使 PRL 释放增加
三环类抗抑郁药	为选择性 5-羟色胺受体抑制剂，抑制 5-羟色胺的再吸收，促使 PRL 分泌增多

三、病理性因素

常见的病理性因素如表 12-2。

表 12-2 常见的病理性因素

常见的病理性因素	说明
垂体疾病（催乳素瘤、蝶鞍肿瘤等）	此类疾病可导致 Gn 分泌减少，而使 PRL 分泌增多
下丘脑、垂体柄疾病（结核、颅咽管瘤、头颅照射、垂体柄切除、空泡蝶鞍等）	切断了催乳素抑制因子对催乳素的抑制作用
甲状腺功能减退	可刺激促甲状腺激素释放激素、促甲状腺激素分泌增多，从而促使催乳素分泌
肝、肾功能异常	催乳素由肝脏降解、肾脏排泄，若肝、肾功能异常，导致降解和排泄减慢，则可导致催乳素水平升高
PCOS	雌激素刺激乳腺组织，导致催乳素的合成和分泌增加，另外，因其高胰岛素水平，可能直接促进腺垂体分泌催乳素
肢端肥大症	50% 的生长激素腺瘤可以伴有 HPRL
腹壁外伤	如手术或带状疱疹慢性刺激等
异位催乳素分泌增多	如支气管源性肿瘤、肾上腺样瘤等

四、特发性高催乳素

血清中催乳素水平增高，可能系下丘脑—垂体功能紊乱导致催乳素分泌增加，与妊娠、药物、垂体肿瘤或其他器质性病变无关。其中，大部分患者催乳素仅轻度增多，长期观察可恢复正常。

第三节　临床表现

一、月经改变

月经改变通常是由于 HPRL 影响了 HPO 轴的功能（图 12-1）。

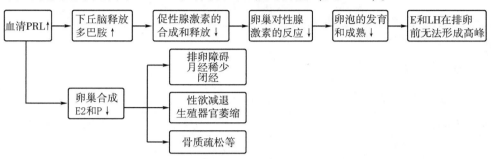

图 12-1　HPRL 对 HPO 轴的影响及结局

二、其他临床表现

HPRL 的其他临床表现如图 12-2。

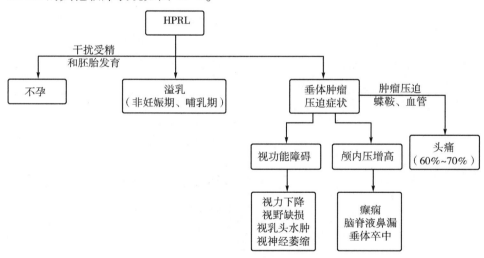

图 12-2　HPRL 的其他临床表现

第四节　诊断

一、询问病史

需对 HPRL 患者的生理性、药物性、病理性因素等多方面病史进行了解。如月经史、婚育史、既往史、手术史，以及出现溢乳的时间，是否使用相关药物治疗等，需重点了解。除此以外，采血时是否存在应激性因素（如情绪影响及精神刺激、运动、有无性生活及是否进行过盆腔检查等），亦应列为了解的病史范畴。

二、体格检查

1. 全身检查

需重点查看有无异常发育情况，比如肥胖、肢端肥大、黏液性水肿等，有无胸壁病变等。

2. 专科检查

重点查看有无溢乳症状及生殖器有无萎缩等，如有溢乳，应描述溢出物的性状和量。

三、实验室检查

1. 性激素测定

多表现为 FSH、LH 水平降低，PRL≥25 μg/L。血液采集要求：①早晨空腹或进食纯碳水化合物；②9:00—11:00 时采血为宜，采血前需先清醒，坐位休息半小时；③在采血过程中避免过多血管刺激。

2. 抗米勒氏激素测定

用以评估卵巢储备功能。

3. 其他检查

如甲状腺激素检测、肾上腺激素检测、妊娠试验、肝肾功能检测等。

四、影像学检查

MRI 用于诊断下丘脑—垂体病变（尤其是诊断垂体瘤）时，较 CT 更优。

五、眼科检查

了解视力有无下降、视野有无缺损、视乳头是否水肿、视神经是否萎缩等，可用于评估颅内肿瘤的大小及压迫部位。其中，视野缺损有定位意义，同时，视野检查也是判断疗效好坏的指标。

第五节　鉴别诊断

一、PCOS

症状以月经稀发最多见，其主要的病理生理特征为高雄激素血症、高胰岛素血症。部分 PCOS 患者可出现 PRL 轻度增高，非肥胖患者 LH/FSH≥2，睾酮水平正常或轻度升高,肥胖患者可出现糖代谢紊乱及脂代谢紊乱,血清中 E2 表现为中卵泡期水平,妇科超声可提示卵巢体积增大,为正常的 2~3 倍,蝶鞍区影像学检查无异常表现。

二、空泡蝶鞍

与垂体瘤症状相似而不易鉴别,但病情轻于垂体瘤,大部分患者内分泌检查无明显异常,蝶鞍区影像学检查可明确。

三、生长激素腺瘤

有典型的体型或外貌改变,如 15 岁以前的儿童患者,表现为巨人症,成人患者表现为肢端肥大症。垂体 MRI 可明确。多巴胺激动剂治疗后 PRL 水平可下降,但瘤体不减小。

第六节　治疗

一、药物性 HPRL

药物性 HPRL 诊治流程见图 12-3。

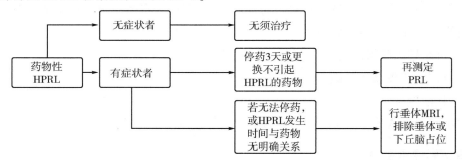

图 12-3　药物性 HPRL 诊治流程

二、垂体瘤、特发性 HPRL

治疗指征:垂体微腺瘤、特发性 HPRL 有症状者;垂体大腺瘤有压迫症状者;垂体腺瘤术后残留,或放疗后 PRL 水平仍高,症状持续存在者。

治疗目标:抑制异常泌乳,缩小瘤体,恢复正常月经和排卵,改善生育功能。

1. 药物治疗

(1) 多巴胺受体激动剂作为首选。常用药物有溴隐亭、卡麦角林、二氢麦角隐亭(表 12-3)。

表 12-3 几种常用多巴胺受体激动剂对比

药物名称	类型	药物优势	不良反应	服用方法	妊娠期用药
溴隐亭	多巴胺 D_1、D_2 受体激动剂	可抑制垂体 PRL 分泌和瘤细胞增殖，从而缩小瘤体	胃肠道反应和体位性低血压，如恶心、呕吐、头晕、头痛等	初始剂量为 1.25 mg/d，每 3~7 天增加 1.25 mg/d，直至有效剂量 5.0~7.5 mg/d，餐中服用。1 个月后复查 PRL	妊娠期可使用
卡麦角林	高选择性多巴胺 D_2 受体激动剂	作用时间更长，顺应性较溴隐亭好	不良反应更少	常用剂量为 0.5~2.0 mg，每周 1~2 次	无妊娠期使用资料
二氢麦角隐亭	高选择性多巴胺受体激动剂及肾上腺素能拮抗剂	疗效与溴隐亭相仿	几乎无体位性低血压出现，心血管副作用少于溴隐亭	初始计量为 5 mg，2次/日，餐中服用，1~2 周后根据 PRL 水平逐渐加量，直至 20~40 mg/d	无妊娠期使用资料

从表 12-3 可见，溴隐亭的安全性更确定，可能是更好的选择。

（2）溴隐亭减量与维持、随访及停药原则见图 12-4。

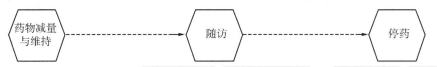

图 12-4 溴隐亭减量与维持、随访及停药原则

2. 手术治疗

包括经蝶窦入路手术治疗、经额入路开颅手术治疗。随着外科微创技术水平的提高，经蝶窦入路手术更精确、损伤更小、并发症更少。手术适应证如图 12-5。

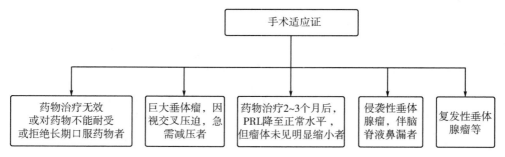

图 12-5　HPRL 手术治疗的适应证

3. 其他治疗方法

针对 HPRL 的其他治疗方法见表 12-4。

表 12-4　针对 HPRL 的其他治疗方法

治疗方法	说明
放射治疗	针对如下情况：①较大的、生长快、对周围组织有浸润和压迫的腺瘤患者；②手术后复发或手术不能完全切除腺瘤者；③拒绝手术或不适合手术者；④药物治疗无效或不能耐受药物者；⑤拒绝长期口服药物者；可采用重粒子照射、核素植入性照射、伽玛刀、质子射线等放射治疗
中药治疗	临床研究表明，麦芽中含有麦角类物质，可抑制催乳素分泌
高催乳素血症无排卵不孕患者的促生育治疗	可联合促进垂体 FSH、LH 分泌的药物治疗，但应注意监测，避免过度抑制 PRL，造成黄体功能不足，而影响受孕 ①氯米芬：用于下丘脑—垂体—卵巢轴有一定功能者 ②hMG、hCG：适用于口服氯米芬后促排卵无效者、行垂体手术或放疗后促性腺激素储备功能低下者
无生育要求的高催乳素患者治疗	有垂体手术或放疗史者，可能出现促性腺激素细胞储备受损，卵巢功能可能不恢复。故在溴隐亭治疗后血 PRL 降至正常水平但仍闭经者，应重点询问有无此类手术史 需复查性激素水平 6 项，若 PRL 基本正常，而 E2 低于早期卵泡水平，应全面权衡风险及收益，谨慎使用雌、孕激素补充治疗。若 E2 高于早期卵泡水平，则采用孕激素后半周期疗法预防子宫内膜增生过度

无论采用何种治疗方法，HPRL 患者均需长期随访。

第七节　高催乳素血症与妊娠

一、妊娠、哺乳对 PRL 瘤的影响及溴隐亭对胎儿的影响

催乳素瘤（PRL 瘤）是以催乳素分泌过量为特征的内分泌疾病，占垂体肿瘤的 50%。妊娠、哺乳对 PRL 瘤的影响及溴隐亭对胎儿的影响如图 12-6。

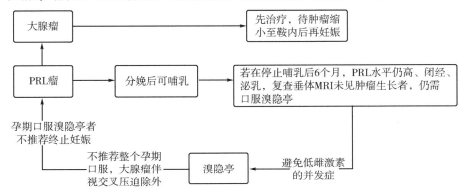

图 12-6　妊娠、哺乳对 PRL 瘤的影响及溴隐亭对胎儿的影响

二、HPRL 患者妊娠期的管理

HPRL 患者妊娠期的管理如图 12-7。

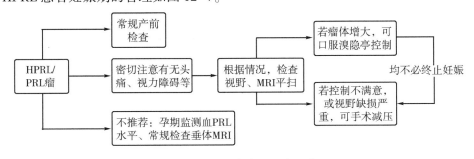

图 12-7　HPRL 患者妊娠期的管理

（吴玲姣）

参考文献

[1] 秦辛玲，石青峰．高催乳素血症实验诊断研究进展[J]．医学理论与实践，2011，24（14）：1652-1653.

[2] 吴韬，杜俊文，任巧华．高泌乳血症的临床观察[J]．上河北医药，2011，33（14）：2167-2168.

[3] 林金芳．女性高催乳素血症诊治的共识、争议及循证研究方向[J]．上海医学，2008，31（2）：

81-82.

［4］梁国新. 高催乳素血症的药物治疗进展［J］. 中国老年保健医学，2010，8（2）：36-37.

［5］杨冬梓. 高催乳素血症与闭红［J］. 中国实用妇科与产科杂志，2008，24（12）：893-895.

［6］曹泽毅. 中华妇产科临床版［M］. 北京：人民卫生出版社，2010.

［7］邢福祺，刘芸. 高催乳素血症的诊断与治疗［J］. 中国实用妇科与产科杂志，2001，17（4）：
217-218.

［8］傅佳峰，诸葛启钏. 垂体催乳素腺瘤的治疗进展［J］. 国际神经病学神经外科学杂志，32（6）：
558-561.

［9］赵福玉 韩力. 中药治疗高催乳素学症的临床研究［J］. 中国妇幼保健，2001，16（11）：690-691.

［10］杨国晶，高霞，陈歆，等. 中药治疗特发性高催乳素血症临床观察［J］. 激光杂志，2004，25
（4）：96-97.

［11］张以文. 溴隐亭治疗高催乳素血症性无排卵141例分析［J］. 河北医药，1991，13（2）：98-100.

［12］殷冬梅，阮祥燕. 克罗米芬联合溴隐亭促排卵临床观察［J］. 生殖与避孕，2012，32（7）：
490-493.

［13］李承慧. 高催乳素血症诊治进展［J］. 国外医学妇产科学分册，2001，28（3）：161.

［14］《高催乳素血症诊疗共识》编写组. 高催乳素血症诊疗共识［J］. 中华妇产科杂志，2009，449：
712-718.

［15］中华医学会妇产科学分会内分泌学组. 女性高催乳素血症诊治共识［J］. 中华妇产科杂志，
2016，51：161-168.

［16］Melmed S，Kleinberg D. Anterior pituitaryl［M］// Kronenberg H M，Melmed S，Polonsky K S，et
al. Williams textbook of endoerinology. 11 th ed. Philadelphia：Saunders Elsevier，2008.

［17］Bonert V S，Melmed S. Acromegaly with moderate hyperprolactinemia caused by an intrasellar macroad-
enoma［J］. Nat Clin Pract Endocrinol Metab，2006，2（7）：408-412.

［18］Seri O，Chick C L，Ur E，et al. Diagnosis and management of hyperprolactinemia［J］. CMAJ，2003，
169（6）：575-581.

［19］Melmed S，Casanueva F F，Hoffman A R，et al. Diagnosis and treatment of hyperprolactinemia：an en-
docrine society clinical practice guidelinel［J］. Clin Endoerinol Metab，2011，96（2）：273-288.

［20］McKenna T J. Should macroprolactin be measured in all hyperprolac tinaemic sera？［J］. Clin Endocrinol
（Oxf），2009，71（4）：466-469.

第十三章　早发性卵巢功能不全

第一节　定义

　　早发性卵巢功能不全（POI）是指年龄<40 岁、月经稀发或停经至少 4 个月、至少 2 次血清 FSH>25 IU/L（间隔 4 周以上）、生育力降低和雌激素波动性下降的一种疾病。其发病率在 1%~4%，呈上升趋势，实际发病率可能比报道的发病率更高。在 40 岁以下的女性群体中，POI 的发病率大约是 1%；在 30 岁以下的女性群体中，这一比例约为 0.1%；在 20 岁以下的女性群体中，这一比例约为 0.01%。POI 是一种严重危害妇女生殖健康的疾病，不仅会降低生育能力，还会引起潮热、盗汗、情绪和睡眠障碍、关节和肌肉疼痛等低雌激素水平相关的症状。此外，它还可能合并绝经期生殖泌尿综合征，并且远期患骨质疏松症、心血管系统疾病和阿尔茨海默病等中枢神经系统疾病的风险和全因死亡率也会增加。在 2008 年以前，POI 主要是用卵巢早衰（POF）这一术语来描述。由于当时按 POF 诊断的患者部分在确诊后仍有排卵和受孕的可能，所以 POI 成为更适用的术语。POI 并不是过早绝经，超过 25% 的女性卵巢功能可恢复。因此，欧洲人类生殖与胚胎学会于 2016 年正式将 POF 的名称更改为 POI。基于我国临床诊疗专家共识，以有无自发性月经史为依据，将 POI 划分为原发性 POI 和继发性 POI 两类。

第二节　病因

　　随着对卵泡发生、发育、成熟及凋亡的分子遗传学研究的深入，人们对 POI 的病因学有了更新的理解。POI 的发生主要与遗传因素、免疫因素、感染因素、医源性因素和患者的生活环境等息息相关。然而，近 50% 的 POI 具体病因仍尚不清楚，属于特发性 POI。

一、遗传因素

　　在 POI 的众多病因中，遗传因素占 20%~25%，而在特发性 POI 患者群体中，30%以上存在早绝经或有 POI 家族史的情况。与遗传有关的因素主要包括染色体数目和结构异常及基因突变。

二、免疫因素

有4%~30%的POI患者显示出免疫系统异常。在卵巢生理学中，免疫系统担当了至关重要的角色。自身免疫性疾病可以引起卵巢损伤或产生卵巢组织的自身抗体，从而造成卵巢功能下降。甲状腺功能减退、自身免疫性肾上腺功能不全和自身免疫性原发性慢性肾上腺皮质功能减退症等是与POI相关的常见自身免疫性疾病。

三、感染因素

POI的发生与流行性腮腺炎、肺结核、水痘、疟疾及巨细胞病毒、单纯疱疹病毒、人类免疫缺陷病毒感染等众多感染因素紧密相关，但其确切的作用机制还没有被完全揭示。

四、医源性因素

主要是手术和放化疗。手术可能会对卵巢组织造成损伤，影响卵巢血供，导致POI的发生。化疗药物可对卵巢间质和血管系统造成损害，并对卵巢储备功能带来不利影响，损害卵泡的正常发育。化疗药物对卵巢功能的影响与患者年龄、药物种类、给药剂量及用药时间有着紧密的联系。卵巢功能受到放疗损害的程度是由患者的年龄、照射剂量及照射的具体位置共同决定的。

五、环境因素

杀虫剂、异种雌激素和塑化剂等具有生殖毒性的化学物质，都可能对卵巢功能产生不良影响。烟草中所包含的尼古丁、芳香烃等物质有可能会引起雌、孕激素水平的波动、成熟卵泡数量的减少及卵母细胞的凋亡。

六、其他因素

精神因素是POI的高危因素。心情抑郁、精神创伤及精神脆弱者长期在不良情绪的刺激下，中枢神经系统与HPO轴功能紊乱可能导致FSH和LH异常分泌，从而引发排卵障碍、闭经和POI等问题。

第三节　临床表现及辅助检查

一、症状

原发性和继发性POI的症状见表13-1。

表 13-1 原发性和继发性 POI 的症状

症状	具体表现
月经改变	原发性 POI 的显著特点是原发性闭经 继发性 POI 患者陆续出现月经周期不规律、经量减少、闭经等症状
生育力下降	女性的生育力明显降低；在初期阶段，因偶发排卵，仍有自然妊娠的可能，但胎儿出现染色体异常、自然流产的风险上升
雌激素水平降低	原发性 POI 的特征是第二性征未发育或发育不良 继发性 POI 患者可能出现潮热、生殖道干涩、骨质疏松、情绪变化等

二、体征

大多数患有 POI 的女性没有确定的病因，因此检查结果可能基本正常或略有异常（表 13-2）。

表 13-2 原发性和继发性 POI 的体征

类型	体征
原发性 POI	第二性征发育不良，体态和身高异常
继发性 POI	体格和第二性征通常正常，但也可能出现乳房、外阴、阴道萎缩及阴毛、腋毛脱落等

三、辅助检查

POI 辅助检查方法见表 13-3。

表 13-3 POI 辅助检查方法

辅助检查	相关检查及结果
基础生殖激素检查	①FSH>25 IU/L（在月经周期的第 2~4 天，或者在闭经的情况下检测） ②血清雌二醇>183 pmol/L（即 50 pg/mL） ③血清 AMH≤7.85 pmol/L（即 1.1 ng/mL）
盆腔 B 超检查	双侧卵巢较小，双侧卵巢直径为 2~10 mm 的窦卵泡数量之和<5 个
遗传、免疫相关的检查	染色体核型分析，有条件时应用全基因组关联分析或二代测序技术 检测 21-羟化酶抗体、甲状腺相关抗体、肾上腺相关抗体等

第四节 诊断及鉴别诊断

任何年龄小于 40 岁、月经不规则的女性都应考虑 POI。临床医生应尽早完善性激素、AMH 和窦卵泡的检查，充分评价其卵巢功能。

一、诊断

可通过以下指标进行诊断：

（1）年龄<40 岁。

（2）月经稀发或停经 4 个月以上。

（3）血清基础 FSH>25 IU/L（进行两次检测，时间间隔应超过 4 周）。

二、鉴别诊断

需与妊娠、甲状腺疾病、多囊卵巢综合征、雄激素不敏感综合征、下丘脑性闭经、垂体性闭经、子宫性闭经、生殖道发育异常等疾病进行鉴别。

第五节　治疗

POI 对女性健康的影响是多方面的，其确切的发病机制尚不明确，尚无确切有效的恢复卵巢功能的方法。因此，早治疗 POI 对于改善患者的生殖结局、减少远期并发症、提高患者的生命质量至关重要。目前的主要措施是对症处理，治疗原则为：调整月经，缓解症状，提高生命质量，解决生育难题，减少长期健康问题及远期并发症。此外，要加强对患者及其家属的健康教育、心理辅导，注意定期体检，预防远期疾病的发生。

一、一般管理

缓解心理压力，告知患者尤其是年轻患者，仍有排卵、自然妊娠的机会。焦虑、抑郁等精神症状严重者应接受心理咨询和治疗。健康饮食、规律作息、戒烟，避免接触生殖毒性物质，保持乐观、积极的态度。适当补充钙剂及维生素 D。

二、遗传咨询

对于有家族遗传史的这部分 POI 人群应进行遗传咨询，筛选出与 POI 相关的易感基因，目的是为了识别 POI 高风险人群，提前制定器官功能保护策略。对于携带易感基因的年轻女性应建议尽早生育或进行生育力保存。

三、激素补充治疗

除非患者有激素治疗的禁忌证，否则应在确诊时就开始采用 HRT。HRT 不仅能够改善 POI 患者潮热、盗汗、阴道萎缩等与低雌激素相关的症状，而且对于维持骨骼、心血管及神经系统的健康具有重要意义。有研究显示，HRT 可作为心血管疾病及骨质疏松症的一级预防措施。不过，对于已经有骨质疏松的 POI 患者来说，抗骨质疏松治疗也要同时进行。

表 13-4　原发性和继发性 POI 的 HRT 方法

类型	HRT 方法
原发性 POI	推荐从 11~12 岁开始进行低剂量雌激素补充，鼓励持续治疗至女性平均自然绝经年龄，即 50 岁左右 起始剂量为成人生理剂量的 1/8~1/4，然后每 6 个月增加 1 次剂量，2~3 年逐步达到成人生理剂量 必要时可联合使用生长激素，促进身高的生长 在开始雌激素治疗 2 年后或有突破性出血发生时，考虑加用孕激素（即雌孕激素序贯治疗），模拟自然周期
继发性 POI	①单纯雌激素治疗：戊酸雌二醇 2 mg/d、17β-雌二醇 2 mg/d、雌二醇凝胶 1.5 mg/d 或半水合雌二醇皮贴 50 μg/d，持续给药 ②雌孕激素序贯治疗：在雌激素治疗时每周期添加孕激素 10~14 天。一般情况下，患者对复方制剂的依从性比单药的配伍要好很多，建议应用复方制剂，POI 患者更建议应用 2 mg 的雌激素 ③雌孕激素连续联合用药：因易出现突破性出血，在临床实践中，通常不推荐雌孕激素连续联合治疗方案 ④阴道局部雌激素的应用：如果仅仅只是为了减轻泌尿生殖道萎缩的症状，可以采用阴道局部用药。用法：每天一次，连用 2 周，待症状好转后，再改为每周用药 2~3 次，长时间（＞1 年）单独应用者应注意监测子宫内膜的情况

四、非激素治疗

非激素治疗的相关临床研究数据较少，仅作为辅助治疗。

（1）植物类药物：包括黑升麻异丙醇和升麻乙醇的萃取物。

（2）植物雌激素：其中以杂环多酚类为主。

（3）中医中药：中医草药、耳穴贴压、针灸、物理治疗、按摩等。

五、生殖治疗策略

POI 患者的生育问题面临许多困难及挑战。目前临床上缺乏有效的恢复 POI 患者卵巢功能的方法，大多数研究表明，女性确诊 POI 后的自然妊娠率在 5%~15%。对于 POI 患者的生育问题，无论是通过自然妊娠还是辅助生殖技术治疗，其疗效均无定论。

（一）辅助生殖技术治疗

目前尚无最佳的用药方案。各种预处理和辅助抗氧化制剂的疗效尚待验证。赠卵体外受精—胚胎移植是目前大多数 POI 患者实现生育的唯一可行的治疗方法，妊娠率接近于常规体外受精—胚胎移植。

（二）生育力保存

针对有可能因某些疾病或治疗而损害卵巢功能的 POI 高风险人群，进行生育力保存十分重要。目前常用的生育力保存方法有胚胎冻存、成熟卵母细胞冷冻和卵巢组织冷冻等。

第六节 预防

POI 是一种多因素参与的疾病，其发病机制涉及多个环节，POI 的预防应根据其不同的病因及影响因素、发病机理及病理阶段，采用适当的综合性预防和治疗方法。

一、健康的生活方式

均衡饮食、戒烟限酒、保证充足的睡眠和适量的运动、避免接触有害物质等对延缓卵巢功能减退有一定的帮助。

（一）饮食

通过对动物的实验研究，发现能量限制能够对卵泡的生长过程产生影响，从而延长卵泡的生长周期，维持生殖细胞的储备，并延缓卵巢的老化过程。POI 的治疗要以均衡饮食为主，辅以优质蛋白，合理控制能量的摄入，维持正常体重。《中国居民膳食指南（2022）》提出建议，坚持以谷物为主要成分的均衡膳食，每天应该摄入超过 12 种不同的食物，每周超过 25 种，可进行适当的组合。

（二）运动

运动对生殖功能的影响是双向的，持续并规律地进行适度的锻炼可以保护卵巢的功能并延缓其衰老，但过度的剧烈锻炼可能会引起氧化应激，从而对卵巢功能产生不良影响。在一项关于特发性 POI 患者间歇性卵巢功能恢复可能性及其相关影响因素的研究中发现，每周至少进行 1.5 小时以上的体育锻炼，对改善特发性 POI 患者的卵巢功能有一定的帮助。《中国人群身体活动指南（2021）》推荐 18~64 岁的成年人每周进行 2.5~5 小时的中等强度有氧运动或 75~150 分钟的高强度有氧运动，或者进行等量的中等强度和高强度有氧运动的组合，每周至少进行两天的肌肉力量锻炼。锻炼身体要量力而行，不要盲目地去做，一定要按照自己的身体状况进行适当的锻炼，这样才不会导致运动性损伤。

（三）睡眠

充足的睡眠有助于机体恢复到正常的生理状态，如果出现睡眠障碍，可能会打乱身体的生物钟，造成 HPO 轴的功能失调，进而对生育能力产生不良影响。通过对动物和人群的实验研究，发现生物节律的紊乱和睡眠障碍可能会加速卵巢的衰老过程，进而诱发 POI；POI 患者由于雌激素水平的降低，更容易出现如血管舒缩和情绪障碍等症状，这将进一步加剧睡眠障碍，形成恶性循环。睡眠障碍与 POI 之间存在一定的因果关系，因此要保证足够的睡眠，确保身体得到充分的休息，以恢复其正常的生理功能，特别是对年轻女性而言。但是，由于现代社会的快节奏生活、日益增长的工作和学习压力，再加上电子设备的大量使用，年轻人的睡眠时长有所减少，导致睡眠问题的发生率逐渐上升。《中国睡眠研究报告（2022）》指出，22:00—23:00是人们最理想的入睡时间，每天的睡眠时间保持在7~8个小时是最佳的。

（四）戒烟

烟草中包含4 000多种化学成分，包括烃类、醇类、酚类、乙醛及重金属等。大量研究表明，长期烟草暴露可能会降低女性的生育能力，并对卵巢储备功能产生不良影响。在一项关于环境污染物如何影响POI的研究中，研究者发现邻苯二甲酸盐、双酚A、农药和烟草等多种有害物质可能导致卵巢早衰，并可能使女性的绝经年龄提前。这些有害物质的作用机制可能与卵泡的异常发育有很大关联。另外，吸烟对卵巢功能产生的影响与剂量呈正比。Fleming等人的研究证实，并非只有直接的吸烟，间接的烟草暴露也与早绝经有关联。可见，吸烟对卵巢的功能造成显著的负面影响，因此，女性在戒烟的同时，也应避免被动吸烟。

（五）限酒

酒精与卵巢功能之间的关系比较复杂。Westhoff等人的研究表明，过度饮酒可能会直接对卵巢功能造成损害，导致卵巢皱缩和卵泡数量下降。近年来随着人们生活水平提高，饮酒人数也在增加，我国有学者对影响中国女性自然绝经年龄的潜在可变因素进行了研究，发现偶尔饮酒的女性绝经年龄更有可能推迟。在探讨饮酒与卵巢功能之间的关系时，需综合考虑饮酒量及饮酒时间的长短，适量的饮酒可能对卵巢功能起到某种保护作用，但年轻女性应避免过度饮酒，以免诱发POI。

（六）良好的心态与心理干预

不良情绪刺激可诱发高促性腺激素水平，使卵巢功能受到抑制，从而加速卵巢衰老。因此，要避免由于精神压力而引起POI。患者要尽可能保持积极和愉悦的心态，社会和心理方面的支持可以减轻患者的焦虑和紧张情绪，有助于延缓卵巢功能的减退。

（七）定期体检

除进行定期的常规体检之外，还需要对POI患者的骨密度进行持续的动态监测，以便尽早发现骨质疏松症；对于低骨量人群，建议给予HRT及补充钙和维生素D，并调整生活习惯，以防止骨质疏松症。在预防中除了早期筛查外，还应注意其与多种危险因素存在复杂的关系，如年龄增长、吸烟、饮酒、高血压、糖尿病等。对于已经患有骨质疏松症的POI患者，可以考虑使用其他药物进行联合治疗，并且每年都要对相关指标进行检测来评估心血管疾病的发生风险。

二、医源性POI的防护

手术、放化疗是医源性POI的主要原因，在预防和治疗方面，主要应侧重于预防措施。因此，在开始治疗之前，需要对卵巢的功能进行深入评估，采取相应的防护措施确保卵巢组织得到适当的保护，这对避免治疗行为造成的卵巢损伤具有重要意义。在已发生医源性 POI 的情况下，要尽可能保护或者保存其生育力，最大限度帮助患者保留生育功能。

当女性出现相关症状并寻求医疗帮助时，可能为时已晚。因此，及时对卵巢功能进行检查是十分必要的，可以及早发现卵巢储备功能减退，从而采取相应措施予以干预和治疗，以保证其生活质量。当病情进展至 POI 阶段，目前在临床实践中还没有找到能够有效恢复或改善卵巢功能的方法。在未进展到 POI 阶段之前接受促排卵治疗者，卵巢排卵功能的恢复率高于在发生 POI 后接受治疗的患者。故对卵巢功能减退的女性，应尽早识别出相关症状并进行早期干预，对于有生育需求的女性，应尽早进行促进生育力的治疗。鉴于 POI 对患者的心理、生理健康、生育前景及远期的骨骼和心血管健康都具有显著的影响，我们应该全方位地提升 POI 的诊断和治疗能力。及时的诊断不仅可以帮助患者尽早做出有关生殖目标的决定，还可以为其提供保存生育力的机会；早期开始治疗可以避免低雌激素带来的远期并发症，对于那些有生育需求的患者，通过合理地利用辅助生殖技术，并辅以 HRT 和各种预处理药物进行全面的治疗，能够改善她们的生殖预后，同时也能提高她们的生活质量。

（唐露）

参考文献

[1] 中华医学会妇产科学分会绝经学组. 早发性卵巢功能不全的临床诊疗专家共识（2023 版）[J]. 中华妇产科杂志，2023，58（10）：721-728.

[2] 谢辛，孔北华，段涛，等. 妇产科学[M]. 9 版. 北京：人民卫生出版社，2018.

[3] 郁琦，唐瑞怡. 全方位提升早发性卵巢功能不全的诊治水平[J]. 中国实用妇科与产科杂志，2023，39（9）：865-868.

[4]《营养学报》编辑部.《中国居民膳食指南（2022）》在京发布[J]. 营养学报，2022，44（6）：521-522.

[5] 马颖，李威，张淑兰. 早发性卵巢功能不全的一般管理[J]. 中国实用妇科与产科杂志，2023，39（9）：902-906.

[6]《中国人群身体活动指南》编写委员会. 中国人群身体活动指南（2021）[J]. 中华流行病学杂志，2022，43（1）：5-6.

[7] European Society for Human Reproduction and Embryology（ESHRE）Guideline Group on POI, Webber L, Davies M et al. ESHRE Guideline：management of women with premature ovarian insufficiency[J]. Hum Reprod，2016，31（5）：926-937.

[8] Welt C K. Primary ovarian insufficiency：a more accurate term for premature ovarian failure[J]. Clin En-

docrinol（Oxf），2008，68（4）：499-509.

[9] Menezo Y，Dale B，Elder K. The negative impact of the environment on methylation/epigenetic marking in gametes and embryos：A plea for action to protect the fertility of future generations［J］. Mol Reprod Dev，2019，86（10）：1273-1282.

[10] Verrilli L. Primary Ovarian Insufficiency and Ovarian Aging［J］. Obstet Gynecol Clin North Am，2023，50：653-661.

[11] Hamoda H，British Menopause Society and Women's Health Concern. The British Menopause Society and Women's Health Concern recommendations on the management of women with premature ovarian insufficiency［J］. Post Reprod Health，2017，23（1）：22-35.

[12] Luo L L，Chen X C，Fu Y C，et al. The effects of caloric restriction and a high-fat diet on ovarian lifespan and the expression of SIRT1 and SIRT6 proteins in rats［J］. Aging Clin Exp Res，2012，24（2）：125-133.

[13] Du J，Wang X，Wei M，et al. The probability and possible influence factors of intermittent ovarian function recovery in patients with premature ovarian insufficiency［J］. Reprod Biomed Online，2022，45（6）：1275-1283.

[14] Li Y，Cheng S，Li L，et al. Light-exposure at night impairs mouse ovary development via cell apoptosis and DNA damage［J］. Biosci Rep，2019，39（5）：BSR20181464.

[15] Stock D，Knight J A，Raboud J，et al. Rotating night shift work and menopausal age［J］. Hum Reprod，2019，34（3）：539-548.

[16] Sun J，Fan Y，Guo Y，et al. Chronic and Cumulative Adverse Life Events in Women with Primary Ovarian Insufficiency：An Exploratory Qualitative Study［J］. Front Endocrinol（Lausanne），2022，13：856044.

[17] Ates S，Aydın S，Ozcan P，et al. Sleep，depression，anxiety and fatigue in women with premature ovarian insufficiency［J］. J Psychosom Obstet Gynaecol，2022，43（4）：482-487.

[18] Vabre P，Gatimel N，Moreau J，et al. Environmental pollutants，a possible etiology for premature ovarian insufficiency：a narrative review of animal and human data［J］. Environ Health，2017，16（1）：37.

[19] Fleming L E，Levis S，LeBlanc W G，et al. Earlier age at menopause，work，and tobacco smoke exposure［J］. Menopause，2008，15（6）：1103-1108.

[20] Westhoff C，Murphy P，Heller D. Predictors of ovarian follicle number［J］. Fertil Steril，2000，74（4）：624-628.

[21] Wang M，Kartsonaki C，Guo Y，et al. Factors related to age at natural menopause in China：results from the China Kadoorie Biobank［J］. Menopause，2021，28（10）：1130-1142.

▶▶▶ 第十四章 不孕症与辅助生殖技术

近年来，许多家庭有了再次生育的需求，但同时因不孕症就诊的患者逐渐增多，且不孕症的诊治现状并不乐观。由于患者对妊娠结局的急迫期望，往往因盲目就医、重复检查、病因不明确、治疗不规范而造成诊治时间延长、加重心理及经济负担，还有可能增加医源性损伤，延误甚至丧失最佳治疗时间。因此，不孕症的规范化诊治越来越受到重视。

总的来说，不孕症是一组由多种病因导致的生育障碍状态，在世界范围内发病率为 10%~15%，是一个全球性的涉及医学、社会学、伦理学、经济学和心理学等多维度的问题。近年来，随着对不孕症的研究不断加深和辅助生殖技术的迅猛发展，如何帮助众多不育夫妇获得后代，如何规避相关伦理和法律问题，如何加强管理和不断规范诊疗流程，已逐渐成为生殖健康管理领域亟待解决和重视的问题。

第一节 不孕症

一、定义

不孕症是一种由多种病因导致的生育障碍状态，指一对有正常性生活的配偶没有采取任何避孕措施≥12 个月，仍未能获得临床妊娠，属于生殖健康不良事件。

不孕症定义中的几个概念需说明。

（1）临床妊娠：指有妊娠的临床征象，超声检查证实存在妊娠囊。异常的临床妊娠包括：流产、早产、死胎、死产、异位妊娠（包括宫颈妊娠、子宫切口瘢痕妊娠）、胚胎停止发育等，但不包括生化妊娠。

（2）正常性生活：也称规律性生活，指每 2~3 天一次性生活，对成功受孕最有利，不推荐限定在排卵期进行性生活。

（3）对不孕时间的确定：1 年为推荐开始进行相关检查的时限。但是，对已知不孕原因者，不考虑时间问题，应尽早诊治。年龄是女性生育力评估的独立危险因素，因此有专家提出，年龄<35 岁者，可在 1 年未孕后开始生育力评估；≥35 岁女性，生

育力评估可在 6 个月未孕后开始；>40 岁女性，应即刻评估。

二、病因及分类

不孕症可依据病史或病因分类（如图 14-1 所示）。

病史分类依据为男女双方既往与性伴侣有无临床妊娠史，病因分类进一步细化（如图 14-2 所示）。

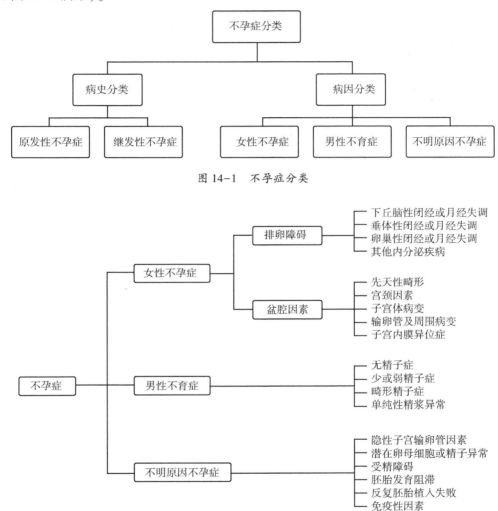

图 14-1　不孕症分类

图 14-2　不孕症的病因分类

在不孕症的病因分类中，不明原因不孕症（UI）是指通过一系列常规检查评估后仍无法明确病因的不孕状态，占不孕症的 10%~30%。没有采取任何避孕措施、有正常性生活至少 1 年未获得临床妊娠的夫妻双方，进行全面的检查和评估（包括女方的输卵管造影、子宫内膜活检、激素水平检测和男方的精液分析、精子抗体检测等），未找到明显的不孕原因者，即可诊断为不明原因不孕症。不明原因不孕症是一种生育能力低下的状态，属于排除性诊断。

三、诊断

通过详细询问病史即可对不孕症做出初步诊断。

寻找病因，才是不孕症诊断环节中最重要的部分。不孕症的各种病因可独立存在，亦可同时存在，应有计划、有步骤、系统又全面地进行检查，以便后期根据病因进行针对性治疗。同时，应对男女双方情况进行综合评估，男方精液检查相对较简单，应首先检查，如有异常，应先行治疗。

（一）女性不孕症

1. 病史采集

对于不孕症，要做到精细化管理，应高度重视病史采集，包括年龄、月经史、性生活史、生育史（妊娠数、妊娠结局、早期/晚期流产、异位妊娠、葡萄胎等）、全身性疾病史、手术史、药物史及可能对生育有不良影响的其他因素（表14-1）。通过对病史的详细询问和全面分析，可对是否存在导致不孕的因素做出初步判断。此时也是进行孕前健康宣教和遗传性疾病筛查的节点。

表14-1 女性不孕症病史采集重点

病史内容		内容说明
备孕史	当前备孕情况	未避孕时间 性生活频率 使用的排卵监测方法和结果 是否存在性功能障碍：性欲减退、性交困难、阴道痉挛等 性伴侣是否为生殖努力贡献了精子
	既往备孕情况	之前尝试受孕的时间 之前未采取避孕措施或采用低效避孕措施的时间（安全期/体外射精） 先前的生育力评估或治疗
	注意事项	可能会错误地把备孕时间定义为：认真努力准备怀孕的时间，而不是所有没有采取避孕措施的主动性行为时间 性生活频率可能随时间而改变（两地分居） 如果使用尿LH试纸，先评估患者是否成功检测到排卵高峰 如果使用App监测排卵，讨论在准确预测生育窗口方面的局限性（规律月经周期）

病史内容		内容说明
妇科情况	月经史	月经初潮年龄 月经周期，经期持续时间，经量 是否有排卵期出血、痛经、经前期紧张
	一般妇科病史	宫颈癌筛查史，包括相关治疗 避孕药具的使用类型和持续时间 性传播疾病和/或盆腔炎性疾病 性交困难或慢性盆腔痛
	注意事项	如果月经初潮年龄<8岁或>14岁，是否进行了评估，是否为自发产生 如果月经周期<21天或>35天或有显著变化时，需要进行系统检查：甲状腺情况、多毛症、视野缺陷、溢乳、压力、饮食和运动习惯、血管舒缩障碍 如果有异常子宫出血，是否进行了检查并做出了诊断 有没有接受过宫颈切除术
产科情况	妊娠总数及结局	生化妊娠、临床妊娠流产、着床部位不明、人为终止妊娠、异位妊娠、死胎、活产
	与现任和前任的妊娠情况	
	其他助孕治疗所需的详细资料	
	产科并发症	妊娠糖尿病、妊娠高血压疾病、早产、胎盘疾病、宫内生长受限
	子代先天性疾病或出生缺陷	
	注意事项	活产以外的妊娠结局需要询问相关检查
既往病史	既往疾病和手术史	内科疾病，特别关注内分泌、自身免疫、遗传、精神或恶性疾病
		内分泌系统病史，包括甲状腺疾病、溢乳和多毛症
		既往住院病史
		外科手术史
	药物治疗与过敏史	使用促性腺激素药物或放射治疗情况
		目前的用药，包括任何补剂
		已知的药物过敏反应和反应类型
	注意事项	如果诊断为内分泌疾病，目前情况、用药及最近的激素检测结果
	家族史	家族成员是否有以下病史：遗传性疾病、内分泌疾病、出生缺陷、发育迟缓、不孕症、早绝经（<40岁）、反复流产、遗传性癌症综合征

病史内容		内容说明
既往病史	个人史	职业和潜在的有毒有害物质接触
		使用烟草、酒精等
		心理、身体和/或性创伤史
		性别认同
		种族和民族
		饮食及运动习惯
	注意事项	如果已知或怀疑有异常家庭性疾病史，画家系图并评估患者是否进行了携带者检测，转诊遗传咨询
		如果有发育迟缓的家族史，则评估该个体是否患有脆性 X 染色体综合征
		如果有不孕症家族史，评估是否有已知的相关诊断
		如果有早绝经家族史，评估是否有已知的自身免疫或遗传原因

2. 体格检查

不孕症的体格检查以发现影响生育或生殖潜能的病变为目标。

（1）全身查体：应关注体格发育、营养状况评估、有无甲状腺肿大、有无雄激素过多体征（多毛、痤疮、狐臭等）、有无黑棘皮症及第二性征发育情况等。

（2）专科检查指妇科双合诊或三合诊检查：常规了解女性外阴发育情况，还应特别注意下腹部有无压痛及反跳痛、是否扪及包块，双侧附件区有无增厚及牵拉痛或扪及包块，子宫骶韧带根部或子宫直肠陷凹是否扪及触痛性结节。

3. 辅助检查

辅助检查项目包括盆腔超声检查、卵巢功能检查、输卵管通畅度检查及宫腔镜、腹腔镜检查等，但并非每一个不孕症患者都需要把所有的检查完成。根据病史采集和体格检查中发现的线索提示，有目的地选择针对性检查项目，检查顺序因病史而异，同时还应遵循简便检查在先，侵入性及价格昂贵的检查在后的原则。

（1）盆腔超声检查

经阴道的盆腔超声检查，被推荐作为女性不孕症的常规检查。检查的具体内容如下。

①子宫大小、形态、位置，结构有无异常，测量子宫内膜的厚度和分型，宫腔有无占位性病变（子宫内膜息肉、黏膜下子宫肌瘤等），占位的大小、与宫腔的关系，子宫内膜线是否有受压变形或移位等；有无宫腔粘连、子宫畸形或子宫内膜瘢痕化的可能。

②卵巢基础状态的评估：包括测量卵巢的体积和双侧卵巢内直径为 2~9 mm 的窦卵泡计数（表 14-2）。

表 14-2　窦卵泡计数及临床意义

窦卵泡总数（2~9 mm）	临床意义	备注
双侧≥9 个且单侧均<12 个	正常	不单独作为评估指标，需多次复查并结合血清学指标综合判断
单侧≥12 个	多囊卵巢	
双侧总数<5~7 个	卵巢功能减退	

③卵巢内、外有无包块样结构及其回声、形状、大小，即初步判断有无卵巢囊肿或肿瘤可能，有无输卵管积水、积脓可能。

（2）卵巢功能检查

卵巢功能检查包括基础体温监测、宫颈黏液检查、子宫内膜活组织检查、B 超监测排卵、性激素测定等，表 14-3 重点讲解基础性激素测定异常的临床意义。

表 14-3　基础性激素测定异常的临床意义

指标	异常表现	临床意义	备注
FSH	>12 IU/L	提示卵巢功能减退	低促性腺激素性排卵异常?：FSH↓、LH↓、E2↓ 高促性腺激素性排卵异常?：FSH↑、LH↑、E2↑ PCOS?：LH/FSH↑
	>40 IU/L	提示卵巢功能衰竭	
	<5 IU/L	提示低值	
LH/FSH	≥2	提示 PCOS 可能	
E2	>80 pg/mL	提示卵巢功能减退可能	
PRL	≥25 ng/dL	提示高催乳素血症	不作为不孕的常规检查但在月经量少、闭经或溢乳时应该查
T	≥本实验室正常值上限	提示高雄激素血症	
	≥本实验室正常值上限的 2~2.5 倍	提示有分泌雄激素的肿瘤存在可能	
TSH	超出本实验室正常值上限	提示甲状腺功能存在异常	转诊甲状腺专科

除以上经典性激素指标外，血清 AMH 作为月经各个周期相对稳定的内分泌指标，也已逐渐被广泛应用于评价卵巢功能。值得一提的是，血清 AMH 一般不用于评估非不孕症患者的生殖状况和未来生育潜力。

（3）输卵管通畅度检查

其是女性不孕症的重要病因，需要重点排除。

①子宫输卵管 X 线造影（HSG）：输卵管通畅度的一线筛查，但需注意该项检查属于侵入性操作，因而并不是女性不孕症临床首选检查。其可全面反映子宫腔及输卵管腔内部状况，显示整个宫腔形态是否正常，明确有无结构性异常，如宫腔粘连、宫腔占位和子宫畸形等；可以显示输卵管走向是否正常，明确输卵管通畅度有无异常、是否有梗阻和盆腔粘连的可能；若造影剂在输卵管远端膨大积聚时，则提示有输卵管积水的可能。并可记录近端或远端输卵管闭塞、结节性输卵管炎。

②子宫输卵管超声造影（HyCoSy）：其准确性比 HSG 更依赖于操作经验。

③宫腔镜检查：通过直接观察液体或气泡流入输卵管口进行评估，或在宫腔镜下选择性输卵管插管，可确认或排除输卵管近端阻塞。

④腹腔镜下亚甲蓝输卵管通液是目前评估输卵管通畅度最直观、最准确的方法，但因其有创和价格因素，不推荐常规首选，一般作为 HSG 确认梗阻后的二线诊断方法。适用于有盆腹腔疾病史（如盆腔炎/盆腔手术史）、阑尾炎手术史、既往异位妊娠史、子宫内膜异位症等，高度怀疑可能存在输卵管粘连，有腹腔镜手术检查或治疗必要时。

（二）男性不育症

1. 病史采集

病史采集的重点内容包括：婚育史、性生活情况、不育时间，近期相关不育的检查和治疗经过，有无专科疾病（如先天隐睾、先天睾丸发育不全、精索静脉曲张等），是否存在可能影响生育力的全身性疾病（如精神过度紧张、长期营养不良等），或其他危险因素如手术史，职业暴露史，有无吸烟、酗酒、吸毒史等。

2. 体格检查

（1）全身查体：包括重点关注体格发育和营养状况评估及第二性征情况，如喉结、体毛的分布、有无男性乳房女性化等。

（2）生殖系统专科检查：关注有无包皮过长或包茎；有无严重阴茎弯曲、尿道下裂；睾丸有无隐睾、下降不全、异位或回缩；附睾、输精管、精囊能否触及；有无阴囊肿块；有无精索静脉曲张；腹股沟区有无疝；前列腺的情况等。

3. 辅助检查

（1）精液分析：检查时间为禁欲 2~7 天，每次检查的禁欲时间尽可能相对一致，以保证检查结果有参考意义。精液分析作为男性不育症的常规检查，同时也应作为不孕不育症夫妇首先应做的检查项目。

初诊需行 2~3 次重复检查以获取基线数据。男性的精液性状需与临床指标结合起来加以分析、理解；无论对个体还是人群，精液的性状变化都较大。因此，其检查结果并不是决定夫妇能否生育的唯一因素，只是对男性的生育状态提供参考性指导。低于参考值范围下限的男性并非是绝对不育的。

（2）生殖系统超声检查：包括睾丸、附睾、前列腺、精囊腺、阴囊内血流、精索及有无疝等。

（3）其他特殊辅助检查：如性高潮后尿液检查、精浆抗精子抗体的测定、遗传学筛查，以及下丘脑—垂体区域的影像学检查、诊断性睾丸活检，根据具体情况选择。

四、诊断流程

不孕症的诊断重点在于病因诊断。对不孕症的诊断评估应以系统、快速和经济有效的方式进行，强调以侵入性最小的方法检测最常见的不孕不育原因。

对于符合不孕症定义、有可疑影响生育力的病史（包括闭经或月经稀发，已知或可疑的子宫、卵巢或盆腔病变，Ⅲ~Ⅳ期子宫内膜异位症，可疑的男性生育力低下等）或女方年龄≥35岁的夫妇，建议双方同时就诊，分别进行病史采集及体格检查，进一步选择有针对性的辅助检查，完成病因诊断（图14-3）。

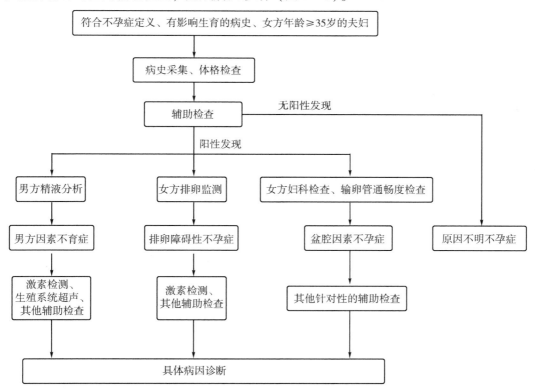

图 14-3　不孕症诊断流程

五、女性不孕症的治疗

对于病因明确者可针对病因选择相应的个体化治疗方案，做到精准治疗和精准管理。

（一）盆腔因素不孕症的治疗

原则以治疗原发疾病为主，改善盆腔环境，促进受孕。

1. 输卵管相关不孕症的治疗

（1）HyCoSy 检查提示双侧输卵管梗阻的诊疗方案：根据 HyCoSy 检查提示双侧输卵管梗阻部位的不同。建议的诊疗方案不同：近端梗阻者，推荐行宫腔镜下输卵管插管疏通术；远端梗阻者，推荐行宫腹腔镜联合手术，具体诊疗方案如图 14-4 所示。

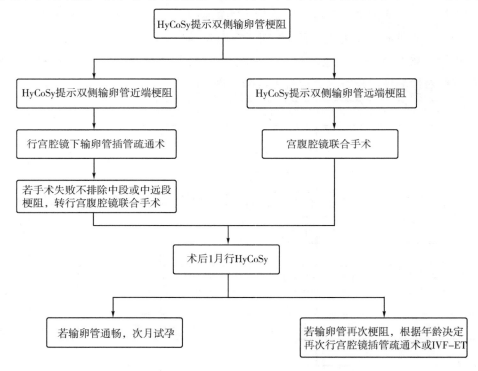

图 14-4 HyCoSy 检查提示双侧输卵管梗阻的诊疗方案

（2）HyCoSy 检查提示双侧输卵管通畅的诊疗建议：对于 HyCoSy 检查提示双侧输卵管通畅的不明原因不孕症患者，根据年龄、不孕病史时间长短以及卵巢储备功能情况不同制定个体化的诊疗方案（如图 14-5 所示）。

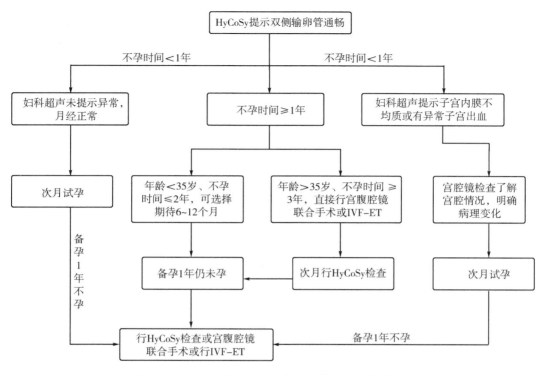

图 14-5　HyCoSy 检查提示双侧输卵管通畅的诊疗方案

（3）HyCoSy 检查提示一侧输卵管梗阻或通而不畅的诊疗方案：根据不孕病史长短及卵巢储备功能评估情况，处理原则同不明原因不孕症（详述见后）。

2. PCOS 相关不孕症的治疗

（1）生活方式的改善与干预已成为 PCOS 治疗的共识，被国内外列为 PCOS 的一线治疗，包括饮食控制、运动、行为干预等。在由临床医生、心理医生、营养学家组成的团队的指导和监督下，逐步改善生活习惯和心理状态，可以取得的获益有：恢复规律月经周期和自主排卵、改善卵巢反应和增强卵巢敏感性、改善卵母细胞质量和助孕结局。

（2）促排卵治疗。

（3）辅助生殖技术的选择。

对于 PCOS 相关无排卵性不孕症的管理流程如图 14-6。

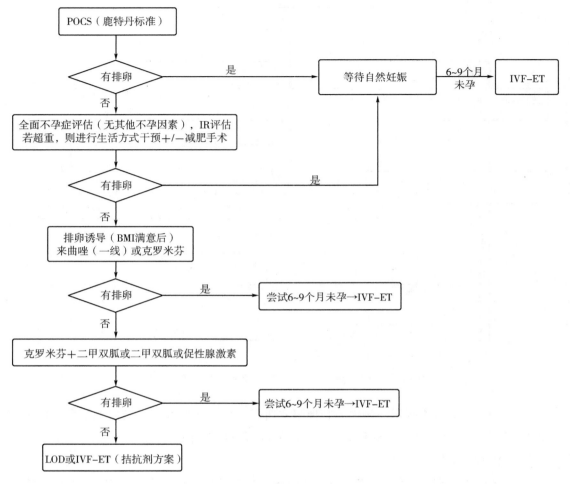

图 14-6　PCOS 相关无排卵性不孕症管理流程图

3. 子宫内膜异位症相关不孕症的治疗

对于子宫内膜异位症相关不孕症的患者，首先按照不孕症的诊疗路径进行筛查，重点放在对生育力的评估上。若为卵巢储备功能低下者，应首选 IVF /ICSI 治疗；对于男方精液差、复发型子宫内膜异位症、深部浸润型子宫内膜异位症者，因自然受孕率低，应选择 3~6 个月 GnRH-a 治疗后行 IVF-ET 助孕；对于轻度子宫内膜异位症，应首选手术治疗，术后试孕半年，在试孕过程中可辅助 3~4 个治疗周期的诱发排卵加人工授精技术助孕，若仍未受孕或子宫内膜异位症复发，则应积极给予 IVF-ET 助孕。具体诊疗流程如图 14-7 所示。

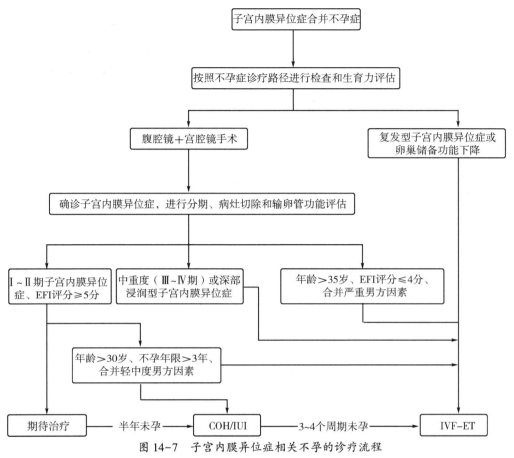

图 14-7 子宫内膜异位症相关不孕的诊疗流程

注：EFI，子宫内膜异位症生育指数；COH，超促排卵；IVI，宫腔内人工授精。

对于子宫腺肌病伴不孕症的患者，诊疗原则基本同子宫内膜异位症相关不孕症，重点同样应该放在生育力评估上，再结合患者的年龄、卵巢储备功能情况及是否还合并其他不孕的因素，综合分析后制定最优的个体化治疗方案，以改善不孕的临床结局，具体诊疗流程如图 14-8 所示。

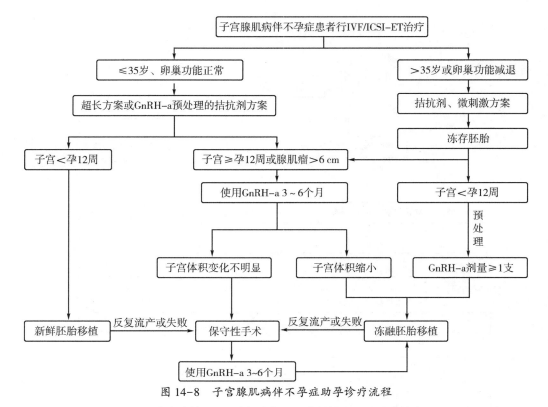

图14-8 子宫腺肌病伴不孕症助孕诊疗流程

注：IVF/ICSI-ET，示体外受精/卵胞质内单精子显微注射—胚胎移植技术。

4. 宫腔因素相关不孕症的治疗

引起女性不孕症的宫腔因素主要包括：子宫内膜息肉、子宫腔粘连、黏膜下肌瘤、子宫纵隔、子宫畸形等。若怀疑宫腔因素所致不孕，需常规行宫腔镜检查，首先需要确诊是否存在宫腔病变。一旦确诊，根据病情行宫腔镜手术进行宫腔整理和矫正，以消除病灶，恢复正常的宫腔形态，并判断预后。

（二）排卵障碍性不孕症的治疗

女性HPO轴中任一环节出现异常，以及其他内分泌疾病都可能引起排卵障碍。治疗原则主要是对因治疗原发疾病和促排卵治疗。在药物促排卵治疗前需排除男方不育因素，并排除女方妊娠。常用的促排卵药物有以下几种。

①抗雌激素类药物—克罗米芬（CC）：干扰雌激素的负反馈。②芳香化酶抑制剂—来曲唑（LE）：限制雄激素向雌激素转化。③促性腺激素。④GnRHa。

（三）不明原因不孕症的治疗

不明原因不孕症，其病因无论是生殖缺陷还是生殖功能损害都不明确，因此，对于不明原因不孕症的治疗也没有统一的标准，大部分是经验性治疗。现有的检查手段没有找到不孕的原因并不等同于完全没有病因，同时也有研究表明部分不明原因不孕不育症夫妇仅仅是生育延迟，未经过任何临床干预，假以时日仍有自然生育的可能。因此，为避免过度治疗或延误治疗，对不明原因不孕症的治疗策略应进行充分、全面的考量，包括充分考虑不孕不育症夫妇的年龄、不孕病史年限、生育需求的迫切性、既往治疗情况和治疗效果及治疗成本等相关因素，综合分析后给予恰当的、个体化的助孕治疗建议。治疗方案可分为保守治疗（即期待治疗）和积极治疗，积极治疗包括腹腔镜手术、诱发排卵（OI）、宫腔内人工授精（AIH）、IVF-ET 等。

1. 期待治疗

期待治疗是对不明原因不孕症夫妇的基本建议，但目前期待治疗的时限没有明确的界定，治疗方案应进行个体化管理，重点关注年龄与不孕年限两大临床特征，具体如下。

（1）年龄<35 岁的不明原因不孕症女性，无卵巢功能减退相关证据，不孕年限≤2年者，可选择期待治疗 6~12 月；如仍未孕，再考虑行积极治疗，如诱发排卵、腹腔镜检查及辅助生殖技术等。

（2）年龄≥35 岁、不孕年限≥3 年的不明原因不孕不育症夫妇，不推荐进行期待治疗。

选择期待治疗应充分告知和沟通，以避免不孕不育症夫妇在期待治疗中产生焦虑或抑郁情绪。

2. 腹腔镜检查的应用

腹腔镜检查是指在腹腔镜下进行盆腔结构的观察、评估和调整，手术主要是针对可能存在的盆腔粘连、子宫内膜异位症、输卵管堵塞等问题进行检查、修复或疏通。在不孕因素常规评估筛查中，对疑有盆腔粘连高危因素或者疑有 I / II 期子宫内膜异位症的不明原因不孕症患者，在知情同意的前提下进行腹腔镜检查；若不孕年限>3 年，可以适当放宽腹腔镜评估检查的指征；在腹腔镜手术前还可尝试给予促排卵及指导适时性交治疗 3~6 个周期。

3. 辅助生殖技术

包括人工授精（AI）、IVF-ET 及其衍生技术等（详见本章第二节"辅助生殖技术"）。

（邓晓杨）

第二节　辅助生殖技术

一、人工授精

人工授精是通过非性交方式将精液人工注入女性生殖道内，达到受孕目的的一种技术。按照其精子的来源，人工授精可分为来自丈夫精子的夫精人工授精（AIH）和来自第三方精子的供精人工授精（AID）。

（一）人工授精的基本条件

（1）通过腹腔镜或子宫输卵管碘油造影检查证实至少一侧输卵管通畅。

（2）卵巢功能正常，经自然周期或者通过药物促排卵周期治疗后能正常排卵。

（3）子宫发育正常或虽有异常，但不影响人工授精的操作和胎儿的孕育。

（4）能在体外收集到精液，且夫精经过处理后，活动精子总数不少于 500 万个。

（二）人工授精的适应证和禁忌证

1. AIH 的适应证

（1）经过两次液化证实的少精子症、弱精子症、畸形精子症、精液液化异常等都可以考虑精子制备后行人工授精治疗，包括轻度或中度少精子症，精子总数 $<38\times10^6$ 个或精子浓度 $<15\times10^6/mL$；弱精子症，前向运动精子比例 $<32\%$；非严重畸形精子症，正常形态精子比例 $>2\%$，但 $<4\%$，但经制备后活动精子总数不少于 500 万个。

（2）子宫因素不孕，包括子宫颈狭窄、粘连、炎症，以及子宫颈肌瘤、宫颈黏液少而黏稠、宫颈黏液 pH 值 <7.0、子宫位置异常（过度前屈或后屈）等。

（3）生殖道畸形、性功能障碍或心理因素造成的性交障碍。

（4）排卵障碍（如 PCOS、子宫内膜异位症经单纯药物治疗无效）。

（5）免疫性不孕，指因免疫因素导致的不孕，如抗精子抗体引起的免疫性不孕在临床上较为多见，它主要是通过引起精子的凝集反应、抑制精子的运动活力及精子穿透宫颈黏液的能力、干扰精子获能及顶体反应、影响精卵结合，从而导致不孕。

（6）原因不明不孕不育，夫妻双方经过各种常规检查均未发现异常，如相关检查证实输卵管通畅，两次精液常规+形态学分析正常，并有规律的排卵周期，性交后实验阳性等，以及腹腔镜检查盆腔正常，宫腔镜检查排除子宫内膜因素。

2. AIH 的禁忌证

（1）女方因输卵管因素造成精子和卵子结合障碍。

（2）女方不宜妊娠或妊娠后导致原有疾病加重，严重威胁生命安全，如严重的心脏病、肾炎、肝炎等。

（3）女方生殖器官严重发育不全或畸形不能耐受妊娠。

（4）男女一方患有生殖泌尿系统急性感染或性传播疾病。

（5）男女一方患有遗传病、严重躯体疾病或精神心理障碍。

（6）男女一方接触致畸量的射线、毒物、药品，并处于作用期。

（7）男女一方有酗酒、吸毒等严重不良嗜好。

3. AID 的适应证

（1）不可逆的无精子症，严重的少精子症、弱精子症和畸型精子症。

（2）输精管复通失败。

（3）射精障碍。

（4）男方和/或家族有不宜生育的严重遗传性疾病。

（5）母儿血型不合不能得到存活新生儿。

在适应证（1）、（2）、（3）中，除不可逆的无精子症外，因其他适应证需行 AID 技术的患者，医务人员必须向患者交代清楚：通过卵胞质内单精子显微注射技术也可能使其有与自己有血亲关系的后代，如果患者本人仍坚持放弃通过卵胞质内单精子显微注射技术助孕的权益，则必须与其签署知情同意书后，方可采用 AID 技术助孕。

对于符合适应证（4）、（5）的患者，应事先进行充分的遗传咨询和知情告知，使患者充分知晓，目前有许多遗传性问题可以通过植入前遗传性检测（PGT）技术选择合适的胚胎移植而避免子代遗传性疾病的发生或选择合适血型的胚胎移植而避免严重母儿血型不合导致的严重并发症。若 PGT 技术适合患者但夫妇双方仍坚持放弃 PGT，而强烈要求采用 AID 时，则必须在签署知情同意书后，方可实施。

4. AID 的禁忌证

（1）女方患有生殖泌尿系统急性感染或性传播疾病。

（2）女方患有严重的遗传、躯体疾病或精神疾病。

（3）女方接触致畸量的射线、毒物、药品，并处于作用期。

（4）女方有吸毒等不良嗜好。

（5）女方双侧输卵管不通。

（三）人工授精的流程

1. 人工授精前的评估

在人工授精前医生需对夫妻双方进行全面的评估，明确适应证，排除禁忌证，并与拟接受人工授精的夫妻签署知情同意书，内容包括指征、并发症风险、妊娠率、子代安全性和费用等。

评估夫妻双方是否满足人工授精的基本条件。

夫妻双方需完善人工授精助孕前一般检查、体格检查及辅助检查，女方辅助检查包括：基础生殖技术、甲功筛查、血常规、梅毒及艾滋病筛查、病毒性肝炎系列、肝功能、肾功能、血糖、TORCH、血沉、凝血筛选、D-二聚体、血型、白带常规、衣原体、淋球菌、胸片、心电图、宫颈癌筛查、妇科B超、外周血染色体检测等。男方辅助检查包括：近3个月内精液常规检查（精子质量波动大者行2~3次精液常规检查）、精液功能学分析、乙肝"两对半"、HCV-IgG、梅毒及艾滋病筛查、TORCH、血常规、血糖、血型、肝功能肾功能、衣原体、外周血染色体检测等。

2. 排卵方案的制定与实施

（1）自然周期人工授精：适用于月经规律、排卵正常的患者，根据既往月经周期，从估算优势卵泡开始出现时（一般在月经周期第8~10天）规律性B超监测卵泡生长及子宫内膜增殖情况，当优势卵泡直径为16~20 mm、血雌二醇水平为270~300 pg/mL、宫颈外口呈瞳孔样改变、血和尿LH水平开始上升大于基础值2倍以上时，安排在12~36小时行人工授精。

（2）诱发排卵周期：为提高不孕症的治疗效果，人工授精可以与诱导排卵联合应用，该方案特别适用于有排卵障碍的患者，如PCOS，但是禁止以多胎为目的应用超促排卵药物。常用的诱发排卵方案有氯米芬方案、来曲唑方案、促性腺激素方案。

①氯米芬方案：月经周期第3~5天开始用药，口服，连续5天，起始剂量通常是50 mg/d，根据患者体重和既往治疗反应酌情增加至100~150 mg/d，B超监测卵泡发育情况，当优势卵泡直径为18~22mm时，并结合LH和雌二醇值，肌内注射hCG 5 000~10 000U或重组人hCG 250 μg诱发排卵，24~36小时行人工授精。

②来曲唑方案：月经周期第3~5天开始用药，每天口服2.5~5 mg，连续5天，B超监测卵泡发育情况，hCG注射及人工授精时机同氯米芬方案。注意事项：来曲唑促排卵是超说明书适应证用药，使用前应做好知情告知并签署同意书。

③促性腺激素方案：适用于氯米芬或来曲唑无效患者、常用的促性腺激素有尿促性素（HMG）和FSH。月经周期规则患者，月经第3~5天开始，每天注射促性腺激素75~150 U至卵泡成熟，对于PCOS患者，为避免多卵泡发育或发生卵巢过度刺激综合征，可减低促性腺激素剂量，每天注射37.5~75 U，当有2个以上的卵泡直径>16 mm时，为避免多胎妊娠发生，应取消周期或穿刺掉一个大卵泡。卵泡监测、hCG注射及人工授精时机同氯米芬方案。

（3）卵泡监测及人工授精时机的选择：自然周期患者可以根据既往月经周期规律选择优势卵泡开始出现的时间启动超声监测（月经周期28~31天的患者，可从月经周期第8~10天开始）。诱发排卵周期患者通常在周期第3~5天行第一次B超，以便了解基础状态的卵泡情况，氯米芬/来曲唑停药第2~3天开始监测卵泡发育。

在卵泡期的前半部分，优势卵泡通常以每天1 mm的速度增长，卵泡直径达10 mm

以后，优势卵泡增长速度可增至每天 2 mm。在周期第 6 天，优势卵泡直径为 7~8 mm，而在周期第 12 天，优势卵泡直径至少应为 16 mm。如果排卵前提示卵泡数量多，一般当>14 mm 的卵泡>3 个时，为避免多胎，建议取消本次人工授精。

人工授精的时机：根据精子存活时间及卵母细胞特性，精子可存活并保持受精力 3~5 天，但卵母细胞仅在透明带硬化前 24 小时内可被受精，卵母细胞若在排出后 12 小时内未完成受精，染色体异常的发生率将增加，因此原则上在排卵时进行人工授精操作最为合适，在排卵前 48 小时至排卵后 12 小时内进行人工授精成功率最高。当 LH 值上升为月经第 3~5 天基础值的 2 倍，提示 LH 峰即将出现，血 LH 峰起点后 35~35 小时或尿 LH 峰后 12~24 小时排卵，若给予 hCG 激发排卵，则一般选择在注射后 24~36 小时行人工授精。

人工授精次数：对于每个周期人工授精次数目前没有明确定论，但更多研究认为双次人工授精可以提高妊娠率。

（4）人工授精的操作（主要针对宫腔内人工授精情况）

患者取膀胱截石位，消毒外阴，常规铺巾，生理盐水清洁阴道，干棉球吸干，人工授精管接 1 mL 针筒，抽吸 0.4~0.5 mL 重悬精液，轻柔地将人工授精管沿子宫的弯曲进入，突破宫颈内口再进入 1~2 cm 即可，缓慢推注处理后的精液至完全注入。术后患者高臀平卧 30 分钟后，即可离院。

3. 人工授精精液标本的处理

取精前应该有 2 天以上 7 天以内的禁欲时间，这个时间内不应该有任何遗精、手淫和性交发生。

人工授精的精液处理方法有多种，目前常用的有以下 3 种。

（1）直接洗涤法：直接用人输卵管液（hTF）稀释精液后离心，操作步骤如下。充分混匀精液标本，把全部精液置于 15 mL 离心管中；按 1∶2 的比例将 hTF 培养液加入装有精液标本的离心管中，混匀；置入离心机中，以 300~500 g 转速离心 10 分钟，弃去上清液；将 3 mL hTF 培养液加入离心管重悬精子，再以 300~500 g 转速离心 5 分钟；弃去上清液，用 0.5 mL 的 hTF 培养液重悬精子，用于人工授精。同时取样测定精子浓度和活力。

（2）上游法：采用该方法可将正常活动精子与无活力精子及细胞碎片分离开来，但这种方法回收的活动精子总量较直接洗涤法少，故精子活力差的标本通常不建议使用上游法。

步骤如下：充分混匀精液标本；将 1 mL 精液加入 15 mL 离心管中，然后在精液上方轻轻加入 1.2 mL hTF 培养液；将试管倾斜 45°置于试管架上，置入 37℃孵箱中孵育 1 小时；1 小时后取出试管吸取上层 1 mL 液体，置入新的 15 mL 离心管中；再加入 2 mL hTF 培养液，混匀，以 300 g 离心 5 分钟，弃去上清液；用 0.5 mL 的培养液重悬精子，用于人工授精，同时取样测定精子浓度和活力。

（3）非连续密度梯度法：该方法同样可以去除对精子活力和受精能力有影响的细胞成分和碎片，且较上游法更易标准化，且结果比较稳定，因此，该方法成为目前最常用的精液处理方法。

将 1 mL 的 80% 密度梯度液加入 15 mL 的离心管中，再缓慢加入 1 mL 的 40% 密度梯度液，避免液层混合；精液充分液化后混匀后，取 1 mL 精液缓慢加至密度梯度液上层，避免液层混合，以 500 g 转速离心 15 分钟；弃去上清液，用 5 mL hTF 培养液重悬精子，以 200 g 转速离心 5 分钟；弃去上清液，用 0.5 mL 的 hTF 培养液重悬精子，用于人工授精。同时取样测定精子浓度和活力。

（四）黄体支持与妊娠随访

黄体支持方法有：①黄体酮注射液每天注射 20~40 mg；②黄体酮凝胶每天塞阴道 1 次，每次 90 mg；③黄体酮栓剂每天塞阴道 2 次，每次 200 mg；④地屈孕酮每天口服 2~3 次，每次 10 mg。

人工授精后即开始黄体支持，可采用上述方法中的 1~2 种（根据患者既往妊娠史情况），从 B 超确认排卵日开始，14 天后检验血 hCG 或尿 hCG，妊娠后继续使用至孕 8~10 周逐渐减量停药。

排卵后至确诊妊娠前，还可用 hCG 2 000 U 肌内注射，每 2~3 天 1 次，卵巢过度刺激综合征高危患者不应采用 hCG 进行黄体支持。

（五）人工授精取消指征

（1）自然周期或诱发排卵周期卵巢无优势卵泡发育。

（2）卵泡监测中超声检查高度怀疑为子宫内膜病变。

（3）超声发现卵泡持续不破裂，同时伴有血孕酮升高，提示卵泡黄素化。

（4）在诱发排卵周期中，出现 ≥2 个成熟卵泡，为降低多胎率、防止卵巢过度刺激综合征，建议取消该次人工授精。

（5）精液处理后前向运动精子总数低于 $1×10^6$ 个。

（6）其他因素，如患者出现生殖道感染、发热情况，应建议取消此次人工授精。

二、体外受精—胚胎移植

作为治疗不孕不育的一项医疗手段，IVF-ET 技术在临床应用过程中，也在不断地发展和完善。例如，针对男性严重少、弱精甚至睾丸活检才可获得精子的无精子症等问题而发展的卵细胞质内单精子显微注射技术，针对遗传性疾病携带夫妇所带来的生育健康后代的问题而发展的植入前胚胎遗传学检测（PGT）技术等。

（一）IVF-ET 的适应证和禁忌证

1. 适应证

（1）女方因各种因素导致的卵子运输障碍，如输卵管阻塞、输卵管缺如、输卵管结扎术后、严重盆腔粘连或宫外孕输卵管切除术后、输卵管结扎后复通失败等。

（2）排卵障碍：经诱导排卵治疗未受孕者，例如 PCOS、不明原因排卵障碍、未破裂卵泡黄素化综合征（LUFS）等。

（3）子宫内膜异位症和子宫腺肌病：包括有高危因素（年龄在 35 岁以上、不孕年限超过 3 年尤其是原发不孕者）、Ⅲ~Ⅳ 期内异症、盆腔粘连、病灶切除不彻底者及输卵管不通者，应积极行 IVF-ET 助孕；卵巢储备功能低下者、男方精液差、复发型子宫内膜异位症、深部浸润型子宫内膜异位症者；Ⅰ~Ⅱ 期子宫内膜异位症，年龄>30 岁、不孕年限>3 年，合并轻中度男方因素；Ⅰ~Ⅱ 期子宫内膜异位症，3 个 IUI 周期未孕；子宫腺肌病合并输卵管因素；子宫腺肌病合并排卵障碍，成功诱导排卵 3 个周期和/或 IUI 3 个周期仍未获得妊娠；子宫腺肌病合并子宫内膜异位症，GnRH-a 治疗 3~6 个月行 IVF-ET 助孕；子宫腺肌病合并男性因素不育症；子宫腺肌病合并卵巢储备功能减退，建议连续多个周期取卵储存胚胎，GnRH-a 治疗后胚胎移植；子宫腺肌病不孕症患者>35 岁，或≤35 岁 IUI 3 个周期仍无法获得妊娠者。

（4）男方少精子症、弱精子症引起的不育，经其他助孕技术如 AIH 等未获成功者。

（5）不明原因不孕经其他助孕技术如 AIH 等未获成功者。

（6）免疫性不孕。

（7）女方高龄或卵巢储备低下患者：AMH<1.2 ng/mL 或 AFC<7 个，不孕年限超过 2 年，或患者年龄超过 40 岁常规治疗仍不孕者。

2. 禁忌证

（1）任何一方患有严重的精神疾病、泌尿生殖系统急性感染、传染性疾病（艾滋病、淋病、梅毒、麻风病以及医学上认为影响结婚和生育的其他传染病）；相关精神病（精神分裂症、躁狂抑郁型精神病以及其他重型精神病等）。

（2）患有《中华人民共和国母婴保健法》规定的不宜生育且目前无法进行产前诊断或胚胎植入前遗传学诊断的遗传性疾病。

（3）任何一方具有吸毒等严重不良嗜好。

（4）任何一方接触致畸量的射线、毒物、药品，并处于作用期。

（5）女方子宫不具备妊娠功能或严重躯体疾病不能承受妊娠（如严重心脏病，肝、肾疾病等）。

（二）临床流程

1. 治疗前检查

（1）女方检查：体格检查和妇科查体。辅助检查：生殖激素、盆腔 B 超、甲状腺功能、生殖相关感染性病原体、血常规、肝功能、肾功能、血脂、空腹血糖、梅毒筛查、艾滋病、病毒性肝炎系列、白带常规、衣原体、尿常规、凝血功能、血型、胸片、心电图、TCT 和/或 HPV 检测、遗传学检查（染色体检查、地中海贫血基因等）、宫腔镜检查、免疫相关检查等。

（2）男方检查：体格检查和男科查体。辅助检查：精液检查、血常规、肝肾功能、传染病检查（梅毒、艾滋病、病毒性肝炎）。

2. 治疗前预处理

对合并宫腔因素（子宫内膜病变、宫腔粘连等）、子宫肌瘤、输卵管积水、内分泌代谢异常（肥胖、甲状腺功能异常、高催乳素血症）等情况的患者，先予专科诊疗，避免相关因素对 IVF-ET 成功率的影响。

3. 宣教及签署相关知情同意书

该步骤在有 IVF-ET 资质的医疗机构完成。

4. 超促排卵、取卵及胚胎移植

该步骤在有 IVF-ET 资质的医疗机构完成。

5. 黄体支持

由于控制性卵巢超刺激抑制内源性 LH 的分泌，特别是采用长效制剂的情况，垂体无法迅速从抑制状态恢复，内源性 LH 分泌不足。此外抽吸取卵术时又将一定数量的卵泡颗粒细胞带出，以及多个卵泡发育引起的雌、孕激素比值不合理等，在 IVF-ET 后一般都需给予黄体支持。

（1）肌肉给药：自取卵开始，每日黄体酮注射液 40~100 mg 维持至 10~12 周，但患者可能出现注射部位的无菌性炎症、硬结，患者耐受较差。

（2）口服给药：口服天然黄体酮存在肝脏的"首过效应"，生物利用率仅为 10%，因此口服天然黄体酮只作为辅助用药，不单独使用作为 IVF-ET 的黄体支持。用法：黄体酮胶囊每次 100 mg，2 次/天，或地屈孕酮每次 10 mg，每天 2~3 次。

（3）阴道内给药：孕激素经阴道吸收后首先在局部发挥作用，因此孕激素水平在子宫局部浓度较血清中高，即子宫"首过效应"。研究显示，阴道内给药与肌内给药妊娠率相当，但阴道内给药能有更好的患者接受性。用药：黄体酮凝胶，自取卵日开始，每日 90 mg 维持至 10~12 周。

6. 妊娠随访

（1）妊娠管理

胚胎移植后12~14天，测尿hCG或血hCG判断是否妊娠，血hCG值更为敏感。若未妊娠，停黄体支持药物；若妊娠阳性，继续黄体支持，2~3周后超声检查，确认孕囊及胚胎数目，妊娠患者如出现阴道流血等，注意与自然流产和异位妊娠相鉴别。

（2）随访

对取卵后的患者，应警惕卵巢过度刺激综合征、感染及出血等并发症的发生；对已妊娠的患者，警惕自然流产、异位妊娠及多胎妊娠等并发症的发生，对有多胎减胎指征的患者，建议行选择性减胎术。

对妊娠患者，随访的时间节点及内容如下。

①妊娠早期：了解妊娠胎数，有无先兆流产及流产情况发生。交代患者适当休息、补充叶酸等。

②妊娠中、晚期：了解胎儿发育情况，交代患者产前筛查的时间并及时追踪结果。嘱患者均衡营养，警惕妊娠并发症的发生。

③产后：了解分娩方式、新生儿数及新生儿情况，如身长、体重、Apgar评分、有无出生缺陷等。

④儿童生长发育阶段：了解儿童生长发育情况，如身高、体重、智力、有无先天性疾病或遗传病等。

三、卵泡浆单精子注射

卵泡浆单精子注射，即卵胞质内单精子注射（ICSI），是以显微操作技术将单个精子直接注射到成熟的卵母细胞胞质中以帮助其受精的技术，是IVF-ET的衍生技术。该技术因不需要经历精子与透明带结合及卵膜的融合与穿透的过程，明显降低了对参与受精的精子的各种指标特别是数量的要求，很大程度地提高了男方因素所致不孕不育家庭的生育概率，随着PGT的发展，ICSI技术也为PGT过程中避免透明带上黏附精子对检测结果的干扰提供了条件。

（一）适应证和禁忌证

1. 适应证

（1）严重少精子症、弱精子症和畸形精子症，不能回收到足够数量的前向运动精子。

（2）不可逆的梗阻性无精子症，通过附睾或睾丸抽吸获得精子。

（3）生精功能障碍（排除遗传缺陷疾病所致），但睾丸活检有精子者。

（4）常规体外受精失败或低受精率病史患者。

（5）精子结构或功能异常，如无顶体或顶体功能异常的精子，可通过 ICSI 技术辅助受精。

（6）供精 IVF 或采用事先冷冻保存的精子时，当解冻的精子密度不能满足常规受精需要时，可以借助 ICSI 技术受精。

（7）体外成熟及冷冻保存的卵母细胞，为保障受精应行 ICSI。

（8）取精困难，行附睾或睾丸穿刺取精的情况。

（9）需行植入前胚胎遗传学诊断（PGT）。

2．禁忌证

同 IVF-ET。

（二）临床流程

ICSI 技术是在 IVF-ET 技术的基础上发展起来的技术，两者最重要的差别主要是受精的技术过程，因此，临床上包括超排卵、受精后的胚胎培养和评估、胚胎的移植，以及黄体支持和患者的追踪复查等均与 IVF-ET 的相应步骤相同。

需注意的是，严重少、弱、畸形精子症的男性，约 10% 存在常染色体和性染色体异常，因此在进行 ICSI 之前必须行染色体核型分析，必要时行 *AZF* 基因缺失检测。

四、胚胎植入前遗传学检测

PGT 技术是在胚胎阶段对遗传病进行分子遗传学诊断，选择没有疾病表型的胚胎移植入子宫，从而避免生育有遗传病的胎儿。

（一）适应证和禁忌证

PGT 的适应证主要有以下三大类：①非整倍体检测（PGT-A）；②染色体病（PGT-SR）；③单基因遗传病（PGT-M）。

1．PGT-A 适应证

（1）女方高龄：女方年龄在 38 岁及以上。

（2）不明原因反复自然流产：反复自然流产 2 次及以上。

（3）不明原因反复种植失败：移植 3 次及以上或移植高质量卵裂期胚胎失败。

（4）胚胎数 4~6 个或高质量囊胚数 3 个及以上均失败。

（5）严重畸形精子症。

2．PGT-SR 适应证

染色体病，主要指染色体相互易位和罗氏易位，另外还包括染色体倒位和插入等。

3. PGT-M 适应证

（1）单基因遗传病：夫妇具有生育遗传病子代的高风险，并且家族中致病基因突变诊断明确或致病基因连锁标记明确，这类单基因遗传病包括常染色体隐性遗传病、常染色体显性遗传病、X 连锁显性遗传病、X 连锁隐性遗传病、Y 连锁遗传病等。

（2）具有遗传易感性并严重影响健康的疾病：夫妇双方或一方携带严重疾病的遗传易感基因，如遗传性乳腺癌易感基因 *BRCA*1、*BRCA*2。

（3）人类白细胞抗原：患有严重血液系统疾病的患儿需进行骨髓移植但供体来源困难时，父母可通过 PGT-M 生育与患儿 HLA 配型相同的健康同胞，通过获取健康新生儿的脐带血或骨髓中的造血干细胞，供患儿进行移植。

4. PGT 禁忌证

（1）患有目前无法进行 PGT 的遗传性疾病，如基因诊断或基因定位不明确的遗传性疾病。

（2）非疾病以外的基因筛选和甄别，如容貌、身高、肤色等。

（3）其他不适宜实施辅助生殖技术的情况。

（二）临床过程

PGT 的操作过程包括药物诱导排卵、获得卵母细胞，用 ICSI 方式受精、体外培养至 6~10 细胞期或部分孵出的囊胚期阶段，取 1~2 个细胞或小部分滋养外胚层细胞，根据适应证通过分子生物学方法进行相应的检测，再将经分析正常的胚胎移植入子宫。其术前评估、检查、超促排卵、取卵、受精、胚胎与常规 IVF-ET 和 ICSI 技术大部分重叠，多数需在具备相应诊疗技术资质的医疗机构进行，以下仅对进入 PGT 周期前的临床准备工作做简单介绍。

在 PGT 治疗周期前需要使受检夫妇获得充分的遗传咨询，记录并保存病史资料，知情告知 PGT 治疗相关事宜，使受检夫妇获得对 PGT 的合理认知。

需要采集患者及相关家族成员的原始遗传诊断结果，完善的家族史及家系成员资料，针对病情做遗传风险评估（染色体异常或单基因病）、子代再发风险、基因型和表型可能的差异评估等。

在知情告知过程中，医生应充分告知其他生育方式的选择可能，包括产前诊断、配子捐赠（供精或供卵）；告知 PGT 周期治疗过程的各类风险，包括常规体外授精治疗过程的风险，PGT 技术胚胎损伤、取材丢失、DNA 扩增失败的风险，个别胚胎可能不能得到明确诊断的风险，经检测后没有可移植胚胎的风险。需要特别强调的是，PGT 的准确率虽然很高，但是不可能达到 100%，这一点需要与患者充分沟通，如果获得妊娠，需行产前诊断进一步明确。

（马亚仙）

参考文献

[1] 谢辛, 孔北华, 段涛, 等. 妇产科学[M]. 9版. 北京: 人民卫生出版社, 2018.

[2] 中华医学会妇产科学分会绝经学组. 中国绝经管理与绝经激素治疗指南2023版[J]. 中华妇产科杂志, 2023, 58 (1): 4-21.

[3] 中华医学会妇产科学分会妇科内分泌学组. 不孕症诊断指南[J]. 中华妇产科杂志, 2019, 54 (8): 505-511.

[4] 中华医学会生殖医学分会. 不明原因不孕症诊断与治疗中国专家共识[J]. 生殖医学杂志, 2019, 28 (9): 984-992.

[5] 多囊卵巢综合征相关不孕治疗及生育保护共识专家组, 中华预防医学会生育力保护分会生殖内分泌生育保护学组. 多囊卵巢综合征相关不孕治疗及生育保护共识[J]. 生殖医学杂志, 2020, 29 (7): 843-851.

[6] 子宫腺肌病伴不孕症诊疗中国专家共识编写组. 子宫腺肌病伴不孕症诊疗中国专家共识[J]. 中华生殖与避孕杂志, 2021. 41 (4): 287-295.

[7] 中华预防医学会生殖健康分会. 输卵管性不孕全流程管理中国专家共识 (2023年版) [J]. 中国实用妇科与产科杂志 2023, 39 (3): 318-324.

[8] 张琬琳, 王晓红. 子宫内膜异位症相关不孕诊治指南解读[J]. 实用妇产科杂志, 2018, 34 (5): 984-992.

[9] 中华医学会. 临床诊疗指南: 辅助生殖技术与精子库分册. 北京: 人民卫生出版社, 2009.

[10] 中华医学会. 临床技术操作规范: 辅助生殖技术与精子库分册, 北京: 人民军医出版社, 2010.

[11] 理查德等. 宫腔内人工授精与促排卵[M]. 全松, 译. 北京: 人民卫生出版社, 2011.

[12] 中国医师协会生殖医学专业委员会. 孕激素维持妊娠与黄体支持临床实践指南[J]. 中华生殖与避孕杂志, 2021, 41 (2): 95-105.

[13] 周灿权, 乔杰. 辅助生殖临床技术[M]. 北京: 人民卫生出版社, 2021.

[14] 黄荷凤. 实用人类辅助生殖技术[M]. 北京: 人民卫生出版社, 2018.

第十五章　生育调控

计划生育在很长一段时间里作为我国的基本国策，为促进女性生殖健康发挥了巨大的作用。随着人口老龄化的进程及生育率下降，我国人口问题又现了新的发展形势，对社会经济发展正产生着新的影响。对生育进行科学的调控，将有利于平衡个人、家庭及社会的关系，促进社会良性发展和经济持续进步。本章将着重对生育调节和控制的核心问题避孕、节育及避孕失败后的补救等内容加以阐述。

第一节　避孕

避孕是指基于安全、简便、经济的基本原则，采用科学、有效的方式避免女性受孕。避孕主要涵盖以下重要环节：①抑制生殖细胞的产生及精卵结合；②破坏子宫内局部环境，阻止精子的生存与进一步获能，影响受精卵的着床、发育。就男性而言，避孕措施以阴茎套（避孕套）避孕及输精管结扎手术为主；就女性而言，其常见的避孕措施包括宫内节育器避孕、激素避孕、屏障避孕、绝育手术等。

一、宫内节育器避孕

宫内节育器（IUD）是我国乃至全世界使用最广泛的避孕方式，也是我国育龄期女性的主要避孕措施。其通过在宫腔内置入避孕装置，缓慢释放活性物质或药物，改变宫腔内膜的细胞酶系统活性，从而影响精子运输、干扰受精卵着床及囊胚进一步发育，以达到避孕效果，是一种便捷、高效、安全、经济的避孕工具。目前我国常用的宫内节育器包括含铜类（铜离子）宫内节育器及 LNG-IUS 等。

（一）种类

1. 第一代宫内节育器（惰性宫内节育器）

由惰性金属材料、塑料、硅胶等制成，其脱落率及带器妊娠率较高，合并症多，目前已停止生产与使用。

2. 第二代宫内节育器（活性宫内节育器）

避孕效果及副作用均优于惰性宫内节育器，避孕成功率可高达90%，分为含铜（Cu）和含药（激素及药物）宫内节育器两大类。

（1）含铜宫内节育器：铜离子具有生物活性及一定的抗生育能力，可持续释放于宫腔内，铜离子含量越高，避孕效果越好。其主要的临床副作用为点滴出血（表15-1）。

表15-1　含铜宫内节育器的分类

种类	形状	载体	放置年限
带铜T形宫内节育器（TCu-IUD）	"T"形，有尾丝	聚乙烯支架，在纵臂或横臂上绕有铜丝或铜套	5~7年，带铜套者可为10~15年
带铜V形宫内有节育器（VCu-IUD）	"V"形，有尾丝	不锈钢作"V"形支架，横臂或斜臂绕有铜丝	5~7年
母体乐（MLCu-375）	伞状，具有可塑性	聚乙烯支架，两弧形臂上各有5个小齿	5~8年
宫铜宫内节育器	接近宫腔形状	不锈钢丝螺旋腔内置铜丝	20年
爱母功能型宫内节育器（VCu-IUD）	"V"形	镍钛合金支架，"V"形末端压有铜粒	5~8年
无支架的含铜宫内节育器（又称吉妮环、吉娜环）	丝状，有尾丝	尼龙线，6个铜套串于一根尼龙线上，可固定于子宫底肌层	10年

（2）含药宫内节育器：是指含有药物的宫内节育器，其通过在宫腔内每日持续、微量释放药物而达到避孕效果，在提高避孕效率的同时可降低副作用。含有药物主要为孕激素和吲哚美辛（表15-2）。

表15-2　含药宫内节育器的分类

种类	形状	药物含量	放置年限
左炔诺孕酮宫内缓释系统（LNG-IUS）	"T"形，有尾丝	型号一：支架尺寸32 mm×32 mm，左炔诺孕酮52 mg，每日释放20μg 型号二：支架尺寸28 mm×30 mm，左炔诺孕酮13.5 mg，每日释放8~12 μg	5年或3年
含吲哚美辛带铜宫内节育器	活性"γ"形	吲哚美辛25 mg	10年
宫型和元宫型药铜宫内节育器	接近宫腔形状	铜离子及吲哚美辛	10年

（二）作用机制

宫内节育器的避孕机制至今尚未完全明确，研究显示其机制复杂，主要有：①宫内节育器在宫腔内可导致局部组织的异物反应，受精卵的着床受影响；②宫内节育器所含活性物质的作用。

1. 抑制卵子的产生

LNG-IUS 的药物作用可抑制部分女性排卵。

2. 对生殖细胞和胚胎产生毒性作用

（1）炎性反应：宫内节育器在宫腔内形成局部压迫，导致具有胚胎毒性的炎性细胞的产生，同时可诱导巨噬细胞的产生以吞噬精子及影响胚胎发育，同时子宫内膜可被覆炎性细胞，导致受精卵着床过程受到干扰。

（2）生物活性作用：含铜类宫内节育器可持续释放铜离子，其具有生物活性，干扰精子生存及其获能。细胞内的铜离子还可影响细胞内的 DNA 合成、糖原代谢等，影响受精卵及囊胚的发育。

3. 干扰着床

（1）宫内节育器长期异物刺激可诱导细胞慢性炎症反应，促进前列腺素的合成、损伤子宫内膜及影响输卵管蠕动，最终影响受精卵的着床。

（2）子宫节育器可导致子宫内膜压迫缺血、内膜环境改变，诱导细胞吞噬，致囊胚溶解吸收。

4. 含药宫内节育器的特殊避孕作用

（1）左炔诺孕酮宫内节育器：主要为孕激素的作用：除抑制排卵外，孕激素可促使宫颈黏液稠厚，影响精子通行。孕激素可改变内膜环境，子宫内膜细胞间质蜕膜化，炎性细胞浸润。

（2）含吲哚美辛宫内节育器：吲哚美辛可抑制子宫内膜细胞合成前列腺素，具有减少节育器放置后出血的优点。

（三）宫内节育器放置与取出

宫内节育器放置与取出见表 15-3。

表 15-3　宫内节育器的放置与取出

	宫内节育器的放置	宫内节育器的取出
适应证	育龄期、无禁忌证、要求放置宫内节育器者	①无生育计划及性生活者，放置年限已满，绝经过渡期及更换避孕方式等；②有严重并发症及副作用；③带器妊娠

	宫内节育器的放置	宫内节育器的取出
禁忌证	①妊娠或可疑妊娠者；②生殖道感染或潜在出血、感染可能；③早期人工流产阴道流血多，胚物残留等；孕中期引产、分娩或剖宫术后；④生殖器肿瘤或畸形；⑤子宫脱垂、宫颈内口松弛及重度宫颈陈旧性裂伤；⑥宫腔过大或过小（宫腔 5.5~9.0 cm）（吉妮环、大月份引产及足月妊娠分娩后除外）；⑦近期子宫异常出血需排除子宫内膜病变者；⑧金属物质过敏者；⑨严重心脑血管疾病等全身性疾病	①生殖道炎症或潜在感染可能；②全身性疾病的急性期或严重身体情况不佳
手术时机	①经期结束 3~7 天，且无性生活。②人工流产后，产褥期后无恶露、子宫恢复正常者。③自然流产需 1 次正常月经后、药流需 2 次正常月经后放置。④紧急避孕：无保护性生活 5 天内。⑤LNG-IUS 在经期第 4~7 天放置	①经期结束 3~7 天。②带器早期妊娠终止妊娠时术中同时取出。③子宫异常出血需排除子宫内膜病变时，术中行诊断性刮宫同时取出
手术方法及步骤	①术前再次行妇科检查；②常规消毒后窥阴器暴露宫颈，再次消毒宫颈；③探针探查宫腔深度并记录；④将节育器送入宫腔达宫底，带尾丝者需留置 2 cm 尾丝；⑤观察出血情况，取出操作器械	①常规消毒后，节育器有尾丝者，用血管钳夹住尾丝轻轻牵引取出。②节育器无尾丝者，需遵循手术原则，宫颈钳钳夹宫颈后用取环钩（钳）取出节育器。③取环困难者可在超声引导下操作；④必要时在宫腔镜或腹腔镜下取出
术后随访及注意事项	①休息 3 天，保持外阴清洁干燥，1 周内忌重体力劳动，2 周内忌盆浴与性生活；②术后第一年第 1、3、6、12 个月随访一次，以后每年随访 1 次直至停用，特殊情况随时就诊及处理	①术前行超声或 X 线检查，明确宫内节育器的类型、位置；②取环术时应小心谨慎，避免盲目操作，损伤子宫壁；③节育器取出后检查其完整性，可能残留者行超声或盆腔 X 线检查确认；④有继续避孕需求者需尽快落实其他避孕措施

（四）宫内节育器的副作用及并发症

1. 宫内节育器的副作用

不规则阴道流血是放置宫内节育器后最常见的并发症，持续时间为 3~6 个月，经量增多、经期延长及阴道少量点滴出血为主要表现，其他表现包括下腹部胀痛不适、腰部酸胀感及白带增多等，多可自行缓解，无须处理。长时间不规则阴道流血者需就诊处理。其他情况明确诊断后可对症处理，必要时取出宫内节育器。

2. 宫内节育器的并发症

（1）异位：指宫内节育器移位至腹腔内，多由节育器过大、过硬、子宫壁薄软或操作不当导致。发生节育器异位者应手术取出（宫腔镜或开腹手术）。

（2）嵌顿或断裂：指节育器部分嵌入子宫肌层或断裂，多由于手术操作不当或带器时间过长导致。部分可直接取出，困难者应在超声引导下或通过宫腔镜取出。

二、激素避孕

激素避孕是女性使用雌激素及孕激素等甾体类激素以达到避孕效果，主要机制有抑制排卵，激素所导致的宫颈黏液形状、子宫内膜形态改变，输卵管功能改变等。

（一）甾体激素避孕药的种类

我国自 20 世纪 60 年代开始研制并自主生产甾体激素类避孕药。其种类繁多，根据药物作用时间可分为短效、长效、速效和缓释类避孕药；根据给药途径可分为口服、注射、经皮肤、经阴道及宫腔（宫内节育系统）类避孕药。

1. 口服避孕药

（1）复方短效口服避孕药（COC）：为复合制剂，由雌激素（主要为炔雌醇）及孕激素组成，COC 避孕的主要机制为抑制排卵，正确使用 COC 的避孕有效率接近 100%。

COC 主要分类为口服单相片及三相片：单相片为固定雌激素及孕激素含量组成的口服避孕药，口服药物期间连续服药，常见的单相口服甾体激素避孕药有：炔雌醇环丙孕酮片（商品名：达英-35，每片含有炔雌醇 0.035 mg 与环丙孕酮 2.0 mg，21 片/板，连续服用 21 天，间隔 7 天）、屈螺酮炔雌醇 I（商品名：优思明，每片含有炔雌醇 0.03 mg 与屈螺酮 3.0 mg，21 片/板，连续服用 21 天，间隔 7 天）、屈螺酮炔雌醇 II ［商品名：优思悦，每片含有炔雌醇 0.02 mg 与屈螺酮 3.0 mg，（24+4）片/板，连续服用 28 天］。三相片为服药周期内，根据时间不同，雌激素及孕激素含量不同的口服短效避孕药，如左炔诺孕酮/炔雌醇三相片 ［第一相（第 1~6 片），每片含炔雌醇 0.03 mg 与左炔诺孕酮 0.05 mg；第二相（第 7~11 片），每片含炔雌醇 0.04 mg 与左炔诺孕酮 0.075 mg；第三相（第 12~21 片），每片含炔雌醇 0.03 mg 与左炔诺孕酮 0.125 mg。连续服用 21 天，间隔 7 天］。

随着激素避孕及制药工艺的发展，COC 中炔雌醇的含量从初始的 35 μg 降低到 20 μg，孕激素被具有更高药物活性的近天然孕酮替代，在提高避孕效果的同时可有效降低其副作用，随着雄激素活性降低还可改善皮肤痤疮。新一代口服避孕所含有的屈螺酮还可抗盐皮质激素，减少水钠潴留等。不同种类的 COC 具有不同的服用方式，应按照说明严格服用，漏服药物者应及早补服，漏服 2 天者应及时停药并警惕妊娠可能。

（2）复方长效口服避孕药，为复合制剂，由长效雌激素及孕激素组成，每月服用一次，有效率可在 96% 以上。由于其加大激素含量，所致副作用多，目前少有生产及使用。

2. 缓释避孕药

缓释避孕药是指以具有缓慢释放药物的高分子化合物为载体，在体内持续微量释放激素药物的节育器。其主要成分为孕激素，目前常用的有 LNG-IUS、皮下埋植剂、缓释阴道避孕环等（表 15-3）。

表 15-4 缓释避孕药的分类

	皮下埋植剂	缓释阴道避孕环
载体	硅胶棒	硅胶或柔韧塑料
有效率	99%	98%~99%
放置方式	在月经来潮 7 天内置入皮下，置入位置为上臂内侧，有效期为 1~3 年	阴道内放置后通过阴道壁吸收，4 周为一周期，在经期第 1 天放置，3 周取出，停用 1 周后再进行下一周期
副作用	点滴或不规则流血，少数患者闭经，一般不需处理。阴道流血时间长者可给予雌激素治疗。少数可出现功能性卵巢囊肿、头痛等	

3. 探亲避孕药

适用于短期内有避孕需求者，其激素量较大，副作用也大，现基本停止使用。

（二）甾体激素避孕药的禁忌证和慎用情况

（1）急、慢性肝功能不全或肾功能不全。

（2）血栓性疾病、严重心血管疾病。

（3）部分癌前病变及肿瘤。

（4）糖尿病、甲状腺功能亢进症等内分泌疾病。

（5）哺乳期。

（6）年龄>35 岁的吸烟女性。

（7）精神类疾病患者。

（8）严重、反复偏头痛者。

（三）甾体激素避孕药的副作用及处理

甾体激素避孕药的副作用及处理见表 15-5。

表 15-5 甾体激素避孕药副作用的表现形式及处理

	表现形式	处理
类早孕反应	少数女性可出现恶心、头晕、乏力、困倦、食欲不振、乳房胀痛、白带增多等反应	一般无须特殊处理，可自然消失，症状严重者考虑停药或更换其他药物

	表现形式	处理
不规则阴道流血	服药期间阴道流血又称突破性出血。多数发生在漏服避孕药后，少数未漏服避孕药也会发生	点滴阴道流血者无须处理，流血似月经量或流血时间已近月经期者停止服药，该次流血作为一次月经来潮，于下一周期再开始服用药物，或更换避孕药
闭经	1%~2%的女性发生闭经，常发生于月经不规则的女性	停药后月经不来潮，需除外妊娠，停药7天后可继续服药，若连续停经3个月，需停药观察
体重及皮肤改变	少数女性在服用甾体激素避孕药后由于体内激素改变导致体内合成代谢增加，体重增加；极少数女性面部由于雌激素作用出现淡褐色色素沉着	服药前进行健康教育，指导均衡饮食，合理安排生活方式，适当锻炼
其他	头痛、乳房胀痛等	对症处理，严重者停药

（四）甾体类激素避孕药的影响

1. 心血管系统及代谢

雌激素对心脏、血管有保护作用，孕激素可使高密度脂蛋白水平下降，脑卒中、心肌梗死的发病率增加。有心、脑血管疾病及发生危险因素的女性，如年龄>35岁、吸烟者不宜长期使用；长期使用甾体激素避孕药出现糖耐量异常，停药后可恢复正常。

2. 凝血功能

雌激素可升高凝血因子，目前国内使用激素的量均≤0.035 mg，血栓病的发病率无显著增加，但长期、大剂量的雌激素摄入可增加血栓性疾病的发生概率。

3. 肿瘤性疾病

孕激素成分对子宫内膜有保护作用，降低子宫内膜癌的发病风险，同时可降低卵巢癌的发病风险。但长期使用对乳腺癌的发病影响仍有争议。

4. 对妊娠及子代的影响

口服 COC 停药后妊娠，胎儿畸形的发生率无明显增加，且对子代的生长发育无明显影响。长效避孕药内的激素成分及剂量与 COC 不同，停药后 6 个月以上妊娠为宜。

三、其他避孕

（一）紧急避孕

紧急避孕是指无保护性生活或避孕失败后采取的措施，包括口服紧急避孕药和宫腔内放置含铜宫内节育器，其有效率显著低于常规避孕方法，给药剂量及副作用较大，不能代替常规避孕。

1. 适应证及禁忌证

（1）适应证：常规避孕失败、无保护性生活。

（2）禁忌证：全身性疾病的急性期、严重心脑血管疾病、生殖道炎症或潜在感染者。

2. 方法

（1）口服紧急避孕药：口服紧急避孕药的分类及方法见表15-6。

表 15-6　口服紧急避孕药的分类及方法

	雌、孕激素复合制剂	孕激素制剂	抗孕激素制剂
种类	复方左炔诺孕酮片（每片炔雌醇 30 μg+左炔诺孕酮 150 μg）	左炔诺孕酮片（每片含左炔诺孕酮 0.75 mg）	米非司酮
使用方法	75 小时内口服 4 片，12 小时补充 1 片	72 小时口服 1 片，12 小时补充 1 片（有效率可达 96%）	120 小时之内口服 10 mg 米非司酮（有效率在 85% 以上）

（2）放置宫内节育器：无保护性生活后 5 天内放置含铜宫内节育器于宫腔内，妊娠率低于 5%，适用于有长期避孕需求，且对其他紧急避孕方式有禁忌证者。

3. 副作用

常见的副作用有恶心、呕吐、不规则阴道流血等，一般不需处理。针对月经延迟 1 周以上者需排除妊娠。

（二）外用避孕

1. 屏障避孕

包括男用阴茎套及女性使用阴道套。

（1）阴茎套：即避孕套，为男性主要避孕工具，一次性使用，正确使用大小合适的阴茎套失败率仅 5%~7%，还可有效防止性传播疾病。

（2）阴道套：即女性使用避孕套，目前我国尚无使用。

2. 外用杀精剂

外用杀精剂是指含有壬苯醇醚等具有灭精作用的化学药物的避孕制剂，包括避孕栓剂、片剂、胶冻剂、凝胶剂及避孕薄膜等。性生活前正确使用者避孕有效率可在 95% 以上，但其错误使用的失败率在 20% 以上，不作避孕首选药。

3. 安全期避孕

根据月经周期，排卵前后 4~5 天为易受孕期，其他时期被称作安全期，此期间不采取其他避孕措施称安全期避孕，其失败率高，不宜推广。

4. 其他避孕方法

其他方法如黄体激素类药物避孕方法、疫苗避孕法及免疫避孕法等仍在研究中。

第二节　避孕失败的补救措施及危害

人工流产是指采用人工方法而终止早期妊娠者，为避孕失败的补救措施，包括手术与药物流产。人工流产影响妇女生殖健康，应积极做好避孕措施、减少意外妊娠。

一、手术流产

手术流产是指通过手术操作终止妊娠的方法，分为负压吸引术和钳刮术。

（一）负压吸引术

利用负压吸引原理，将妊娠组织从宫腔内吸出。此术是终止早期非意愿妊娠和病理妊娠的主要方法，具有安全、操作简便、效果良好等优势。

1. 适应证

妊娠 10 周以内、无禁忌证的意外妊娠或因疾病不能继续妊娠者。

2. 禁忌证

①生殖道感染或潜在感染者；②全身性疾病急性期；③术前体温>37.5℃；④因病不能耐受手术者。

3. 术前准备

①确诊宫内妊娠；②详细询问并记录病史，术前需完善全身及妇科检查；③完善阴道分泌物检查及术前常规检查，排除手术禁忌；④术前测生命体征；⑤积极医患沟通，解除患者思想顾虑。

4. 手术步骤及注意事项

①取膀胱截石位，严格按照手术范围及顺序消毒外阴和阴道，铺无菌巾。②再次行双合诊，明确子宫位置、大小等情况，窥阴器暴露阴道及宫颈，消毒宫颈、阴道穹窿及环形消毒阴道各部。③宫颈钳夹持宫颈前唇，探针顺子宫方向探查宫腔情况及深度，依次扩张宫颈管，用力均匀，避免宫颈内口撕裂，必要时术前可预处理软化宫颈；选择合适大小的负压吸引管（5~8 号），连接橡皮软管，正确连接负压吸引器，调试负压压力，缓慢将吸引管顺宫壁送入宫底部，达宫底后回退 1 cm，给予负压（400~500 mmHg，1 mmHg≈0.133 kpa），按顺（逆）时针方向吸刮宫腔 1~2 圈，动作轻柔，减少子宫壁损伤，避免穿孔，感宫壁粗糙后折叠吸引橡皮管后取出吸管。④用小号刮匙

轻轻搔刮两侧宫角及宫底，检查宫腔是否有残留物，必要时可再次吸刮宫腔 1 圈。⑤观察出血，再次消毒，依次取出手术器械，术毕。⑥术后检查有无绒毛，未见绒毛者需送病理检查，避免漏诊异位妊娠或妊娠滋养细胞疾病。⑦术后做好避孕宣教及回访，立即落实避孕措施，保护患者生育力，避免再次意外妊娠。⑧妊娠超过 10 周的早期妊娠应采用钳刮术。

（二）钳刮术

1. 适应证

妊娠 10~14 周、无禁忌证、自愿要求、因某种疾病不宜继续妊娠者。

2. 禁忌证

与负压吸引术相同。

3. 手术步骤

①充分扩大子宫颈管：可采用前列腺素制剂或宫颈放置一次性宫颈扩张棒。②用 8~9 号吸头吸破羊膜囊，吸净羊水。③用卵圆钳钳取胎儿及胎盘组织。④再次用 7~8 号吸头吸刮宫腔，用负压吸引术。⑤术后核对胎儿是否完整，子宫有无活动性出血。

（三）人工流产术的并发症及处理

1. 出血

妊娠周数大者子宫较大，其收缩力欠佳，易导致出血量多，手术时应尽快取出绒毛或胚胎组织，随后及时使用缩宫素宫颈注射，对于使用缩宫素效果欠佳或出血较多者，可酌情使用卡前列甲酯、米索前列醇、益母草注射液等促宫缩药物。因操作器械过小或负压不足引起子宫较多出血者，应及时更换器械并调整负压。瘢痕妊娠出血多，且发生率明显增加，严重者危及生命。术前应仔细评估避免漏诊。

2. 子宫穿孔

子宫穿孔是严重并发症之一，子宫穿孔的发生率与手术操作、子宫情况有关，瘢痕子宫、哺乳期子宫、子宫过度屈曲者风险增加。手术时器械进入宫腔深度大于探针探查深度、突现无宫底感，均提示子宫穿孔。发生子宫穿孔时应立即停止手术操作。子宫穿孔较小者，手术已完成且无脏器损伤及内出血者，密切观察生命体征，可给予缩宫素等促宫缩药物，同时需预防感染。若宫内妊娠组织未吸净者，应由经验丰富医生避开穿孔部位，辅助超声引导或腹腔镜以完成手术。对于子宫穿孔较大、可疑脏器损伤及内出血者，严密监测生命体征的同时应尽快行腹腔镜检查或剖腹探查，根据术中情况相应处理。在流产手术中使用超声及宫腔观察吸引手术系统，可实时监视操作过程，降低子宫穿孔等并发症的发生率。

3. 人工流产综合反应

因手术刺激，患者术中或术毕可能出现恶心、呕吐、心动过缓、心律不齐、面色苍白、头昏、胸闷、大汗淋漓，严重者甚至出现血压下降、昏厥、抽搐等迷走神经兴奋症状，称人工流产综合反应。此与受术者自身情况及情绪、手术操作有关。当发生人工流产综合反应时应立即停止手术操作，取出宫颈钳及窥阴器，给予吸氧、注意生命体征，多可自行恢复。严重者及时给予静脉注射阿托品 0.5~1 mg。术中动作轻柔，掌握适当负压，减少不必要的反复吸刮及宫颈刺激，可有效降低其发生率。

4. 漏吸或空吸

漏吸或空吸是指人工流产术中未吸出胚胎及绒毛，导致继续妊娠或胚胎停止发育。常见原因为子宫畸形、子宫过度屈曲、孕囊过小或操作不当。一旦发现应再次手术。误诊宫内妊娠行人工流产术，称为空吸。术后需检查吸出组织物，肉眼未见明显绒毛时，需再次确诊妊娠，确定宫内是否见妊娠囊，同时吸出的组织全部送病理检查，以排除异位妊娠或妊娠滋养细胞疾病。

5. 吸宫不全

吸宫不全指部分妊娠组织物未被吸出而残留者，其与操作者技术及子宫状态有关。常见症状有术后出血多，长时间阴道流血，或流血停止后再次出现流血。超声及 hCG 测定有助于诊断。吸宫不全未合并感染者可再次行刮宫术，刮出组织物送病理检查，术后需抗生素预防感染。吸宫不全伴有感染者，应抗感染治疗，在感染控制后再行刮宫术。

6. 感染

可诱发急性宫颈炎、子宫内膜炎、盆腔炎等，应积极予以抗生素治疗。

7. 羊水栓塞

早期人工流产较为少见，多由操作不当引起宫颈损伤、胎盘剥离时血窦开放，羊水进入母体循环，发生羊水栓塞需积极抗过敏、抗休克治疗。

8. 远期并发症

常见有宫颈粘连、宫腔粘连、月经紊乱、输卵管粘连梗阻、慢性盆腔炎、继发性不孕等。

二、药物流产

药物流产是指使用药物以终止早孕。目前临床使用药物主要为米非司酮配伍米索前列醇。米非司酮是一种类固醇抗孕激素制剂，其通过与内源性孕激素竞争受体而达到抗孕激素、糖皮质激素作用。米索前列醇是前列腺素类似物，具有软化宫颈和兴奋子宫的作用，两者配伍应用的完全流产率在90%以上。

1. 适应证

①7周及7周以内的早期妊娠可于门诊口服药物流产；8周以上妊娠者可酌情考虑住院流产。②确诊为宫内妊娠。③存在人工流产术高危因素，如瘢痕子宫、哺乳期、宫颈发育不良或严重骨盆畸形。④有多次宫腔操作史，对手术有严重恐惧和顾虑心理，拒绝手术者。⑤年龄<18岁或>40岁要求药物流产者。

2. 禁忌证

①有米非司酮禁忌证，如肾上腺皮质功能不全、血液病、血栓性疾病等病史；②有前列腺素类药物禁忌证，如心血管疾病、青光眼、哮喘、癫痫、结肠炎等；③带器妊娠；④异位妊娠；⑤其他：长期服用抗结核、抗癫痫、抗抑郁、抗前列腺素药，易过敏体质等。

3. 给药方法

米非司酮可顿服或分服：顿服法为第1天一次性口服米非司酮200 mg；分服法为米非司酮总量为150 mg，第1天晨服米非司酮50 mg，8~12小时再服25 mg，用药第2日早晚各服用25 mg（q12h），第3日07:00再次服用25 mg。于服药第3日早上口服米索前列醇0.6 mg。每次给药前后至少空腹1小时。

4. 注意事项

①药物流产必须于具备抢救条件的正规医疗机构内进行，在医护人员的密切监护下使用，用药期间严密观察阴道出血及药物副作用的发生。②用药前需排除异位妊娠、妊娠滋养细胞疾病等。③药物流产后需按时随诊，并尽快落实避孕措施，避免再次意外妊娠。

三、中期妊娠终止

1. 适应证

孕14~27周无禁忌证的意外妊娠或因疾病不能继续妊娠者。中期妊娠终止均应住院处理，须在具备抢救条件及腹部外科手术资质的医疗服务机构进行。

2. 常用方法

（1）依沙吖啶羊膜腔内注射引产：依沙吖啶作为强力杀菌剂，能引起子宫节律性收缩，胎儿吸收药物后中毒死亡及胎盘变性坏死，诱发子宫收缩和子宫颈软化、扩张，促使胎儿及附属物排出。常用羊膜腔内注射剂量为 50~100 mg。

（2）水囊引产：可用于肝肾功能损害患者。将无菌水囊经子宫颈口置入子宫壁与胎膜之间，囊内注入适量液体，通过机械刺激使子宫颈扩张并反射性使内源性前列腺素分泌增加，引起子宫收缩，促使胎儿及附属物排出。一般放置后 24 小时内取出水囊，再根据子宫收缩情况，酌情加强宫缩。

（3）药物引产：妊娠 14~16 周药物引产可参照妊娠 8~14 周药物流产，妊娠 16~27 周者，可使用米非司酮配伍小剂量米索前列醇，也可单用米索前列醇引产，但需严格掌握适应证，并注意防范子宫破裂、产道裂伤等风险。

（4）剖宫取胎术：适用于因各种原因无法将胎儿及附属物由阴道排出者，主要用于不能耐受其他引产方法或引产失败，或引产过程中出现严重并发症，需迅速结束分娩者。此术可短时间内取出胎儿，但创伤大，并发症多，需严格掌握适应证。

第三节　避孕措施的选择

育龄期女性不同时期可根据自身的实际情况（包括家庭、身体、婚姻状况等），在知情的基础上可选择不同的、经核实有效的避孕措施。

（一）新婚期

1. 原则

使用便捷、不影响生育。

2. 选用方法

COC 使用方便，避孕高效且不影响性生活，是新婚期的避孕首选方式。其次为避孕套、避孕栓等。针对尚未生育或无宫腔操作史者，宫内节育器不作为首选。安全期避孕、体外排精及长效避孕药不适用。

（二）哺乳期

1. 原则

不影响乳汁质量及婴儿健康。

2. 选用方法

男用阴茎套为首选。长效单孕激素制剂不影响乳汁质量，使用方便。哺乳期阴道较干燥，不适用避孕药膜。哺乳期放置宫内节育器作为选择，操作要轻柔，避免子宫损伤。

（三）生育后期

1. 原则

多选用长效、安全、可逆的避孕方法。

2. 选用方法

排除禁忌证后，根据个人需求可选择多种避孕方法（放置宫内节育器或皮下埋植剂、COC、男用阴茎套等）。对完全无生育需求者可采用绝育术。

（四）绝经过渡期

1. 原则

此期仍可能排卵，可选择外用避孕方法。

2. 选用方法

若使用宫内节育器无不良反应可使用至绝经后半年取出，外用阴茎套可选用。因围绝经期激素变化，阴道分泌物较少且干涩，可选用避孕栓或凝胶剂，不宜选择避孕药膜，复方避孕药可增加血栓风险不宜选用。

（吴海燕）

参考文献

[1] 谢辛，孔北华，段涛，等. 妇产科学[M].9版. 北京：人民卫生出版社，2018.

[2] 中华医学会妇产科学分会绝经学组. 中国绝经管理与绝经激素治疗指南2023版[J]. 中华妇产科杂志，2023，58（1）：4-21.

[3] 中华医学会计划生育学分会. HIV感染女性避孕方法选择的中国专家共识[J]. 中国计划生育和妇产科，2020，12（5）：3-8.

[4] 中华医学会计划生育学分会. 无支架固定式宫内节育器月经间期和人工流产后即时放置临床应用专家共识[J]. 中华妇产科杂志，2020，55（7）：433-437.

[5] 复方口服避孕药临床应用中国专家共识专家组. 复方口服避孕药临床应用中国专家共识[J]. 中华妇产科杂志，2015，2：81-91.

[6] 耿华锋. 左炔诺孕酮宫内节育系统治疗子宫腺肌病的临床疗效分析[D]. 长春：吉林大学，2020.

[7] 程利南，狄文，丁岩，等. 女性避孕方法临床应用的中国专家共识[J]. 中华妇产科杂志，2018，53（7）：433-447.

[8] 中华医学会计划生育学分会，中国优生优育协会生育健康与出生缺陷防控专委会. 早期妊娠手术流产围术期女性生育力保护中国专家共识（2023年版）[J]. 中国实用妇科与产科杂志，

2023，39（4）：440-444.

［9］ 中华医学会计划生育学分会．人工流产手术预防性抗菌药物应用的中国专家共识［J］．中国计划
生育和妇产科，2019，11（8）：10-12.

［10］ 中华医学会计划生育学分会．不全流产保守治疗专家共识［J］．中华生殖与避孕杂志，2019，39
（5）：345-348.

▶▶▶ # 第十六章　妇科内分泌相关肿瘤

第一节　子宫内膜癌

子宫内膜癌是女性生殖道三大常见肿瘤之一，占女性生殖道肿瘤的 20%~30%。据2019 年国家癌症中心统计，中国子宫内膜癌发病率为 10.28/10 万，死亡率为 1.9/10万。近年来，子宫内膜癌发病率呈上升趋势，且有年轻化趋势，严重威胁女性的生命健康。随着医学进步和对其发生发展的研究逐步深入，子宫内膜癌的 5 年生存率有明显的提升。

一、病因

依据与雌激素的依赖关系，子宫内膜癌可分为雌激素依赖性（Ⅰ型）和非雌激素依赖型（Ⅱ型）。Ⅰ型子宫内膜癌占 80%，子宫内膜样腺癌是其主要的病理类型，少部分为黏液腺癌，临床上好发于围绝经期女性。其发病机制主要是由于雌激素长期作用于子宫内膜而无孕激素拮抗，致使子宫内膜发生增生、癌变。因此，各种原因引起的高雌激素持续作用于子宫内膜都可能导致子宫内膜癌的发生，如不孕、月经初潮早或绝经晚、外源性雌激素的应用、卵巢内分泌肿瘤、肥胖、糖尿病、多囊卵巢综合征及遗传因素等。Ⅱ型子宫内膜癌为非雌激素依赖型，主要包括透明细胞癌、低分化内膜样癌、浆液性癌、癌肉瘤等少见病理类型。此型主要发生在绝经后，平均发病年龄较Ⅰ型子宫内膜癌晚 5~10 年，与高雌激素没有相关性。主要发病因素包括 *p*53 基因突变和 *HER*2 基因异常扩增，年龄可能是独立的危险因素。

二、临床表现

1. 不规则阴道流血、流液

约 90% 的子宫内膜癌患者可出现阴道流血、异常阴道排液症状。阴道流血主要表现为绝经后阴道少量流血，也可表现为不规则流血。尚未绝经患者通常表现为月经量增多、经期延长、月经淋漓不尽、月经间期阴道出血等，但不具有特异性。因为其他良恶性疾病也可以表现出类似症状，如宫颈癌、宫颈炎、子宫内膜息肉、黏膜下子宫肌瘤、子宫内膜增生等，应注意鉴别。阴道流液大多数表现为血性或浆液性分泌物，如合并感染可表现为脓血性、恶臭、量多。少部分人可能以分泌物有异味为首要症状就诊。

2. 腹痛、消瘦、恶病质

若肿瘤累及宫颈内口，导致宫腔积液积脓无法排出，可出现腹痛，疼痛性质主要是下腹胀痛和痉挛性疼痛。肿瘤侵犯周围组织或肿瘤长大压迫周围神经可引起疼痛，常为下腹部或腰骶部疼痛。肿瘤晚期可表现为贫血、消瘦等恶病质症状。肿瘤转移至其他器官可出现相应症状。

3. 其他表现

因大部分子宫内膜癌发现时尚处于早中期，体检往往没有异常发现。晚期患者体检常常发现子宫增大，质地变软，合并宫腔积脓时可有明显的压痛。宫颈管内可有癌组织脱出，触之易出血。若癌灶侵犯宫旁组织，可能在宫旁扪及不规则结节，也可能由于子宫固定扪不清子宫形态。

三、诊断及鉴别诊断

（一）诊断

1. 临床评估

首诊医生通过病史询问、查体做出初步判断。临床上对于绝经后阴道流血、围绝经期月经紊乱的患者，均应先排除子宫内膜癌再按照常规处理。对于以下有子宫内膜癌高危因素的不规则阴道流血患者应高度警惕子宫内膜癌，这些因素包括肥胖，不孕，延迟绝经，多囊卵巢综合征，长期使用雌激素、他莫昔芬，有乳腺癌、子宫内膜癌家族史等。

2. 影像学检查

子宫内膜癌最常用的检查方法为经阴道超声，可以初步了解子宫大小，子宫内膜厚度，宫腔形态如何，有无宫腔占位，癌灶浸润子宫肌层程度，附件区有无占位等，可以对阴道流血原因做出初步判断。彩色多普勒还可以显示子宫及子宫占位的血流信号，肿瘤通常表现为丰富的、杂乱的血流信号。其他影像学检查包括 CT、MRI 等主要用于治疗前评估，判断肿瘤累及范围、深度、盆腔淋巴结有无转移及其他器官有无受累。腹部 CT 有助于判断有无子宫外转移；胸部 CT 可以判断有无肺部转移，同时作为治疗前常规检查。增强 MRI 对于评估子宫内膜病灶肌层浸润深度和范围及宫颈受累情况有较高的特异性。全身 PET-CT 有助于评估可疑存在的远处转移病灶。

3. 子宫内膜病理检查

病理检查最常用，也是诊断的金标准，结合患者的病史、临床表现、影像学检查，高度怀疑为子宫内膜病变时，均应行子宫内膜病理检查明确诊断。诊断性刮宫和子宫内膜吸取活检及宫腔镜下诊断性刮宫是常用的病理检查取材方式。子宫内膜吸取活检具有操作简便的特点，但是假阴性率较高；分段诊刮是临床上最常用的子宫内膜癌诊断手段，具有便捷性和准确性的特点；宫腔镜可以直接观察宫腔及宫颈管内有无癌灶、癌灶的大小及部位形态，同时可以在直视下取病灶活检，但膨宫液也可能引起肿瘤转移，往往不作为首选的检查方式。由于子宫内膜癌的多灶性特点，子宫内膜活检可能存在 10% 的假阴性率。因此，对于临床高度怀疑子宫内膜癌但是病理检查阴性的患者，应考虑再次行诊断性刮宫或宫腔镜检查。

4. 肿瘤标志物检测

目前尚无特异性与敏感性均高的肿瘤标志物用于子宫内膜癌的诊断与随访。对于部分有子宫外转移或浆液性癌的患者，可检测到血清 CA125 值升高，其不具备特异性，但可以作为疗效观察的指标。CA125 不能单独作为指标预测肿瘤复发。若病人 CEA 升高应行胃肠镜排除消化道疾病或肿瘤。人附睾蛋白 4（HE-4）的检测对子宫内膜癌患者的诊断和预后可能具有一定的参考价值，尚需进一步研究。

（二）鉴别诊断

子宫内膜癌最常见的临床症状是绝经后阴道流血，因此子宫内膜癌应与各种引起不规则阴道流血的疾病相鉴别。

（1）子宫内膜息肉或黏膜下子宫肌瘤：均可表现为不规则阴道流血或者月经过多，但子宫内膜息肉往往发病较年轻，可通过超声检查、宫腔镜检查等明确诊断。

（2）子宫肉瘤、内生型宫颈癌及输卵管癌：均可表现为阴道流液或不规则阴道流血。子宫肉瘤也可表现为宫体增大，质地变软。内生型宫颈癌病变主要在宫颈管内，查体可表现为宫颈管质地变硬、变粗。输卵管癌主要表现为下腹痛、间断性阴道流血、流液，超声检查可以发现附件区包块。主要通过分段诊刮和影像学检查鉴别。

（3）生殖道炎症：宫颈炎及阴道炎均可表现为不规则阴道流血、流液，往往发病年龄较小，且伴有相应的炎症表现，通过查体及白带常规、细胞学检查等可以鉴别。萎缩性阴道炎主要表现为白带带血，妇科检查时可发现阴道黏膜变薄、充血或出血等，一般超声检查宫腔无异常发现，经治疗可好转。

四、治疗

子宫内膜癌的治疗需要根据肿瘤累及的范围及组织学类型，结合分子分型、临床/影像学分期、有无高危因素、患者的年龄及全身一般状况综合制定治疗方案。

1. 手术治疗

手术治疗是子宫内膜癌尤其是早期子宫内膜癌主要的治疗手段，手术方式可选择经腹、经腹腔镜、经阴道腹腔镜及机器人辅助腹腔镜手术等。对于肿瘤局限于子宫者应行全面分期手术，推荐术中取腹腔冲洗液送检，术中对盆腹腔可疑病灶取活检。对于年龄<45 岁的低级别子宫内膜样癌、子宫肌层浸润<1/2，术前评估无卵巢及子宫外

转移证据的绝经前患者，经充分告知风险后可考虑切除输卵管保留卵巢，但应严密随访。对于子宫内膜癌高风险人群如 *BRCA* 基因突变、Lynch 综合征或有子宫内膜癌家族史者，不建议保留卵巢。

对Ⅰ、Ⅱ期子宫内膜癌，前哨淋巴结活检术可以作为淋巴结清扫术的替代方案。但前哨淋巴结显影具有假阴性及假阳性可能，可能更适合中低危患者。术中如果一侧盆腔无前哨淋巴结显影，则应行盆腔淋巴结清扫术。对于中晚期子宫内膜癌，经多学科团队（MDT）评估，充分告知患者手术风险和对生活质量的影响，仍能接受者可考虑行肿瘤减灭术。如果已经发现明显的子宫外转移灶或远处转移，不宜为肿瘤分期而进行淋巴结切除术（表 16-1）。

表 16-1 肿瘤累及范围及相应术式

病变局限于子宫体	行全面分期手术。基本术式为全子宫+双附件切除术±盆腔淋巴结切除术±腹主动脉旁淋巴结切除术，术中取腹腔冲洗液送细胞学检测。可选择行前哨淋巴结活检术。如先前诊刮结果为子宫内膜浆液性癌、癌肉瘤及未分化癌，应行大网膜切除或大网膜多点活检。对已接受不完全分期手术的患者可考虑行再分期手术
宫颈疑有/已有受侵	术前检查（包括宫颈活检、MRI 等）提示宫颈间质受侵者，可行全子宫切除或改良广泛全子宫切除为基础的分期手术，目前尚无证据证实广泛全子宫切除比全子宫切除更能改善患者预后。不适合手术者可先行放化疗，再评估是否考虑手术

	临床检查和影像学检查发现有子宫外病灶的患者，应充分评估是否行初始手术治疗		
病变超出子宫	病变超出子宫但局限于盆腹腔者，可行肿瘤细胞减灭术。包括全子宫切除+双附件切除术±淋巴结切除±腹盆腔内肿物切除±大网膜切除，术后辅助放化疗。也可以考虑新辅助化疗+手术	病变超出盆腹腔发生远处转移者，采取以化疗为主的综合治疗，根据综合治疗效果评估是否可以行手术治疗（子宫+双附件切除）或盆腔放疗	肿瘤局部扩散但不适合手术者，可考虑先行放疗（外照射±后装治疗）±化疗等综合治疗，再评估是否行手术治疗

2. 放射治疗

放射治疗也是治疗子宫内膜癌的有效方法之一，分为外照射和近距离放疗（后装治疗）两种。单纯放疗主要适用于无法手术切除的晚期患者或有手术禁忌证不适合进行手术者，体外照射总剂量一般控制在 40~50 Gy。放化疗联合手术主要适用于Ⅱ期、Ⅲc 期及有高危因素的Ⅰ期患者，术后辅助放疗减少复发，改善无瘤生存期。同时，对于Ⅲ、Ⅳ期患者也可以通过手术+放化疗联合提高疗效。

3. 化疗

化疗为系统治疗，主要应用于晚期子宫内膜癌（FIGO 分期Ⅲ~Ⅳ期）或复发子宫内膜癌，可单独或联合手术、放疗。常用化疗药物包括紫杉醇、顺铂、多柔比星等。化疗方案推荐联合化疗或联合靶向、激素治疗，详见表 16-2。

表 16-2　子宫内膜癌患者化疗常用方案

分期	常用方案
Ⅰ~Ⅱ期高危患者，Ⅲ、Ⅳ期或复发患者	卡铂+紫杉醇（首选，对于癌肉瘤为 1 类证据） 卡铂/紫杉醇/曲妥珠单抗（HER-2 阳性的浆液性腺癌） 多西他赛+卡铂（对于紫杉醇禁忌者）/紫杉醇/贝伐珠单抗 顺铂+多柔比星±紫杉醇 异环磷酰胺+紫杉醇（用于癌肉瘤为 1 类证据） 顺铂/异环磷酰胺（用于癌肉瘤单药方案） 顺铂，卡铂，多柔比星 紫杉醇（或白蛋白结合紫杉醇），拓扑替康，贝伐珠单抗，多西他赛，异环磷酰胺（应用于癌肉瘤），坦罗莫司

4. 激素治疗

激素治疗主要适用于雌、孕激素受体阳性且分化好的子宫内膜样腺癌，尤其是对于那些肿瘤病灶较小且生长缓慢的患者。推荐药物包括甲羟孕酮（甲地孕酮）/他莫昔芬交替使用、醋酸甲地孕酮、他莫昔芬、托瑞米芬、来曲唑、阿那曲唑等。以高效、大剂量、长期用药为宜，至少需要使用 12 周评估疗效。对于激素治疗进展的患者，仍然可以选择性系统化疗。

5. 靶向治疗

靶向治疗一般作为二线治疗，以免疫检查点抑制剂及酪氨酸激酶抑制剂为靶点药物。主要包括帕博利珠单抗，可以用于不能手术切除或是转移癌、微卫星不稳定性，或错配修复缺陷的子宫内膜癌的治疗。既往经过系统治疗但病情进展，不适合手术或放疗的晚期子宫内膜癌患者可以考虑使用帕博利珠单抗联合仑伐替尼。

6. 中医中药治疗

中医治疗主要作为替代治疗，讲求整体观念，辨证施治。中医在患者术后恢复、减少放化疗毒副反应、减少并发症、增强放化疗疗效、提高机体免疫力方面有着独特功效，可以作为西医治疗的补充。在临床上使用较多的药物包括西黄丸、大黄䗪虫胶囊、复方苦参注射液等，具有一定的疗效，但尚需进一步研究循证医学证据。

7. 保留生育功能患者的治疗

该治疗仅仅适用于子宫内膜样腺癌，且需要符合以下所有条件：①分段诊刮标本经病理专家核实，病理类型为子宫内膜样腺癌，G1 级。② MRI 检查或经阴道超声检查发现病灶局限于子宫内膜。③影像学检查未发现可疑的转移病灶。④无药物治疗或妊娠的禁忌证。⑤经充分解释，患者了解保留生育功能并非子宫内膜癌的标准治疗方式并在治疗前咨询生殖专家。⑥对合适的患者进行遗传咨询或基因检测。常选择的治疗方案包括：甲地孕酮、醋酸甲羟孕酮和 LNG-IUS 治疗。在治疗期间应定期随访，生育完成后或子宫内膜取样发现疾病进展，应行全子宫+双附件切除+手术病理分期。

五、预后及预防

子宫内膜癌的预后与病理类型、分期及是否具有高危因素密切相关。对于早期子宫内膜癌患者，影响预后的高危因素包括淋巴间隙受累、肌层受累、特殊肿瘤类型、分化程度差等。通常来说，Ⅱ型子宫内膜癌较Ⅰ型子宫内膜癌预后差。对于术后病人，影响预后的主要因素在于手术病理分期。预防的方式主要有适当运动、控制体重，戒烟戒酒，养成良好的生活方式，定期体检。

第二节　卵巢癌

卵巢肿瘤组织成分复杂，是全身脏器原发肿瘤类型最多的器官，可以发病于任何年龄，不同组织学类型的卵巢肿瘤，发病年龄段差异很大，生物学行为有明显差异。其中上皮性肿瘤是所有肿瘤类型中最常见的组织学类型，占所有卵巢肿瘤类型的 50%~70%。根据其生物学行为不同可分为良性肿瘤、交界性肿瘤和恶性肿瘤。其中交界性肿瘤是一类特殊的肿瘤，临床上表现为生长缓慢，发生转移较少，复发晚，在显微镜下表现为细胞增生活跃但无明显的间质浸润。卵巢癌占所有卵巢恶性肿瘤的 85%~90%，是严重威胁女性健康的恶性肿瘤之一，其死亡率居妇科恶性肿瘤首位。不同类型的卵巢癌生物学行为类似，分化不同，恶性程度不同。传统认为各种类型的卵巢癌均起源于卵巢上皮，根据其分化方向分为浆液性癌、黏液性癌及子宫内膜样癌。研究者发现高级别浆液性癌同时发生输卵管癌的比例甚至可为 35%~78%，其中半数以上输卵管伞端为原位癌，卵巢癌输卵管起源学说越来越被认可。但是截至目前，卵巢癌的多途径起源学说尚需进一步研究和证实。

一、病因

卵巢癌发病是一个多因素综合影响、多步骤的过程，目前对卵巢癌的病因研究非常有限。可能的发病因素包括卵巢癌/乳腺癌家族史、BRCA 基因突变、长期使用激素替代治疗、不孕不育等。研究较明确的因素主要为生育因素，生育年龄早、绝经年龄早、使用口服避孕药可降低卵巢癌发病风险，而未生育女性患上皮性癌的风险是已生育女性的 2 倍，这说明雌激素长期作用可能是诱发卵巢癌的原因，相关细胞及动物实验也证实了这一点。

1. 遗传因素

15%~20%的卵巢癌患者有 BRCA 基因突变，包括 BRCA1 和 BRCA2 基因。其中 BRCA1 突变基因携带者终生发病率约为 44%，BRCA2 突变基因携带者终身患病率为 17%，远远高于普通人发病率。其他基因（RAD51C、BRIP1、SKT11、RAD51D 等）突变也可能与卵巢癌的发病相关。即使没有明确的基因突变，一级亲属患卵巢癌的人群患病风险比普通人高 2 倍以上，这说明卵巢癌具有家族聚集性。

2. 生活方式

随着生活方式的变化，中国人群中卵巢癌的发病率呈上升趋势，且呈年轻化趋势。卵巢癌的发病风险与糖尿病、吸烟等均有一定的相关性，且随着体重指数增加，卵巢癌发病风险增加。激素替代治疗与卵巢癌发病风险明显相关，激素替代治疗 10 年以上的女性，即使停药，卵巢癌发病风险也明显高于普通人。

3. 其他

子宫内膜异位症（卵巢巧克力囊肿）也被认为是一些特定类型卵巢癌（主要是卵巢透明细胞癌和子宫内膜样腺癌）的前驱疾病，50%~74%的卵巢透明细胞癌合并子宫内膜异位症，但子宫内膜异位症发展为卵巢癌的比例低，且往往病史在 5 年以上，具体发病机制不详。不孕症与卵巢癌发病风险增加明显相关，高龄初产妇和未足月妊娠的女性患卵巢癌风险增加，可能与这些女性接受了更长时间的雌激素作用有关。有研究发现，长期接触石棉、油漆等与卵巢癌发病相关。

二、临床表现

卵巢癌发病隐匿，早期往往没有任何症状，或仅仅表现为卵巢囊肿，这也是容易漏诊和误诊的原因，很多病人尤其是处于偏远或经济欠发达地区的病人在就诊时往往已是中晚期。晚期主要表现为腹胀、腹部肿块、腹腔积液等，也有部分病人由于肿瘤扩散到胃肠道或是压迫、刺激引起胃肠道症状。部分晚期病人表现为贫血、消瘦等恶病质症状。妇科检查时可扪及腹部包块或直肠子宫陷凹结节，部分病人可扪及腹股沟肿大淋巴结。

三、诊断及鉴别诊断

（一）诊断

卵巢癌多表现为腹部包块，诊断时需注意与盆腔其他肿瘤尤其是胃肠道肿瘤相鉴别。结合病史、查体及相关辅助检查可以初步诊断，确诊需病理检查。对于有癌症家族史尤其是卵巢癌、乳腺癌家族史的患者发现卵巢包块时应高度警惕。诊断需明确：①包块来源；②包块是否为肿瘤；③肿瘤是良性还是恶性；④肿瘤的类型；⑤肿瘤是否发生转移及转移范围。常用的辅助检查手段包括以下几种。

1. 影像学检查

超声（经阴道超声）：是最主要的检查手段，也是最主要的筛查手段，可以根据超声图像判断包块是囊性、实性还是囊实性，初步判断肿瘤的性质，彩色多普勒超声还可以判断肿瘤的血供情况。CT/MRI：对于高度怀疑恶性肿瘤的患者行盆腹腔 CT/MRI可以判断肿瘤的范围，淋巴结情况，肿瘤与周围组织的关系，初步判断肿瘤转移情况，同时可以根据影像学表现进行影像学分期，为后续治疗方案的选择提供参考。PET-CT/PET-MRI：一般不作为首选检查，主要用于评估中晚期肿瘤远处转移情况。

2. 肿瘤标志物

约 80% 卵巢上皮性癌患者血清中 CA125 水平升高，但近半数患者早期 CA125 可能不升高，同时部分消化道疾病也可能引起 CA125 升高。因此 CA125 更多用于治疗过程中的病情监测，并不作为单独诊断指标。部分卵巢癌患者血清中 CA199 可能升高。血清 HE4 主要联合 CA125 作为治疗中病情的监测指标。CA153、CA72-4、IL-6 等在部分卵巢癌尤其是中晚期卵巢癌中也可有不同程度升高，但其临床意义尚需进一步研究。

3. 腹腔镜探查及病理学检查

腹腔镜探查不仅能够观察肿瘤的大小、部位、范围，还能够在直视下多点活检，同时也可以腹腔镜下取腹腔积液或腹腔冲洗液送病理检查。对于符合手术指征的患者可以行腹腔镜手术切除。

（二）鉴别诊断

1. 卵巢良性肿瘤

良性肿瘤（包括卵巢巧克力囊肿、黄体囊肿、滤泡囊肿）一般表现为生长缓慢、病程较长，多为单侧活动，表面光滑的囊性包块，超声一般表现为液性暗区，透声性好；卵巢癌一般生长较快，可为单侧或双侧发病，包块可为囊性或囊实性，可有盆腹腔积液。病理检查方能确诊。

2. 盆腔包裹性积液和输卵管系膜囊肿

均为炎性积液，通常有盆腔炎病史，部分患者有慢性盆腔痛病史。超声检查常常表现为液性暗区，无血流信号。

3. 盆腔子宫内膜异位症和盆腔结核

盆腔子宫内膜异位症和盆腔结核患者查体也可扪及直肠子宫陷凹或骶韧带结节。子宫内膜异位症患者常常有进行性痛经病史，超声和腹腔镜有助于鉴别。盆腔结核患者往往有潮热、盗汗、消瘦等结核相关症状，超声、结核菌素实验等有助于鉴别，必要时可行腹腔镜活检。

4. 生殖以外的肿瘤

消化道肿瘤最为常见，包括结直肠癌、腹膜后肿瘤等。其他部位肿瘤转移至盆腹腔，最常见为胃癌及小肠癌播散种植至卵巢，称卵巢库肯勃瘤。但主要临床表现以原发病灶为主，少部分肿瘤患者以转移症状为主诉就诊。

（三）卵巢癌分期

卵巢癌—输卵管癌—原发腹膜癌 FIGO 分期（2014 版）如下。

表 16-3　卵巢癌—输卵管癌—原发腹膜癌 FIGO 分期

分期	标准
I	肿瘤局限于卵巢或输卵管
I A	肿瘤局限于一侧卵巢（包膜完整）或输卵管，卵巢和输卵管表面无肿瘤；腹水或腹腔冲洗液未找到癌细胞
I B	肿瘤局限于双侧卵巢（包膜完整）或输卵管，卵巢和输卵管表面无肿瘤；腹水或腹腔冲洗液未找到癌细胞
I C	肿瘤局限于一侧或双侧卵巢或输卵管，并伴有如下任何一项
I C1	术中肿瘤包膜破裂
I C2	术前肿瘤包膜已破裂或卵巢、输卵管表面有肿瘤
I C3	腹水或腹腔冲洗液中找到癌细胞
II	肿瘤累及一侧或双侧卵巢或输卵管伴盆腔扩散（在骨盆入口平面以下）或原发性腹膜癌
II A	肿瘤扩散至或种植到子宫和（或）输卵管和（或）卵巢
II B	肿瘤扩散至其他盆腔内组织
III	肿瘤累及单侧或双侧卵巢、输卵管或原发性腹膜癌，伴有细胞学或组织学证实的盆腔外腹膜转移，或腹膜后淋巴结转移
III A	腹膜后淋巴结转移，伴或不伴有显微镜下盆腔外腹膜病灶转移
III A1	仅有腹膜后淋巴结阳性（细胞学或组织学证实）
III A2	显微镜下盆腔外腹膜受累，伴或不伴腹膜后淋巴结转移
III B	肉眼可见盆腔外腹膜转移，病灶最大径≤2 cm，伴或不伴腹膜后淋巴结转移
III C	肉眼可见盆腔外腹膜转移，病灶最大径>2 cm，伴或不伴腹膜后淋巴结转移
IV	超出腹腔外的远处转移
IV A	胸腔积液细胞学检查发现癌细胞
IV B	腹腔外器官转移（包括腹股沟淋巴结转移或腹腔外淋巴结转移）；肠管全层侵犯

（四）治疗

卵巢癌的治疗是以手术和化疗为主要手段的综合治疗，一经发现应行手术，但极少数患者可以行单纯手术治疗，绝大部分卵巢癌病人需手术联合化疗等全身治疗。近年来，越来越多的靶向治疗、免疫治疗药物被批准应用于卵巢癌。

1. 手术治疗

卵巢癌的初次治疗非常重要，初次手术是否彻底与疾病预后密切相关。手术治疗是卵巢癌初始治疗最主要的治疗手段。手术的目的包括：①明确诊断；②切除肿瘤；③进行手术病理分期；④姑息治疗，缓解并发症。卵巢癌的手术治疗包括两类：①术前判断为早期患者应实施全面临床分期手术，明确临床病理分期。②临床判断为中晚期肿瘤患者应尽可能实施肿瘤细胞减灭术，最大限度切除肿瘤。如评估手术困难可先行新辅助化疗后再次评估手术时机。术前评估怀疑恶性肿瘤者，推荐行开腹手术；晚期病人可经腹腔镜取活检明确诊断。

（1）全面临床分期手术

适用于临床Ⅰ期卵巢癌患者，行全面手术病理分期，并根据手术情况制定后续治疗方案。手术要点在于：①经腹手术取下腹部正中竖切口，应有足够大的切口。②取盆、腹腔积液送细胞学检查，如无盆、腹腔积液，取盆腔冲洗液送细胞学检查。③全面探查盆、腹腔脏器和腹膜，不放过任意一个可疑病灶，行盆、腹腔多点活检，包括直肠子宫陷凹、结肠旁沟腹膜、壁腹膜等，且需行正常腹膜随机盲检。④切除全子宫+双侧附件，结肠以下大网膜、阑尾、盆腔淋巴结及腹主动脉旁淋巴结，腹主动脉旁淋巴结至少达肠系膜下静脉水平。

（2）肿瘤细胞减灭术

适用于术前评估为中晚期卵巢癌的患者，手术的目的在于最大限度切除肉眼可见病灶，减少肿瘤负荷，提高化疗效果，改善预后。对于术前评估判断可能实现满意减瘤的患者（残存肿瘤<1 cm），可考虑直接手术；对于术前判断不能实现满意减瘤或患者年老体弱不能耐受手术，可考虑腹腔镜取得病理结果后先行2~4个周期新辅助化疗，再评估手术机会。对于初次残留较大肿瘤的患者，经过2~3个周期化疗后可评估再次行肿瘤细胞减灭术。肿瘤细胞减灭术的关键在于尽可能切除所有病灶，在全面临床分期手术范围的基础上根据肿瘤转移部位切除部分肠管、部分肝脏、胆囊、部分输尿管、脾脏、腹膜等。

（3）保留生育功能手术

主要针对Ⅰ期所有分级的年轻有生育要求的患者。对ⅠA、ⅠC期患者可考虑在全面分期手术的基础上行患侧附件切除术，保留子宫和对侧附件；对ⅠB期患者在全面临床分期手术的基础上行双侧附件切除，保留子宫。对于Ⅰ期的透明细胞癌，保留生育功能应格外谨慎。对于生殖细胞恶性肿瘤，只要对侧卵巢和子宫正常，无论任何期别均可考虑保留生育功能。

（4）姑息性手术

主要适用于接受姑息性治疗的晚期患者，主要目的是缓解患者症状，改善生活质量。对侵犯输尿管引起肾积水者可考虑输尿管支架、肾盂造瘘术等；对于胸腹腔积液可考虑胸腹腔引流术；肿瘤侵犯肠管导致大便困难者可考虑肠造瘘术。

（5）预防性切除

对于 BRCA1/2 胚系突变携带者可在完成生育后行输卵管—卵巢切除术，一般推荐手术年龄在 35~40 岁，BRCA2 突变携带者可推迟至 40~45 岁。

2. 化疗

上皮性卵巢癌对化疗敏感，化疗在上皮性卵巢癌的辅助治疗、复发治疗中占据重要地位，即使其广泛转移仍有一定疗效。除了经过全面分期手术的ⅠA、ⅠB 期黏液性癌或低级别浆液性癌和 G1 子宫内膜样腺癌不需要化疗外，其他患者均需要行化疗。化疗的主要目的包括：初次手术后的辅助治疗，帮助杀灭残余病灶、控制复发、缓解症状，改善生存质量；新辅助化疗可以为手术创造条件，作为不耐受手术的患者的主要治疗方案，但少用，卵巢癌一旦有手术条件就应考虑手术。

1）一线化疗方案

一线化疗包括术后辅助化疗和新辅助化疗。新辅助化疗采用紫杉醇+卡铂作为首选。Ⅰ期患者一般行 3~6 个周期化疗，Ⅱ~Ⅳ期患者推荐 6 个周期化疗。对于减瘤满意的Ⅲ、Ⅳ期患者可考虑行腹腔化疗。

（1）Ⅰ期卵巢癌术后辅助化疗方案

①紫杉醇 175 mg/m² +卡铂 ivgtt，卡铂 AUC 5~6，每 3 周一次，共 3~6 个疗程。

②多西他赛 60~75 mg/m² +卡铂 ivgtt，卡铂 AUC 5~6，每 3 周一次，共 6 个疗程。

③多柔比星脂质体 30 mg/m² +卡铂 ivgtt，卡铂 AUC 5，每 3 周一次，共 3~6 个疗程。

（2）Ⅱ~Ⅳ期卵巢癌化疗方案

①紫杉醇 175 mg/m² ivgtt+卡铂 AUC 5~6 ivgtt，d1，每 3 周一次，共 6 个疗程。

②紫杉醇 80 mg/m² ivgtt+卡铂 AUC 5~6 ivgtt，d1，d8，d15，每 3 周一次，共 6 个疗程。

③多西他赛 60~75 mg/m² ivgtt+卡铂 AUC 5~6 ivgtt，d1，d8，d15，每 3 周一次，共 6 个疗程。

⑤多柔比星脂质体 30 mg/m² ivgtt+卡铂 AUC 5 ivgtt，每 4 周一次，共 6 个疗程。

⑥紫杉醇 175 mg/m² ivgtt+卡铂 AUC 5~6 ivgtt，d1+贝伐珠单抗 7.5 mg/kg ivgtt， d1，每3周一次，共6个疗程，之后贝伐珠单抗单药维持治疗12个周期。

（3）静脉—腹腔联合化疗方案

紫杉醇135 mg/m² ivgtt，d1+ 顺铂75~100 mg/m² ip，d2+ 紫杉醇60 mg/m² ip，d8，每3周一次，共6个疗程。但是静脉腹腔化疗患者肾毒性、腹痛、骨髓抑制等副作用较明显，且穿刺针进入肠管、皮下等并发症时有发生。因此选择该方案患者应充分知情同意，如患者不能耐受，可随时转为静脉化疗。

2）二线化疗方案

卵巢癌一线化疗方案化疗过程中病情进展或是肿瘤复发可考虑二线化疗方案。末次化疗至复发的时间间隔是影响二线化疗效果的关键因素。据此将复发分为铂耐药复发和铂敏感复发。铂耐药复发指间隔时间<6个月，或一线治疗过程中病情进展；铂敏感复发指间隔时间>6个月。

（1）铂敏感复发

对于铂敏感复发患者，首先评估是否具有再次手术指征，如能再次行肿瘤减灭术应先行手术。可选择的化疗方案包括卡铂+紫杉醇、卡铂+多西他赛、卡铂+吉他西滨、卡铂+白蛋白紫杉醇、卡铂+多柔比星脂质体等；所有方案均可考虑联合贝伐珠单抗。

（2）铂耐药复发

对于铂耐药复发患者，治疗效果差，治疗应综合考虑患者的生活质量，尽量延长生存期，应鼓励患者参与临床试验。化疗方案包括多柔比星脂质体、白蛋白紫杉醇、依托泊苷、吉西他滨、多西他赛、奥沙利铂、异环磷酰胺等单药化疗，以上方案均可考虑联合贝伐珠单抗。

（3）靶向治疗

目前在临床应用的靶向治疗药物主要包括两类，一类是PARP抑制剂，目前在国内上市的主要有奥拉帕利、尼拉帕利、帕米帕利、氟唑帕利，主要是以 BRCA 基因突变作为靶点。适应证为胚系 BRCA1/2 突变的经二线以上化疗复发的卵巢癌。另一类是抗血管生成药物，以贝伐珠单抗为代表，不论是一线化疗还是二线化疗中，与单药化疗相比均有助于改善患者无进展生存期，应用方案同前。

（4）免疫治疗

免疫治疗更多用于实体肿瘤。卵巢癌使用的免疫治疗主要是免疫检查点抑制剂（针对PD-1/PD-L1抑制剂）。研究较多的药物包括帕博利珠单抗、阿特珠单抗等。免疫治疗药物副作用主要体现在免疫器官受损。免疫治疗为卵巢癌治疗开辟了新方向，但仍需进一步探索和研究。

（5）其他

由于卵巢癌容易盆、腹腔广泛转移的生物学特点，放疗主要用于部分患者的姑息性治疗，或是肿瘤局限且手术难以切除，可考虑放疗。对于无法耐受化疗或是化疗后进展复发患者，可考虑激素如他莫昔芬、来曲唑等治疗。中医治疗通过辨证施治，可以加速术后恢复、增强化疗疗效，减少不良反应和副作用，提高生存质量，可以贯穿整个治疗过程，为患者制定个体化方案。

（五）预防及预后

卵巢癌大多数发病即晚期，很难做到早诊断、早治疗，且目前对于复发耐药卵巢癌治疗手段有限，总体来说卵巢癌预后不佳，Ⅰ期卵巢癌 5 年生存率达 90%，Ⅱ期约为 80%，Ⅲ、Ⅳ期卵巢癌的 5 年生存率仅仅 30%~40%，大多数患者死于耐药复发。其中影响预后的主要因素包括年龄、肿瘤的期别、分化程度、手术后残留病灶的大小、病理类型等。

卵巢癌除了遗传因素外没有明确的病因，因此缺乏行之有效的筛查方法。预防措施主要是针对卵巢高风险人群进行宣教，定期体检。针对不同人群，采取不同的预防措施。

1. 普通人群

主要通过生活方式干预，如保持适龄生育，适当运动锻炼，增加母乳喂养等。研究表明，与未生育女性相比，每增加一次生育卵巢就可以获得一次额外的保护，母乳喂养时间超过 12 个月与 *BRCA*1 突变携带者卵巢癌发病风险降低相关。研究发现，肿瘤标志物 CA125 联合阴道超声对卵巢癌进行常规筛查并不能降低死亡率，其假阳性结果还会增加患者心理负担，同时导致过度医疗的发生。

2. 高风险人群

对于高风险人群（包括未生育、长期使用雌激素、肥胖、*BRCA* 突变基因携带者等）采用 CA125 联合阴道超声可以明显提高卵巢癌高风险人群的早期诊断，改善预后。对于没有生育要求的高风险人群，预防性输卵管切除术可以降低乳腺癌、卵巢癌、输卵管癌和原发性腹膜癌发病风险）。定期筛查、长期随访对高风险人群具有重要的预防意义。采用预防性卵巢切除理论上是降低卵巢癌风险最有效的选择，可以降低 80% 的 *BRCA* 突变基因携带者的卵巢癌、输卵管癌和腹膜癌风险，但受年龄、传统习俗、并发症干扰等多因素影响，并不能被广泛接受。

近年来研究发现，口服避孕药 5 年以上可以降低约 50% *BRCA*1/2 基因突变携带者发生卵巢癌的风险，停止服用口服避孕药后，保护效应持续存在，但随着时间推移而降低。持续服用阿司匹林超过半年可降低约 13% 患卵巢癌的风险。

第三节　子宫肉瘤

子宫肉瘤属于女性生殖道比较少见的肿瘤，占子宫恶性肿瘤的 2%~7%，占女性生殖道肿瘤的 1%，但是病因不明确，恶性程度高，预后极差。子宫肉瘤可以起源于子宫肌层、肌层结缔组织或是子宫内膜间质，也可以继发于子宫肌瘤，约有 0.5% 的子宫肌瘤可能恶变为子宫平滑肌肉瘤。其包括子宫平滑肌肉瘤、子宫内膜间质肉瘤和其他罕见类型肉瘤如子宫腺肉瘤、横纹肌肉瘤、血管周上皮样细胞肿瘤等。由于影像学检查很难在术前区分出子宫体肿瘤的良恶性，很多患者在术后病理检查才确诊为子宫肉瘤。针对该疾病，目前尚缺乏高级别的证据支持，尚未达成治疗方案方面的共识。

一、病因

子宫肉瘤病因尚不明确，一般认为是多种内源及外源因素综合作用所致。流行病学显示子宫肉瘤好发于 40~60 岁女性，但随着生活方式的改变、月经初潮提前及性生活开始过早，子宫肉瘤发病有年轻化趋势，且子宫肉瘤在不同种族人群中发病率有一定差异，美国黑人发病率最高。近年来研究认为，雌激素和孕激素与子宫肉瘤的发生有一定的相关性，而且雌激素受体（ER）和孕激素受体（PR）的表达对患者的预后有影响，ER 和 PR 阳性率大于 10% 的患者预后更好。其他包括 $P53$ 基因、$P16$ 基因、$Bcl-2$ 基因突变，以及 Ki-67 抗原表达情况、miRNA 表达情况等都可能与子宫肉瘤的发生、发展有关，但如何发挥作用尚需进一步的研究。

二、临床表现及分期

（一）临床表现

子宫肉瘤的早期表现非常缺乏特异性，可表现为月经不调或是没有任何临床表现。随着病情进展可出现以下一个或多个临床表现。

（1）异常子宫出血：最常见的症状，主要表现为不规则阴道流血，月经紊乱；出血量或多或少。

（2）腹部包块：随着子宫的增大，可在腹部扪及包块，妇科检查可扪及子宫增大。

（3）腹痛：肉瘤生长过快，肿瘤坏死或内出血，肿瘤破裂，增大的子宫压迫等，均可表现为不同程度的腹痛。如肿瘤破裂可表现为突发、剧烈腹痛。

（4）其他症状：子宫增大或肿瘤压迫输尿管、膀胱、直肠等可能出现尿频、尿急、便秘等症状。肿瘤转移至其他器官可引起相应症状，转移至骨可能引起骨痛、骨折等；晚期病人可能表现为消瘦、贫血、恶病质等；坏死肿瘤组织经阴道排出可能出现恶臭。

（二）子宫肉瘤手术—病理分期

平滑肌肉瘤和子宫内膜间质肉瘤的手术分期和病理分期分别见表16-4、表16-5。

表16-4　平滑肌肉瘤和子宫内膜间质肉瘤手术分期

分期	标准
I	肿瘤局限于子宫
I A	≤5 cm
I B	>5 cm
II	肿瘤超出子宫但局限于盆腔
II A	侵犯附件
II B	侵犯其他盆腔组织
III	肿瘤侵犯腹腔组织（并非仅凸向腹腔）
III A	1个部位
III B	2个或以上部位
III C	转移至盆腔和（或）腹主动脉旁淋巴结
IV	膀胱或直肠或远处转移
IV A	肿瘤侵犯膀胱和（或）直肠
IV B	远处转移

表16-5　平滑肌肉瘤和子宫内膜间质肉瘤病理分期

分期	标准
I	肿瘤局限于子宫
I A	肿瘤局限于子宫内膜/颈管内膜，未侵及肌层
I B	肌层侵犯≤1/2
I C	肌层侵犯>1/2
II	肿瘤超出子宫但局限于盆腔
II A	侵犯附件
II B	侵犯其他盆腔组织
III	肿瘤侵犯腹腔组织（并非仅凸向腹腔）
III A	一个部位
III B	两个或以上部位

分期	标准
ⅢC	转移至盆腔和（或）腹主动脉旁淋巴结
Ⅳ	膀胱和（或）直肠或有远处转移
ⅣA	肿瘤侵犯膀胱和（或）直肠
ⅣB	远处转移

三、诊断及鉴别诊断

子宫肉瘤临床表现不典型，与子宫肌瘤、子宫腺肌症或其他恶性肿瘤相似，早期诊断较困难。对于短期内明显增大的子宫肌瘤应引起重视，尤其是对于绝经后妇女子宫肌瘤或腺肌瘤迅速增大。通过诊断性刮宫、子宫内膜活检等有助于与子宫内膜病变相鉴别，但敏感性及特异性均较差。影像学检查（包括阴道彩超、CT、盆腹腔 MRI）均不能在术前区分肿瘤良恶性。PET-CT 可以用于判断晚期子宫肉瘤的转移及复发情况。确诊依据病理检查。子宫肉瘤需要与子宫肌瘤变性、子宫腺肌症、子宫红色样变等相鉴别。

四、治疗

子宫肉瘤的治疗原则是以手术为主，放化疗及内分泌治疗为辅。

1. 手术治疗

标准术式是全子宫+双侧附件切除术。对于病灶局限于子宫的患者，可行全子宫+双侧附件切除术；不能手术者采用盆腔外照射+后装治疗+系统治疗。对于病灶扩散转移到子宫外的患者，采用全子宫+双侧附件+转移病灶+转移淋巴结切除，不能手术者采用盆腔外照射+后装治疗+系统治疗。子宫肉瘤不推荐常规切除盆腔淋巴结及腹主动脉旁淋巴结，但对于淋巴结增大者应当切除。同时，患者对于子宫肉瘤应特别谨慎选择保留生育功能，即使是针对早期或相对恶性程度较低的腺肉瘤、横纹肌肉瘤等都需要患者充分知情，同意并愿意承担风险才可谨慎考虑。

2. 放射治疗

放疗主要用于手术后有病灶残留或转移的补充治疗，一般在术后 6~8 周开始，或是作为复发/转移的姑息性治疗，包括外照射和后装治疗。外照射主要用于盆腔及腹主动脉旁相关病灶放疗，后装治疗主要用于子宫切除后阴道断端或阴道局部放疗。放疗时应注意保护邻近器官。

3. 化疗

化疗主要用于子宫平滑肌肉瘤、未分化子宫肉瘤和高级别子宫内膜间质肉瘤，也可用于晚期子宫肉瘤的全身系统治疗。主要的化疗药物包括雌激素阻断剂、吉西他滨、表柔比星等，也可以联合多西他赛、异环磷酰胺及甲羟孕酮、甲地孕酮等。

4. 其他

目前尚无明确的靶向治疗及免疫治疗药物。一些研究认为曲贝替定、培唑帕尼、帕博丽珠单抗等可能对部分患者受益。对于常规治疗失败或复发的患者，鼓励参加临床试验，可以尝试个体化治疗。

五、预后及预防

子宫肉瘤的预后差，复发率高，5 年生存率为 20%~30%。预后主要与子宫肉瘤类型、肿瘤分期以及治疗方案有关，一般来说未分化子宫肉瘤预后最差。子宫肉瘤没有特异性预防方法，定期体检，尤其是对于长期服用雌激素类药物患者体检显得更为重要；对于短期内子宫异常增大、反复不规则阴道流血需提高警惕。

（彭昌盛）

第四节　妊娠滋养细胞疾病

妊娠滋养细胞疾病（GTD）是指来源于胎盘的滋养细胞发生良性或者恶性增生而引发的疾病的统称。妊娠滋养细胞疾病包括一系列增殖性疾病，包括从非肿瘤性的葡萄胎到恶性肿瘤性疾病。GTD 的发生受多种因素的影响，发病率为 0.2‰~12.0‰，主要危险因素是女性的年龄和葡萄胎病史。GTD 最常见的症状是阴道出血和子宫迅速增大，只要绝经前妇女出现这些症状，就应考虑妊娠滋养细胞疾病。绒毛膜癌最常见于葡萄胎之后，但也可发生于正常妊娠、宫外孕或流产。GTD 疾病与妊娠密切相关，β-hCG 是一种敏感的标记物，在 GTD 的诊断、治疗及预后评估中是非常重要的指标，β-hCG 联合超声及组织病理学活检常用于 GTD 的诊断。在治疗 GTD 前，对于妊娠滋养细胞肿瘤应该按照滋养细胞疾病评分系统及分期对肿瘤的分期和预后风险进行评估。总体而言，PGT 的临床预后很好，应该根据病变的类型和分期并结合患者的生育要求进行手术和化疗等治疗。

一、病因及分类

妊娠滋养细胞疾病分为葡萄胎和妊娠滋养细胞肿瘤（GTN），其中葡萄胎包含部分性葡萄胎和完全性葡萄胎，妊娠滋养细胞肿瘤则包括侵袭性葡萄胎、绒毛膜癌、胎盘部位滋养细胞肿瘤（PSTT）和上皮样滋养细胞肿瘤（ETT）等类型。最常见的妊娠滋养细胞疾病是葡萄胎，占 80% 左右。在妊娠滋养细胞肿瘤中，侵袭性葡萄胎占所有 GTD 的 15% 左右，绒毛膜癌和其他罕见类型的 GTN 占 GTD 的 5%。

（一）葡萄胎

葡萄胎的发生是由妊娠后胎盘绒毛滋养细胞增生，间质水肿，形成大小不一的水泡，水泡间借蒂相连成串，外观上形如葡萄，因而得名，也称为水泡状胎块。根据组织病理学特征和遗传学特点，葡萄胎可分为完全性葡萄胎和部分性葡萄胎。完全性葡萄胎主要是父源性的二倍体，大多数的完全性葡萄胎为空卵受精后发生单精子复制导致的，少部分则是空卵发生双精子受精导致的，完全性葡萄胎几乎均缺乏胎儿组织，因此超声几乎不显示胎儿或羊水。部分性葡萄胎中 90% 为三倍体，主要是由具有两组父系单倍体染色体及一组母系单倍体染色体构成的三倍体，几乎所有的部分性葡萄胎都为单卵双精子受精。少数部分性葡萄胎也会出现四倍体或嵌合体，但并非所有的三倍体或四倍体妊娠都是部分性葡萄胎。部分性葡萄胎通常都有胎儿或胎儿红细胞，少部分甚至可能有存活的胎儿，并且可见羊水。

（二）妊娠滋养细胞肿瘤

妊娠滋养细胞肿瘤是一种恶性胎盘肿瘤，包括侵袭性葡萄胎、绒毛膜癌、胎盘部位滋养细胞肿瘤、上皮样滋养细胞瘤等类型。

1. 侵袭性葡萄胎

侵袭性葡萄胎是一种局部浸润性病变，很少转移，多继发于完全性或部分性葡萄胎。其核型通常为二倍体，但也可能是非整倍体。侵袭性葡萄胎在组织学外观上可能与绒毛膜癌相似，但是显微镜下特征是滋养细胞侵入子宫肌层，并伴有可辨认的绒毛结构，细胞滋养层和合体滋养层增生及绒毛结构持续存在。侵袭性葡萄胎比完全性或部分性葡萄胎更具侵袭性，其治疗方法与绒毛膜癌类似，不同的是，与绒毛膜癌相比，侵袭性葡萄胎可能会自然消退。

2. 绒毛膜癌

绒毛膜癌是滋养层上皮的恶性肿瘤，大多数绒毛膜癌继发于葡萄胎、自然流产或宫外孕；但也有约四分之一的绒毛膜癌继发于足月妊娠。继发于非葡萄胎妊娠的妊娠滋养细胞疾病几乎都是绒毛膜癌，极少数例外情况是胎盘部位滋养细胞肿瘤。大多数绒毛膜癌具有非整倍体核型，其中约四分之三含有一条 Y 染色体。滋养层组织侵入正常组织，子宫肌层和血管受到侵袭，出现出血和坏死，并向远处扩散和转移，常见的转移部位是肺、脑、肝、盆腔、阴道、脾、肠和肾。绒毛膜癌临床少见。

3. 胎盘部位滋养细胞肿瘤

胎盘部位滋养细胞肿瘤是胎盘植入部位产生的一种非常罕见的肿瘤，类似于子宫内膜炎的一种特殊形式，通常发生于足月妊娠后的数月甚至数年之后。滋养细胞浸润子宫肌层，并侵犯血管，肿瘤细胞表达人胎盘催乳素，仅散在的细胞 hCG 的免疫过氧化物酶染色呈阳性，相比于绒毛膜癌 hCG 的显著升高，胎盘部位滋养细胞肿瘤血浆中 hCG 升高的水平相对较低。hCG 的水平与肿瘤体积无明显相关性。PSTT 的生长速度明显低于绒毛膜癌，通常对化疗不敏感。因此，对于肿瘤局限于子宫的情况，标准的治疗方法是子宫切除术。约 35% 的患者在诊断时已经发生远处转移，常见的转移部位包括肺、盆腔和淋巴结，中枢神经系统、肾脏和肝脏转移也时有发生。

4. 上皮样滋养细胞瘤

上皮样滋养细胞瘤是一种极为罕见的妊娠滋养细胞肿瘤，最初被称为非典型绒毛膜癌，但其侵袭性不如绒毛膜癌，目前被视为一种独立的肿瘤。病理上具有上皮样细胞的单形细胞形态，发生在宫颈管内的上皮样滋养细胞瘤可能与宫颈鳞状细胞癌相似。与绒毛膜癌相比，临床表现更接近胎盘部位滋养细胞肿瘤，从良性到恶性不等，大约三分之一的患者会出现转移，常见的转移部位是肺部。

二、临床表现

葡萄胎的初始表现为早孕，常见的症状是阴道流血和子宫迅速增大，阴道流血仍然是葡萄胎最常见的症状。通常情况下，葡萄胎的女性子宫常大于相同孕周的妊娠子宫。患者可能出现其他少见的表现，包括严重恶心、呕吐（妊娠剧吐）、子宫过度增大、严重出血，甚至可能出现失血性休克。甲状腺功能亢进（简称甲亢）在患有妊娠滋养细胞疾病的女性中比在没有妊娠期滋养细胞疾病的女性中更为常见，甲亢症状包括心动过速、皮肤发热、出汗、怕热和轻度震颤等。部分女性可出现早发型子痫前期的症状或者出现黄素化囊肿导致的腹胀表现，极少数女性可因为肺部转移咯血或者因为脑部转移发生癫痫，子宫感染和败血症的表现少见。胎盘部位滋养细胞肿瘤易引起阴道流血，而绒毛膜癌除发生出血外，表现为肺、肝或脑转移引起的各种症状。

三、诊断及鉴别诊断

主要依赖于在临床表现的基础上，结合血清 hCG 检测、超声及组织病理学进行诊断，对于合并转移的情况，需要联合 CT 或者 MRI 等协助诊断。

1. 葡萄胎

对于葡萄胎，异常子宫出血是其常见的临床表现，血液检查中 β-hCG 的显著升高和超声影像出现特征性改变。超过一半的葡萄胎妊娠女性会出现子宫出血，此类女性可能合并妊娠剧吐、早发型子痫前期、甲亢和腹胀等表现。查体可能常伴/不伴阴道血迹，子宫异常增大、质软。辅助检查包括超声检查及血清 β-hCG 水平测定。超声检查有助于鉴别葡萄胎、多胎妊娠或胎儿畸形。超声常有葡萄胎较为特异的影像学表现，MRI 及 CT 等影像学检查则可以在超声无法确诊时作为补充检查方案。组织学诊断是葡萄胎诊断中最重要的诊断依据，是葡萄胎诊断的金标准。清宫时刮出的组织需要全部进行病理学检查，以免因取材不当而影响诊断。完全性葡萄胎组织病理学特征包括大小不等的绒毛水肿，大多数绒毛可见中央池；合体滋养细胞和细胞滋养细胞均可能出现弥漫的增生，并环状分布于绒毛周围，绒毛的间质通常无血管组织。部分性葡萄胎的病理学特征不同于完全性葡萄胎，在部分性葡萄胎中可见水肿绒毛，同时也可能见到正常的绒毛组织，两者可以混合存在；部分性葡萄胎的水肿绒毛轮廓常呈扇贝样，形态不规则，在一些增大的绒毛中才能见到中央池；部分性葡萄胎通常为局灶性的滋养细胞增生，而非弥漫性，且杂乱的增生滋养细胞簇常呈放射状排列在绒毛表面，部分滋养细胞可能陷入绒毛间质内形成包涵体；部分性葡萄胎可见于正常绒毛组织外，部分可见于正常的妊娠组织，包括胚胎组织或胎儿、绒毛间质血管内出现有核红细胞等。当组织病理学难以判断时，可通过组织 P57Kip2 免疫组织化学检测或者染色体核型分析来协助诊断。

2. 侵袭性葡萄胎

对于侵袭性葡萄胎，阴道流血也是其最常见的症状，发生于清宫后的持续异常子宫出血，应高度怀疑侵蚀性葡萄胎的可能。相比于葡萄胎，侵袭性葡萄胎患者子宫病灶增大明显，因此部分患者可出现下腹疼痛及可触及腹部包块。当病变侵及子宫浆膜，可能出现明显的腹痛，发生严重的的内出血性和休克。对于部分血 β-hCG 水平明显过高的患者常常合并妊娠期高血压病，因此需要关注高血压的情况；由于其具有明显的侵袭性，因此可能出现其他部位受累后的继发改变，如肺转移后可能出现痰中带血或咯血；而侵袭性葡萄胎患者出现剧烈头痛、恶心、呕吐甚至偏瘫等神经系统症状时应该警惕脑转移；病变侵及前方的膀胱可出现血尿，侵犯后方的直肠则可能出现大便带血等表现。侵袭性葡萄胎的病理学特征主要是水肿绒毛侵入肌层、血管或子宫以外的部位。肌层的侵蚀可以是浅表的，也可以是较严重的侵入甚至累及子宫全层，发生穿孔并累及韧带和附件及其他宫旁组织。组织病理学在子宫肌层、血管或远隔部位见到胎盘绒毛和异型增生滋养细胞；滋养细胞增生可能在组织中程度差异较大，但是绒毛水肿多数不显著。

侵袭性葡萄胎属于滋养细胞肿瘤，诊断时建议采用葡萄胎后 GTN 的诊断标准：① 血 β-hCG 水平升高，并且持续 3 周或更长呈平台期改变；② 血 β-hCG 水平持续 2 周或更长时间出现连续上升；③ 组织学诊断为侵蚀性葡萄胎或绒毛膜癌。诊断侵袭性葡萄胎时需注意排除妊娠物残留和再次妊娠等情况，必要时可考虑再次清宫或者宫腔镜检查。对可疑有发生转移的患者，应当行盆腔或者肺部的 CT/ MRI 检查，当肺部有较大转移病灶时进行头部及腹部等全身多个部位的筛查，建议采用国际妇产科联盟（FI-

GO）的评分和分期标准对侵袭性葡萄胎进行分期和评估。侵蚀性葡萄胎尤其应该与绒毛膜癌进行鉴别，同时排除胎盘植入、超常胎盘部位反应、葡萄胎残余等情况。

3. 绒毛膜癌

绒毛膜癌的诊断中，绒毛膜癌多继发于葡萄胎，也可继发流产、足月产或异位妊娠之后。绒毛膜癌与前次妊娠的发病间隔时间不一，有的时候妊娠开始即可发生绒毛膜癌，有的则可在妊娠之后的多年发生绒毛膜癌。绒毛膜癌的主要表现为各种妊娠后出现异常的子宫出血，常常合并转移部位的继发改变，如阴道转移瘤破裂可发生阴道大出血；肺转移后出现咯血等症状；脑转移后发生头痛、呕吐、抽搐、偏瘫甚至昏迷等神经系统症状。查体可发现子宫增大、柔软、形状不规则，有时可触及宫旁两侧子宫动脉明显搏动，怀疑宫旁动静脉瘘时，应考虑行盆腔 MRI 评估病情，警惕大出血的发生。绒毛膜癌具有高度恶性，病理学大体上多数为暗红色出血性肿块，伴不同程度坏死。其病理特征是无明显的绒毛结构，显微镜下可见滋养细胞失去了原来的绒毛结构，可见大片异型增生的滋养细胞浸润周围组织和血管，可见到细胞滋养细胞和合体滋养细胞密切混合，并可见少许中间型滋养细胞，绒毛膜癌的肿瘤中央常出血坏死，多数仅在组织周边见肿瘤细胞存活且缺乏新生血管，组织内可见假性血管网，滋养细胞环绕血池周围，肿瘤组织内找不到绒毛组织是重要的病理学特征。

根据葡萄胎妊娠后出现阴道流血和（或）转移灶及其相应症状和体征，应考虑 GTN 可能。GTN 可以没有组织学诊断，根据临床表现及实验室检查结果作出诊断，β-hCG 水平变化趋势可以作为临床诊断的主要依据，影像学证据是重要的辅助诊断方法。当获取组织时，应进行组织学诊断。

四、临床分期及预后评分

妊娠滋养细胞肿瘤在诊断时需要对滋养细胞肿瘤进行分析，目前主要采用的是 FIGO 于 2000 年审定并通过的分期标准及 WHO 修订的预后评分系统标准（表 16-6、表 16-7）。

表 16-6　妊娠滋养细胞肿瘤解剖学 FIGO 分期

分期	描述
I	癌局限于子宫体
II	肿瘤扩散到子宫外但仍局限于生殖器（附件、阴道、阔韧带）
III	扩散至肺部，有或无生殖道受累
IV	所有其他转移（如脑、肝、肾、胃肠道）

表 16-7　转移性妊娠滋养细胞疾病 WHO 评分系统

预后因素	描述	评分
年龄（岁）	<40	0
	≥40	1
前次妊娠	葡萄胎	0
	流产	1
	术语	2
间隔（月）	<4	0
	4~6	1
	7~12	2
	>12	4
治疗前 β-hCG（IU/mL）	<1 000	0
	1 000~10 000	1
	10 000~100 000	2
	≥100 000	4
最大肿瘤大小（包括子宫上的肿瘤）	3~4 cm	1
	≥5 cm	2
转移部位	肺部	0
	脾脏、肾脏	1
	胃肠道	2
	脑部，肝脏	4
转移数目	1~4	1
	5~8	2
	>8	4
化疗失败药物数量	1	2
	≥2	4

注：该表不适用于胎盘部位滋养细胞疾病或上皮样滋养细胞肿瘤。总分≤6 为低危，>6 为高风险，间隔是指前次妊娠终止到化疗开始之间的间隔。

胎盘部位滋养细胞肿瘤是起源于胎盘种植部位的一种特殊类型的滋养细胞肿瘤，肿瘤几乎完全由中间型滋养细胞组成，临床罕见，多数不发生转移，预后良好。仅仅有少数病例可发生子宫外转移导致预后不良。PSTT 主要发生于育龄妇女，主要的临床表现是异常子宫出血。相比于其他滋养细胞疾病，其也可以表现为子宫均匀性或不规则增大，发生子宫外转移时可出现转移部位的继发症状或者体征。

PSTT 中含有很少的合体滋养细胞，而 β-hCG 主要由合体滋养细胞产生，因而这

类肿瘤的血 β-hCG 水平不像其他滋养细胞疾病会有显著增高，多数正常或轻度升高。影像学检查尽管缺乏特异性，但是可用于辅助诊断，确诊有赖于组织病理学检查，大部分患者均通过组织病理学检查确诊。PSTT 大体上可表现为息肉样或内生性肿块，边界欠清，切面呈黄褐色，灶性出血坏死。镜下可见多角形或圆形中间型滋养细胞浸润性生长，细胞单个或成束在平滑肌纤维间生长但不破坏平滑肌，HPL、CD146 等免疫组织化学染色有助于诊断。

ETT 在临床上非常罕见，可继发于各种妊娠，多见于足月妊娠后，但是其缺乏特异性的临床表现，大约有 70% 出现异常子宫出血，而血液中的 β-hCG 水平多数仅是轻度到中度升高，诊断仍主要依靠组织病理学检查。ETT 可在子宫形成结节状隆起，边界较清，可见局灶性明显浸润。大体见实性、褐色或黄色肿块，可见灶性出血、坏死。镜下表现为单一的上皮样肿瘤细胞，呈团块状、巢状或条索状排列，呈地图样坏死。免疫组织化学试验可见弥漫性表达 P63，HPL、CD146 的部分表达有助于诊断。

五、治疗

葡萄胎的治疗需要考虑以下多个方面的问题，通常可以成功诊断和治疗任何类型的妊娠滋养细胞疾病，并且可以保留生育能力。在计划妊娠滋养细胞疾病的治疗时，应关注患者保留生育能力的愿望。葡萄胎、侵袭性葡萄胎、胎盘部位滋养细胞肿瘤和上皮样滋养细胞肿瘤可通过吸宫术清除肿瘤。如果无生育要求，可行子宫切除术。在治疗前需要评估持续性病变和肿瘤播散情况，持续性病变需化疗，且持续性病变治疗后避孕也是需要考虑的问题。

大多数葡萄胎是良性的，可通过扩张、抽吸排空和刮宫术进行保守治疗。然而，由于葡萄胎有持续存在或发展为恶性妊娠滋养细胞肿瘤的风险，因此必须对其进行仔细随访，每周检测血清 β-hCG 水平，直至其恢复正常。一般建议每月随访 6 个月，治疗 GTD 的基础是及时进行治疗，并以非常紧密的间隔持续进行随访，直到获得正常的 β-hCG 水平。在诊断和治疗葡萄胎后，应对患者进行监测以排除转移性妊娠滋养细胞肿瘤的可能性。在随访期间，采取有效的避孕措施非常重要，以避免因妊娠导致 β-hCG 升高而发生混淆。当出现以下情况时，必须进行化疗：β-hCG 滴度连续两周上升（3 个滴度）；组织诊断为绒毛膜癌；β-hCG 平稳期为 3 周；排出葡萄胎后 6 个月仍能检测到 β-hCG；合并转移性疾病；β-hCG 值正常后出现升高；不是由残留组织引起的撤离后出血。有 15%～20% 的完全性葡萄胎在撤离后因肿瘤持续存在或肿瘤转化而最终需要接受化疗，而在部分性葡萄胎患者中只有不到 5% 的患者需要化疗。化疗应该根据修改后的 WHO 预后评分系统，并根据患者的评分情况启动联合化疗。在进行化疗时，疗程之间的间隔不应超过 21 天，具体间隔时间取决于所使用的治疗方案。建议患者在 β-hCG 水平首次正常后再接受 1～3 个疗程的化疗，具体视病情而定。

GTN 的治疗以化疗为主，辅以手术和放疗等其他治疗手段。方案的选择根据 FIGO 分期、改良的 WHO 预后评分，结合患者年龄、对生育的要求和经济情况等综合考虑，进行个体化治疗。

1. 低风险妊娠滋养细胞肿瘤（FIGO 评分 0~6 分）的治疗

对于低风险妊娠滋养细胞肿瘤的最佳化疗方案尚未达成共识，一线治疗方案因地域和机构偏好而异。单药化疗即可取得较好的临床效果，化疗药物有很多，包括甲氨蝶呤（MTX）、放线菌素-D（Act-D）或者国产的更生霉素（KSM）、氟尿嘧啶（5-FU）、环磷酰胺（CTX）、长春新碱（VCR）、依托泊苷（VP-16）等。常用的单药化疗方案见表 16-8。常用的一线药物有甲氨蝶呤和放线菌素-D，尽管不同方案的初始缓解率存在差异，但使用替代方案进行挽救仍然非常有效，最终治愈率通常在 99% 或以上。对于预后评分 0~4 分、末次妊娠为葡萄胎、非绒毛膜癌的患者，一般采用单药化疗，而对于评分 5~6 分或者低危型绒毛膜癌患者，单药化疗失败风险增高，可选择联合化疗。当单药化疗出现毒性反应不耐受或者出现耐药时，可考虑换用另一种药物，如出现 β-hCG 持续大于 300 U/L 或者升高，出现复发及对两种单药均反应不佳时应该采用联合化疗。在 β-hCG 正常后巩固化疗 2~3 个疗程。

表 16-8　常用单药化疗方案

药物名称	给药方案	疗程间隔	临床缓解率
环磷酰胺	1 mg/kg 或 50 mg，im 或 iv，第 1、3、5、7 天；四氢叶酸 0.1 mg/kg，im 或 po，第 2、4、6、8 天	2 周	74%~90%
	0.4 mg/kg 或 15 mg，im 或 iv，连续 5 天	2 周	87%~93%
	30~50 mg/m², im	1 周	49%~74%
	100 mg/m²，iv；200 mg/m²，iv12h。FA 15 mg q12h im 4 次	2 周	69%~90%
放线菌素-D	1.25 mg/m²，iv（最大 2 mg）	2 周	69%~90%
	10~12 μg/kg 或 0.5 mg，iv，连续 5 天	2 周	77%~94%

2. 高风险妊娠滋养细胞肿瘤（FIGO 评分 ≥6 分）的治疗

高危 GTN 的治疗原则上以联合化疗为主，必要时结合手术、放疗等其他辅助治疗。高危 GTN 的化疗方案首选 EMA/CO 方案或以 5-氟尿嘧啶（5-FU）/氟尿苷（FUDR）为主的联合化疗方案（表 16-9）。EMA/CO 方案（依托泊苷、甲氨蝶呤、放线菌素-D、环磷酰胺和长春新碱）初次治疗高危患者的完全缓解率及远期生存率超过 90%。以 5-

FU/FUDR 为主的联合化疗方案包括 FAV（5-FU/FUDR、Act-D 和长春新碱）和 FAEV（5-FU/FUDR、Act-D、依托泊苷和长春新碱），其完全缓解率超过 80%（表 16-10）。一般来说 β-hCG 正常后再巩固化疗 3~4 个疗程可以停止化疗。极高危 GTN 指的是预后评分≥13 分及伴有肝、脑或广泛转移的高危病例，建议使用 EMA/EP 等二线方案（表 16-11）。这类患者可先采用 EP 方案或 AE 方案进行低剂量的诱导化疗，在病情获得缓解后再采用标准化疗方案，此类患者也需要在 β-hCG 正常后再巩固化疗 3~4 个疗程再停止化疗。耐药和复发性 GTN 患者，在化疗前需要重新预后评分。此类型的患者可选择的化疗方案包括 FAEV、EMA/EP、TE/TP（紫杉醇、顺铂/紫杉醇和依托泊苷）、BEP（博莱霉素、依托泊苷和顺铂）、ICE（依托泊苷、异环磷酰胺和卡铂）、VIP（依托泊苷、异环磷酰胺和卡铂）等（表 16-12）。

表 16-9　常用联合化疗方案——EMA/CO 方案

时间	药物	剂量	给药方式及时间
EMA 部分			
第 1 天	Act-D	500 μg（体重小于 40 kg 用 400 μg）	静脉滴注 1 小时
	5% GS	250 mL	
	VP-16	100 mg/m^2	静脉滴注 1 小时
	NS	500 mL	
	MTX	100 mg/m^2	静脉注射
	NS	30 mL	
	MTX	200 mg/m^2	静脉滴注 12 小时
	NS	1 000 mL 水化 2 天，日补液总量 2 500~3 000 mL，记尿量，尿量应＞2 500 mL/d	
第 2 天	Act-D	500 μg	静脉滴注 1 小时
	5% GS	250 mL	
	VP-16	100 mg/m^2	静脉滴注 1 小时
	NS	500 mL	
	CVF	15 mg	
	NS	4 mL	静脉注射，每 12 小时 1 次（从静脉推 MTX 开始 24 小时后开始，共 4 次）

时间	药物	剂量	给药方式及时间
CO 部分			
第 8 天	VCR	2 mg+NS 20 mL	静脉注射，化疗前 3 小时
	CTX 或 IFO	600 mg/m² 或 1 600~1 800 mg/m²	静脉滴注 2 小时
	NS	500 mL	
第 15 天		重复下一个疗程	

注意事项：补液 1 500~2 000 mL（用 CTX 者不需大量补液）。IFO 导致泌尿系统毒性时用美司钠解救，用法为 20% IFO（一般为 400 mg），0、4 和 8 小时给予。

表 16-10 常用联合化疗方案——FAEV

药物	剂量	给药方式及时间
VCR	2 mg + NS 20 mL	静脉注射，化疗前 3 小时（只用 1 天）
VP-16	100 mg/(m² · d)	静脉滴注，每日 1 次（1 小时）
NS	500 mL	
Act-D	200 μg/(m² · d)	静脉滴注，每日 1 次（1 小时）
5%GS	200 mL	
5-FU 或 FUDR	800~900 mg/(m² · d) 或 800 mg/(m² · d)	静脉滴注，每日 1 次（匀速，8 小时）
5%GS	500 mL	

注：FAEV 方案为 VCR+5-FU/FUDR+Act-D+VP-16，5 天为 1 个疗程，间隔 17~21 天。

表 16-11 常用联合化疗方案—EMA/EP 方案

时间	药物	剂量	给药方式及时间
EMA 部分			
第 8 天	VP-16	150 mg/m²（最大剂量 200 mg）	静脉滴注
	NS	500 mL	
	DDP（水剂）	75 mg/m²最大剂量（100 mg）	静脉滴注
	NS	500 mL	
第 15 天		重复下一个疗程	

表 16-12　常用联合化疗方案—TE/TP 方案

时间	药物	剂量	给药方式及时间
第 1 天	地塞米松	20 mg	口服，化疗前 12 小时，6 小时
	西咪替丁	30 mg+NS 100 mL	静脉注射> 0.5 小时
	紫杉醇	135 mg/m^2+NS 250 mL	静脉注射> 3 小时
	10%甘露醇	500 mL	静脉注射> 1 小时
	DDP	60 mg/m^2（最大剂量 100 mg）+ NS 1 000 mL	静脉注射> 3 小时
第 15 天	紫杉醇	135 mg/m^2+NS 250 mL	静脉注射> 3 小时
	VP-16	150 mg/m^2（最大 200 mg）+NS 1 000 mL	静脉注射> 1 小时

3. 手术和放疗

手术和放疗可以作为辅助治疗的方法，当患者出现化疗耐药病灶，或者累及部位浸润血管发生致命性出血等特定情况下才行手术。手术方式包括子宫切除术。对于耐药病灶为单个及子宫外转移灶已控制时，可考虑行局部的病灶切除术。比如发生肺部的孤立耐药病灶可考虑行肺叶切除术。放疗主要用于脑转移和胸部、盆腔残存病灶或耐药病灶的治疗，是手术及化疗的重要补充。

4. 其他

PSTT 采用 GTN 的解剖学分期来评价疾病的转移情况，但不适用预后评分，首选的治疗方法是手术，手术主要是全子宫切除术。年轻妇女若卵巢外观正常，病灶局限于子宫可保留卵巢。非高危患者，手术后无须辅助治疗。高危患者子宫切除后需要辅助化疗，主要采用 FAEV、EMA-CO、EMA-EP 和 TP/TE 等联合化疗方案。对年轻、渴望生育、低危且病灶局限的 PSTT 患者可行保留子宫的保育治疗，但是病变弥漫者不适用保守性治疗。保守性治疗后若出现持续性子宫病灶和血 β-hCG 水平异常应行子宫切除术。ETT 具有较强的侵袭行为和对化疗的不敏感性，目前不常规推荐保留生育功能的手术，如需化疗辅助，选择 FAEV、EP-EMA、EMA-CO 等联合化疗方案。虽然 ETT 生长缓慢，但一旦出现转移或复发，治疗效果通常不佳。

（谯小勇）

第五节　乳腺癌

乳腺癌通常是累及导管或小叶的上皮性肿瘤，大多表现为在体格检查或乳房 X 线片筛查中发现的无症状的肿块。诊断依据活检。治疗通常包括手术切除，通常伴有放射治疗，并伴有或不伴有辅助化疗、内分泌治疗，或两者兼而有之。在中国乳腺癌是女性最高发的恶性肿瘤，其死亡人数高居癌症死亡人数的第四位。我国每年新发的乳腺癌患者超过40万，每年超过10万人因乳腺癌死亡。

一、病因及危险因素

乳腺癌的确切病因尚不清楚，对于大多数国家的女性而言，乳腺癌均是女性发病率最高的恶性肿瘤，尽管乳腺癌不是致死率最高的恶性肿瘤，但是在所有因肿瘤致死病例中依然名列前位。女性患乳腺癌的累积终生风险超过10%，发生乳腺癌的风险大多数在60岁以后，但是近年来乳腺癌年轻化的趋势明显，确诊乳腺癌后10年死亡风险约为5%。多种因素在乳腺癌的发生中起到一定的作用，影响乳腺癌发生的风险。

1. 年龄

乳腺癌的最大风险因素是年龄，乳腺癌诊断的中位年龄约为60岁，不同年龄的发病风险不同。

2. 家族史

一级亲属（母亲、姐妹、女儿）有乳腺癌的女性患乳腺癌的风险增加2~3倍，如果家族史是在远亲中，危险性增加比较小。一级亲属中有≥2人患乳腺癌者，其患乳腺癌的风险可增加5~6倍。

3. 乳腺癌基因突变

5%~10%的乳腺癌女性携带两种已知乳腺癌基因，即 *BRCA*1 或 *BRCA*2 基因突变。*BRCA*1 突变的女性一生中患卵巢癌的风险约为44%，*BRCA*2 突变的女性其风险约为17%。没有2个一级亲属患乳腺癌的女性，几乎不可能携带这种基因突变。携带 *BRCA*2 突变的男性一生患乳腺癌的风险为1%~2%。基因突变在犹太人中更常见。*BRCA*1 或 *BRCA*2 突变的女性需要更密切的监测或预防措施。

4. 个人史

有原位或浸润性乳腺癌病史者再发乳腺癌的危险性增加，乳房切除术后对侧乳腺癌的发病风险为 0.5%~1%/年。

5. 妇科病史

月经初潮早、绝经迟、初次妊娠较迟者风险增加。30岁以后首次妊娠的女性比未孕女性危险性高。

6. 乳房变化

复杂纤维腺瘤、中度或过度增生（无异型性）、硬化性腺病和乳头状瘤等良性病变发展为浸润性乳腺癌的风险略有增加。非典型导管或小叶增生患者的乳腺癌风险比平均值高4~5倍，如果他们有一级亲属的浸润性乳腺癌家族史，风险则高约10倍。乳腺影像筛查中发现乳腺密度增加，则乳腺癌风险增加 1.2~2.1 倍。

7. 小叶原位癌（LCIS）

LCIS 使女性每侧乳房患浸润性乳腺癌的风险增加 7~12 倍，每年 LCIS 患者中有 1%~2% 会发展为浸润性乳腺癌。

8. 口服避孕药的使用

一些研究提示，当前或近期使用口服避孕药的女性患乳腺癌的风险略有增加。

9. 激素治疗

绝经后使用 3 年以上的雌孕激素替代治疗可能增加患乳腺癌的风险，而使用时间 5 年或以上，乳腺癌发生的相对危险性增加 24%。单用雌激素似乎并不增加乳腺癌的危险，选择性雌激素受体调节剂如雷洛昔芬可能降低患乳腺癌的危险。

10. 放疗

30 岁前有放射治疗史者患乳腺癌的危险性增加，如霍奇金淋巴瘤所用的外照射放射治疗可使其未来 20~30 年患乳腺癌的危险增加 4 倍。

11. 饮食

饮食可能在乳腺癌的发生和进展中起到一定作用，但对某一特定饮食如高脂饮食的致癌作用尚缺乏结论性的证据。肥胖的绝经后女性患乳腺癌的危险性增加，但没有证据证明饮食改变可以减少患乳腺癌的危险。比正常女性月经来潮晚的肥胖女性患乳腺癌的危险性则可能降低。

12. 生活方式因素

吸烟和饮酒可能增加乳腺癌患病风险。建议女性戒烟并减少饮酒。在流行病学研究中，饮酒与罹患乳腺癌的风险有较高的相关度。

二、临床表现

许多乳腺癌患者通过自己发现或常规体检，或乳腺 X 摄片发现肿块。罕见症状是乳房肿大或无特征的乳房增厚。乳房疼痛可能存在，但不是乳腺癌的唯一表现症状。某些类型的乳腺癌表现出明显的皮肤变化，如乳头 Paget 病可表现为皮肤红斑、结痂、结垢和分泌物，这些变化通常表现得非常良性，大约 50% 的 Paget 病患者就诊时乳头区可扪及肿块。炎症性乳腺癌则表现为乳房红斑和肿大，通常没有肿块，皮肤可能变色或增厚，类似橘皮（橙皮），常见乳头溢液。

少数乳腺癌患者有转移性疾病的迹象（如病理性骨折、腹痛、黄疸、呼吸困难）。

体格检查中常见的体征是不对称的或明显的肿块——明显与周围组织不同的肿块。乳房一个象限中尤其外上 1/4 象限出现弥漫性纤维性病变是良性肿块的特征，而局限于一侧乳房（对侧没有）的轻微增厚、固定的肿块则可能是癌症的表现。晚期乳腺癌的特征有以下一项或多项：固定于胸壁或乳腺皮肤的肿块；皮肤上的卫星结节或溃疡。

粘连融合或固定的腋下或锁骨上或锁骨下淋巴结提示肿瘤扩散。

三、诊断及鉴别诊断

（一）乳腺癌筛查

尽管所有专业指南及指导意见对开始筛查的建议年龄和筛查的准确频率存在差异，但均推荐女性应进行乳腺癌筛查，筛查方式包括乳腺 X 线摄影（包括数字和三维）、临床乳腺检查，高危患者进行 MRI 检查。

1. 乳腺 X 线检查

乳腺 X 线检查时，采用小剂量射线，侧位及轴位检查。乳腺造影在 50 岁以上的女性中更为准确。乳腺 X 线摄影对致密乳腺组织不敏感，乳腺组织致密的女性可能需要进行其他影像学检查，如 MRI。乳腺断层摄影（三维乳腺 X 线摄影）与数字乳腺 X 线摄影一起进行能略微提高癌症的检出率，对检测致密乳腺组织有帮助。

2. 乳房检查

40 岁以上女性每年应例行临床乳房检查，但是临床乳房检查仅是补充而不是代替了乳腺 X 线检查。其所起的作用并不确定。尽管乳房自我检查单独作为一种筛查方法并没有显示出益处，并且可能导致不必要的乳房活检率更高，但是仍应向女性提供关于乳房的咨询服务，建议其关注乳房外观或感觉的变化（如肿块、增厚、增大），并提供必要的医学评估。

3. MRI

MRI 用于筛查有乳腺癌高风险的女性，如存在 *BRCA* 基因突变的女性。对于这些女性，筛查应包括 MRI、乳腺 X 线摄影和临床乳腺检查（CBE）。MRI 敏感性高但特异性低。MRI 被推荐用于乳腺组织致密的女性，作为包括风险评估在内的整体评估的一部分。

（二）乳腺癌诊断

当乳房检查时发现疼痛、乳头溢液等乳房症状，或者查体发现肿块，应首先通过乳房超声检查进行评估，如果超声结果异常或不确定，则进行乳房 X 线检查。如果可触摸的乳房肿块或其他物理检查提示癌症，即使成像结果为阴性，也要进行活检。如果根据体格检查怀疑晚期癌症，应首先进行活检。活检前行双侧乳腺 X 线摄片可明确应被活检的区域，并为以后的对照提供基础。活检组织进行病理学检查是确诊乳腺癌的必要步骤，如果穿刺活检不能进行，可以进行手术活检，必要时可插入导丝，在影像学引导下帮助确定活检部位。对于带有皮肤的活检标本应该检查皮肤，明确皮肤淋巴管内是否有癌细胞。

1. 乳腺癌诊断后的评估

确诊乳腺癌后建议进行多学科评估，来计划进一步的检查和治疗。乳腺癌阳性活检标本应行雌激素、孕激素受体和 HER-2 蛋白分析。当存在下列情况时，应该进行乳腺癌的遗传基因突变检查：发生乳腺癌的年龄小；三阴性乳腺癌，即不具有雌激素、孕激素受体和 HER-2 蛋白的表达；同一患者发生乳腺癌和卵巢癌；患者患有小叶乳腺癌，并有弥漫性胃癌的个人或家族史；家族史存在多个年轻乳腺癌患者；家族中存在多例卵巢癌、胰腺癌或前列腺癌的患者；患者是男性或家族史包括任何男性乳腺癌病例。部分专家推荐对所有乳腺癌患者进行基因检测，这样有助于对治疗及预后风险等进行评估。应该对乳腺癌患者进行胸部 X 线检查、全血细胞计数（CBC）、肝功能检查及血钙水平检测，核查有无转移。测量血清癌胚抗原（CEA）、癌抗原（CA）15-3 或 CA27-29 等肿瘤标志物。存在肌肉骨骼痛、血清碱性磷酸酶水平升高者应进行骨扫描，对于肝脏及腹腔或盆腔检查异常的患者应进行全腹 CT 检查，合并气促等肺部症状的患者应进行胸部 CT 检查，对于 Ⅲ 期或 Ⅳ 期乳腺癌患者应该进行全系列的检查和评估。MRI 经常用于术前评估，它能准确评估肿块大小、胸壁累及程度和肿块数目。

2. 乳腺癌的分期和分级

乳腺癌的分级基于活检后组织学检查。肿瘤分级描述了在显微镜下肿瘤细胞和组织的异常外观。分期使用 TNM（肿瘤、淋巴结、转移）分类，详见表 16-13。因为临床检查及图像分析评估淋巴结转移的敏感度差，如术中能够评估区域淋巴结是否累及，术中可重新修改分期。如果患者能触及异常的腋窝淋巴结，需要在术前进行超声引导下细针穿刺或活检。如果活检结果阳性，术中需要进行腋窝淋巴结清扫术。分期分类遵循以下原则。

表 16-13 乳腺癌解剖学分期

分期	肿瘤	区域性淋巴结/远处转移[a]
0	T_{is}	N_0/M_0
Ⅰ A	T_1^b	N_0/M_0
Ⅰ B	T_0	N_{1mi}/M_0
	T_1^b	N_{1mi}/M_0
Ⅱ A	T_0	$N_1{}^c/M_0$
	T_1^b	$N_1{}^c/M_0$
	T_2	N_0/M_0
Ⅱ B	T_2	N_1/M_0
	T_3	N_0/M_0

续表

分期	肿瘤	区域性淋巴结/远处转移[a]
ⅢA	TI[b]	N_2/M_0
	T_2	N_2/M_0
	T_3	N_1/M_0
	T_3	N_2/M_0
ⅢB	或 T_4	N_0/M_0
	或 T_4	N_1/M_0
	或 T_4	N_2/M_0
ⅢC	任何 T	N_3/M_0
Ⅳ	任何 T	任何 N/M_1

注：a，区域淋巴结（N）分为临床（cN）和病理（pN），两者描述略有不同。b，T_1 包括 T_{1mi}。c，在这里，N_1 不包括 N_{1mi}。

T_{is}，原位癌或者不伴肿瘤的乳头 Paget 病（有肿瘤的 Paget 病按肿瘤大小分级）。T_1，肿瘤 ≤ 2 cm。T_{1mi}，肿瘤 ≤ 0.1 cm。T_2，肿瘤 > 2 cm 而 ≤ 5 cm。T_3，肿瘤 > 5 cm。T_4，任何大小的肿瘤已浸润至胸壁和/或皮肤伴有溃疡或皮肤结节或炎性肿瘤。

N_X，局部淋巴结无法获得（如以前已切除）。N_0，无区域淋巴结转移或只有孤立的肿瘤细胞。N_1，在临床阴性内乳淋巴结（pN_1）中通过前哨淋巴结活检检测到 1~3 个同侧可移动的腋下淋巴结和/或转移灶。N_{1mi}，N_1 期淋巴结出现微小转移（约 200 个细胞 > 0.2 mm，但并没有 > 2 mm）。N_2，有以下情况之一者：①通过临床检查（cN_2）检测到固定的同侧低位或腋下淋巴结；②病理发现扩散至 4~9 个腋窝淋巴结（pN_2）；③转移至乳房内淋巴结，但没有出现临床或影像提示的腋窝淋巴结转移。N_3，具有以下任一特点：①出现临床或影像提示的患侧内乳淋巴结及腋窝淋巴结转移；②转移至锁骨下淋巴结；③转移至锁骨上淋巴结；④扩散至 ≥ 10 个腋窝淋巴结；⑤临床阴性的患者通过前哨淋巴结活检发现 > 3 个腋窝淋巴结微转移或大转移（pN_3）。M_0，无远处转移但包括微小转移。M_1，有远处转移。

3. 保留生育能力的评估

乳腺癌患者在接受乳腺癌治疗期间不应怀孕。但是所有希望保留生育能力的患者应在开始全身治疗之前，向生殖内科医生咨询保留生育能力的问题。保留生育能力的方法包括卵巢刺激、卵母细胞和胚胎冷冻保存的辅助生殖技术（ART）、卵巢或睾丸组织冷冻保存等。乳腺癌的类型、预期的治疗方法及患者的偏好都会影响可以使用的保留生育力的治疗方式。卵巢抑制剂（如亮丙瑞林）可最大限度地减少化疗对卵子的破坏，但其疗效尚未得到证实。

4. 乳腺癌的预后评估

乳腺癌的远期预后取决于肿瘤分期，淋巴结转移（包括数目和部位）情况与无瘤生存率和总生存率的相关性优于其他预后因素。乳腺癌 5 年生存率取决于肿瘤分期：不同类型的乳腺癌 5 年生存率不同：局限于原发灶局部病灶的 99%；区域（局限于区域淋巴结）的 85.8%；发生远处转移的 29.0%；未知类型的乳腺癌平均 5 年生存率为 57.8%。合并下列因素的乳腺癌预后较差。

（1）年轻：20~30 岁的年轻女性比中年女性预后差。

（2）种族：不同种族的人群乳腺癌预后不一致，如与白人女性相比，黑人女性的诊断年龄更小，并且更有可能患三阴性乳腺癌。

（3）原发肿瘤大：大的肿瘤淋巴结阳性可能性大，肿瘤大是独立于淋巴结状态的危险因素。

（4）高级别肿瘤：分化差的肿瘤预后差。

（5）雌激素和孕激素受体阴性：雌激素受体阳性的乳腺癌预后较好，内分泌治疗更有效。孕激素受体阳性的肿瘤预后可能较好。雌激素和孕激素两种受体均阳性者预后比一种阳性者好。

（6）蛋白的表达：当 *HER2*（*HER2/neu*［*erb-b2*］）基因扩增时，*HER2* 过度表达，刺激细胞的生长繁殖，常导致肿瘤细胞侵袭性增加。*HER2* 高表达是预后差的独立危险因素；*HER2* 高表达可能与分化低、雌/激素受体阴性、肿瘤增长快、肿瘤体积大有关，这些都是预后差的因素。

（7）存在 *BRCA* 基因突变：任何期别的肿瘤，有 *BRCA1* 基因突变的患者，可能因为分化低、雌/孕激素受体阴性癌细胞的比例更高，预后比散发肿瘤患者差。携带 *BRCA2* 突变基因者与该基因没有突变的患者相比，如果肿瘤特征相似，预后相同。携带任何一个突变基因者，术后留存的乳房组织再次患乳腺癌的危险增加（大约高 40%）。

四、治疗

对于大多数类型的乳腺癌，治疗方式包括手术治疗、放疗等。治疗方式的选择取决于肿瘤和患者情况（表 16-14）。

表 16-14　不同类型乳腺癌的治疗方法

类型	治疗方法
乳腺导管内原位癌	乳房切除术 部分患者可行保乳手术（病灶局限于一个象限的患者）加或不加放疗 * 某些患者可行内分泌治疗
典型的小叶原位癌	手术切除以排除某些病例中的癌症 结果阴性，可行常规体检和乳房 X 线摄片随访观察 对于某些绝经后女性，给予他莫昔芬或雷洛昔芬或芳香化酶抑制剂可减少浸润癌风险 双侧乳房预防性切除（很少采用）
小叶原位癌，多形性	手术切除至切缘阴性 对于一些病人可用他莫昔芬或雷洛昔芬预防治疗
Ⅰ和Ⅱ期（早期）癌	如果肿瘤固定在胸壁上，术前化疗以优化保乳手术的机会（对于 T_2 或更高级别的乳腺癌患者） 放疗后进行保乳手术 采用乳房切除加或不加乳房重建术 基于肿瘤测试结果（如激素受体和 HER2 蛋白分析）的全身治疗（如术后化疗、内分泌治疗、抗 HER2 药物、联合治疗），但一些绝经后女性的小肿瘤（<0.5~1.0 cm）和无淋巴结受累的乳腺癌除外
Ⅲ（局部晚期）癌，包括炎性乳腺癌	术前全身治疗，常为化疗 术前治疗后如果肿瘤能切除则行保乳手术或乳房切除术 炎性癌做乳房切除术 术后常采用放疗 术后化疗、内分泌治疗或两者兼有
Ⅳ期（转移）癌	如果癌症是症状性和多灶性的，应用内分泌治疗、卵巢消融治疗或化疗 如果 *HER*2 过表达，则用抗 HER2 药物（曲妥珠单抗，有时用帕妥珠单抗） 对于脑转移、局部皮肤复发，或孤立的有症状的骨转移，采用放疗 对于骨转移，静脉用二碳磷酸基化合物减少骨丢失和减轻骨痛
乳头 Paget 病	在通常情况下，基于潜在乳腺癌的类型，如有仅行局部切除
对于局部复发癌	有时在化疗或内分泌治疗之前，进行乳房切除术或手术切除术（如果已经完成乳房切除术） 有些采用放疗 化疗或内分泌治疗
分叶状肿瘤，恶性	广泛切除术 必要时放疗 如果肿瘤大或组织学提示癌则行乳房切除术

注：* 可行单纯的广泛切除或保乳手术，尤其是肿块<2.5 cm 及组织学类型较好者，肿块大及组织类型差者加用放疗。

（一）外科手术

1. 手术方式

包括乳房切除术或保乳手术加放疗，乳腺外科的手术治疗技术不断发展，目前已经形成癌症切除与乳房再造相结合的手术方式。

（1）乳房切除术：是指切除整个乳房，并包括以下几种类型。

①保留皮肤的乳房切除术：留下胸肌和足够的皮肤覆盖伤口，使乳房重塑更容易些，而且保留腋窝淋巴结。

②保留乳头的乳房切除术：同保留皮肤的乳房切除术，加保留乳头和乳晕。

③单纯乳房切除术：保留胸肌及腋窝淋巴结肿。

④乳腺癌改良根治术：保留胸肌，切除一些腋窝淋巴结。

⑤乳腺癌根治术：切除腋窝淋巴结和胸肌，目前已经很少做乳腺癌根治术，除非肿瘤已侵及胸肌。

（2）保乳手术：术前确定肿瘤的大小和所需切除的边缘（根据肿瘤大小相对于乳房的体积），然后手术切除肿瘤及其边缘，保留剩余的乳房。

肿块切除术、广泛切除术、象限切除术等术式主要描述切除了多少乳房组织。对于浸润性癌患者，只要能切除整个肿瘤，乳房切除术的生存率和复发率与保乳手术加放疗的生存率和复发率无显著性差异。因此，病人的偏好可以作为治疗方式选择的参考。保乳手术联合放疗的主要优势是手术范围更小并且有机会保留乳房。该手术方式需要保证肿瘤边缘的病灶完全切除，该要求要优先于任何美容及整形的考虑。部分患者可以使用新辅助化疗来缩小肿瘤，然后再切除肿瘤并进行放疗，这样使得部分原本可能需要乳房切除术的患者可以进行保乳手术。

2. 淋巴结评估

在乳房切除术和保乳手术期间，通常都需要评估腋窝淋巴结。方法包括腋窝淋巴结清扫和前哨淋巴结活检。腋窝淋巴结清扫是一个相当广泛的手术，应尽可能多地切除腋窝淋巴结，其导致的副作用淋巴水肿很常见。因为前哨淋巴结活检对腋窝淋巴结转移的敏感性很高，除非临床可疑淋巴结活检检测到癌症，一般会采用前哨淋巴结活检，因为淋巴结切除的主要价值是诊断而不是治疗，腋窝淋巴结清扫并不作为常规，因为这样患淋巴水肿的风险较小。如果前哨淋巴结含有癌细胞，则腋窝淋巴结清扫是必须进行的。

3. 乳房重建的方法

乳房重建的方法包括假体重建和自体重建。乳房再造术可在初始乳房切除术或保乳手术中完成或后期单独完成。乳房再造术的优点包括能让乳房切除术患者改善心理健康，缺点包括手术并发症和植入物可能出现长期副反应。在进行乳房肿瘤切除术

（尤其是下乳房或上内象限乳房肿瘤切除术）时，应提前咨询整形外科医生，以便更好地将乳房肿瘤切除与乳房重建相结合。

4. 对侧预防性乳房切除

某些乳腺癌女性，如乳腺癌高风险基因突变的女性，可以选择对侧预防性乳房切除术。在乳房原位小叶癌患者中，浸润性癌在双侧乳房发生的可能性是相同的，消除乳腺癌风险的唯一方法是双侧乳房切除术。对于侵袭性乳腺癌高风险的女性，适宜双侧乳房切除术。对侧预防性乳房切除术能够降低对侧乳腺癌的风险，特别是有乳腺癌或卵巢癌家族史的女性、携带遗传性基因突变（如 *BRCA*1 或 *BRCA*2 基因突变）的乳腺癌患者，以及 50 岁以下被诊断的女性患者。但是对侧预防性乳房切除术可能增加手术并发症的发生。但是即使是对侧乳腺癌风险最高的患者，行对侧预防性乳房切除术也不是必须的，密切监测也是一种合理的选择。

（二）放疗

对于乳腺癌原发肿瘤≥5 cm、累及腋窝淋巴结或者切除组织中的肿瘤边缘呈阳性的患者，放疗可显著降低胸壁局部复发和局部淋巴结复发率，提高总体存活率。如果患者年龄>70 岁且为早期 ER（+）乳腺癌，放疗并不会显著降低乳房切除术的局部复发或远处转移的发生率，也不会增加存活率，此时不需要增加化疗。放疗的副作用常常是短暂和轻微的，淋巴水肿、臂丛神经病变、放射性肺炎、肋骨损害、继发癌、心脏毒性等远期并发症并不常见。

（三）化疗或内分泌治疗

化疗或内分泌治疗可延缓或预防几乎所有患者的复发，并延长部分患者的生存期。当患者存在下列一种或者几种情况时，可考虑化疗：雌激素受体（ER）和孕激素黄体酮受体（PR）阴性；HER2 癌基因阳性的绝经前患者的 ER/PR（+）和阳性淋巴结 ER/PR（+）和 HER2（-）与高癌型 Dx 分数。无论乳腺癌的临床病理阶段如何，化疗或内分泌治疗的复发和死亡风险的相对降低都是相同的。对于复发和死亡危险性较大的患者，化疗的受益较大，辅助化疗可使绝经前患者每年死亡率的相对风险降低 25%～35%，使绝经后患者的每年死亡率减少一半，对提高乳腺癌 10 年生存率益处相对较少。辅助化疗对绝经后 ER 阴性患者的治疗效果较好，对于 ER 阳性乳腺癌，原发性乳腺癌的预测性基因组检测被用于对患者进行风险管理，并确定是否需要联合化疗或单独内分泌治疗。化疗通常在手术后不久开始。如果不需要全身化疗，内分泌治疗通常在手术后即可开始，并持续 5～10 年。如果肿瘤>5 cm，可在手术前开始全身治疗。联合化疗比单一药物更有效。推荐给予 4～6 个月剂量密集方案，如 ACT（阿霉素+环磷酰胺，序贯紫杉醇）。若肿瘤过表达 HER2［HER2（+）］，可使用抗 HER2 药物（曲妥珠单抗、帕妥珠单抗）。若淋巴结受累，曲妥珠单抗加帕妥珠单抗可改善无病生存期。

内分泌治疗在乳腺癌的治疗中也处于较为重要的地位。但是使用激素疗法（如他莫昔芬、芳香化酶抑制剂）的疗效取决于雌激素和孕激素受体的表达。当肿瘤表达雌激素和孕激素受体，激素治疗的好处最大；当肿瘤只表达雌激素受体，激素治疗的好处也很大；但是当肿瘤只表达孕激素受体，激素治疗的好处则较小；而如果肿瘤没有激素受体表达，激素治疗则无明显的意义。在 ER 阳性肿瘤患者中，尤其是低风险肿瘤患者，可以使用内分泌疗法代替化疗。

他莫昔芬：他莫昔芬能竞争性结合雌激素受体，无论患者有否有腋下淋巴结转移，每日口服辅助治疗 5 年，能降低绝经前和绝经后患者的死亡率约 25%/年。尽管治疗 2 年效果尚不显著，但是肿瘤有雌激素受体时，治疗 10 年与治疗 5 年相比，更能延长患者生存期，减少复发的风险。他莫昔芬降低对侧乳腺癌发病率，降低了血清胆固醇水平，增加了绝经后妇女的骨密度，但是他莫昔芬可能加重绝经期综合征和增加子宫内膜癌的发生风险，也增加血栓形成的风险。使用他莫昔芬的妇女有点滴状出血应注意子宫内膜癌，但是由于他莫昔芬对乳腺癌患者生存率的提高远远超过其导致的子宫内膜癌引起的死亡风险增加，因此使用他莫昔芬仍是利大于弊的。

芳香化酶抑制剂：芳香化酶抑制剂（如阿那罗唑、依西美坦、来曲唑）能阻断绝经后妇女外周雌激素的转化，由于其效果更优于他莫昔芬，近年来对于绝经后早期 ER 阳性乳腺癌患者，更推荐芳香化酶抑制剂治疗。绝经后妇女完成他莫昔芬治疗后可以用来曲唑治疗。使用芳香化酶 10 年能降低乳腺癌复发率，提高无病生存率。对于原位小叶癌的患者可每日口服他莫昔芬，但是对于绝经后妇女，芳香化酶抑制剂是首选。

（四）转移性疾病的治疗

全身内分泌治疗或化疗通常用于治疗有症状的转移性疾病。中枢神经系统（CNS）外有多处转移灶者，应给予全身治疗。对无症状的转移灶进行治疗没有证据表明会延长患者生存期，反而可能降低生存质量。尤其是当患者存在 ER（+）肿瘤、无病间隔>2 年或无立刻危及生命的疾病中任一情况时，内分泌治疗优于化疗。

对于乳腺癌患者，绝经前首先选择他莫昔芬。可通过外科手术切除卵巢，或放疗破坏卵巢功能，或用促黄体生成激素释放激素将卵巢去势。部分患者可使用他莫昔芬或芳香化酶抑制剂联合卵巢切除。在绝经后妇女中，芳香化酶抑制剂是主要的内分泌治疗方法。只要肿瘤对内分泌治疗有反应，即使在数月或数年后进展，仍可使用其他形式的内分泌治疗，直到没有进一步的反应。

（五）抗 HER2 药物

靶向治疗药物，如曲妥珠单抗、帕妥珠单抗被用于治疗过度表达 HER2 的肿瘤。这些药物在治疗和控制内脏转移部位方面是有效的。曲妥珠单抗可单独使用，也可与内分泌治疗、化疗或帕妥珠单抗联合使用。曲妥珠单抗+化疗+帕妥珠单抗治疗可减缓

HER2（+）转移性乳腺癌的生长。酪氨酸激酶抑制剂，如拉帕替尼、奈拉替尼也越来越多地用于 HER2 阳性的乳腺癌患者。

五、预防

由于乳腺癌是女性发病率最高的恶性肿瘤，因此，更好地对乳腺癌进行预防具有重要意义。一些因素会增加乳腺癌的患病风险，如激素替代治疗、放疗、肥胖和饮酒均是增加乳腺癌风险的因素，而早分娩、哺乳和锻炼则可降低乳腺癌的发生风险。内分泌药物，如选择性雌激素受体调节剂可用于转移性乳腺癌的治疗，芳香化酶抑制剂也是治疗乳腺癌的内分泌药物。对于存在乳腺癌高风险的人群，使用他莫昔芬等选择性雌激素受体调节剂和芳香化酶抑制剂能降低远期乳腺癌的风险。对于部分高风险人群可以使用内分泌药物降低风险，风险人群具体如下：年龄>35 岁，以前患 LCIS 或不典型导管或小叶增生者；存在高风险突变（如 *BRCA1* 或 *BRCA2* 突变、Li-Fraumeni 综合征）者；多变量 Gail 模型提示年龄在 35~59 岁，5 年发展为乳腺癌的风险>1.66%者等。

尽管他莫昔芬等选择性雌激素受体调节剂能够降低乳腺癌风险，但是其可能增加子宫内膜癌、血栓性疾病和白内障的患病风险。雷洛昔芬可替代他莫昔芬用于女性乳腺癌的预防。

除了控制各种危险因素之外，内分泌药物可降低乳腺癌的风险。对于乳腺癌高风险人群，如对于 *BRCA1* 或 *BRCA2* 基因突变的女性，预防性的乳房切除被证明能够明显降低乳腺癌的风险，而预防性的卵巢切除也可以降低乳腺癌的发病风险。

（谯小勇）

参考文献

[1] 王芬芬，谢幸. 子宫内膜癌的病因及高危因素[J]. 实用妇产科杂志，2020，36（6）：401-403.

[2] 中国抗癌协会妇科肿瘤专业委员会. 子宫内膜癌诊断与治疗指南（2021 年版）[J]. 中国癌症杂志，2021，31（6）：12.

[3] 谢幸，北孔华，段涛. 妇产科学[M]. 9 版. 北京：人民卫生出版社，2018.

[4] 曹文枫，刘明，孙保存. 上皮性卵巢癌起源二元论及分子生物学基础[J]. 中国肿瘤临床，2013，40（20）：1264-1267.

[5] 徐丛剑，华克勤. 实用妇产科学[M]. 4 版. 北京：人民卫生出版社，2017.

[6] 中国医师协会微无创医学专业委员会妇科肿瘤专业委员会学组，中国优生科学协会生殖道疾病诊治分会，中国优生科学协会肿瘤生殖学分会. 子宫癌肉瘤诊治中国专家共识（2020 年版）[J]. 中国癌症防治杂志，2021，12（6）：599-605.

[7] Oaknin A，Bosse T J，Creutzberg C L et al. Endometrial cancer：ESMO Clinical Practice Guideline for diagnosis，treatment and follow-up[J]. Ann Oncol，2022，33：860-877.

［8］ Koh W J, Abu-RUstum N 4, Bean s, et al. Clinical practice guidelines in oncology［J］. Journal of the National Comprehensive Cancer Network, 2018, 16（2）: 170-199.

［9］ Kuchenbaecker K, Hopper J, Barnes D, et al. Risks of Breast, Ovarian, and Contralateral Breast Cancer for BRCA1 and BRCA2 Mutation Carriers［J］. JAMA, 2017, 317（23）: 2402-2416.

［10］ Rodriguez C, Patel A V, Calle E E, et al. Estrogen Replacement Therapy and Ovarian Cancer Mortality in a Large Prospective Study of US Women［J］. Jama, 2001, 285（11）: 1460-1465.

［11］ Huncharek M, Geschwind J F, Kupelnick B. Perineal application of cosmetic talc and risk of invasive epithelial ovarian cancer: a meta-analysis of 11933 subjects from sixteen observational studies［J］. Anticancer Research, 2003, 23（2C）: 1955-1960.

［12］ Shu X O, Brinton L A, Gao Y T, et al. Population-based case-control study of ovarian cancer in Shanghai［J］. Cancer Research, 1989, 49（13）: 3670-3674.

［13］ Pejovic T, Nezhat F. Effect of Screening on Ovarian Cancer Mortality: The Prostate, Lung, Colorectal and Ovarian（PLCO）Cancer Screening Randomized Controlled Trial［J］. Jama the Journal of the American Medical Association, 2011, 18（6）: 823-825.

［14］ Koivisto-Korander R, Leminen A, Heikinheimo O. Mifepristone as treatment of recurrent progesterone receptor-positive uterine leiomyosarcoma［J］. Obstetrics and gynecology, 2007, 109: 512-514.

［15］ Dizon D, Birrer M. Advances in the diagnosis and treatment of uterine sarcomas［J］. Discovery medicine, 2014, 17（96）: 339-345.

［16］ Loizzi V, Cormio G, Nestola D, et al, Camporeale A, et al. Prognostic factors and outcomes in 28 cases of uterine leiomyosarcoma［J］. Oncology, 2011, 81（2）: 91-97.

［17］ Koivisto-Korander R, Leminen A, Heikinheimo O. Mifepristone as treatment of recurrent progesterone receptor-positive uterine leiomyosarcoma［J］. Obstetrics and gynecology, 2007, 109: 512-514.

［18］ Dizon D, Birrer M. Advances in the diagnosis and treatment of uterine sarcomas［J］. Discovery medicine, 2014, 17（96）: 339-345.

［19］ Loizzi V, Cormio G, Nestola D, et al. Prognostic factors and outcomes in 28 cases of uterine leiomyosarcoma［J］. Oncology, 2011, 81（2）: 91-97.

［20］ Seckl M J, Sebire N J, Berkowitz R S. Gestational trophoblastic disease［J］. Lancet, 2010, 376（9742）: 717-729.

［21］ Lurain J R. Gestational trophoblastic disease I: Epidemiology, pathology, clinical presentation and diagnosis of gestational trophoblastic disease, and management of hydatidiform mole［J］. Am J Obstet Gynecol, 2010, 203（6）: 531-539.

［22］ Goldstein D P, Berkowitz R S. Current management of gestational trophoblastic neoplasia［J］. Hematol Oncol Clin North Am, 2012, 26（1）: 111-131.

［23］ Smith H O. Gestational trophoblastic disease epidemiology and trends［J］. Clin Obstet Gynecol, 2003（3）: 541-556.

［24］ Ngan H Y S, Seckl M J, Berkowitz R S, et al. Update on the diagnosis and management of gestational trophoblastic disease[J]. Int J Gynecol Obstet, 2018, 143: 79 - 85.

[25] Altieri A, Franceschi S, Ferlay J, et al. Epidemiology and aetiology of gestational trophoblastic diseases [J]. Lancet Oncol. 2003, 4 (11): 670-678.

[26] Altman A D, Bentley B, Murray S, et al. Maternal age-related rates of gestational trophoblastic disease [J]. Obstet Gynecol, 2008, 112 (2 Pt 1): 244-250.

[27] Feltmate C M, Genest D R, Goldstein DP, et al. Advances in the understanding of placental site trophoblastic tumor[J]. J Reprod Med, 2002, 47 (5): 337-41.

[28] Schmid P, Nagai Y, Agarwal R, et al. Prognostic markers and long-term outcome of placental-site trophoblastic tumours: a retrospective observational study[J]. Lancet, 2009, 374 (9683): 48-55.

[29] Shih I M, Kurman R J. Epithelioid trophoblastic tumor: a neoplasm distinct from choriocarcinoma and placental site trophoblastic tumor simulating carcinoma[J]. Am J Surg Pathol, 1998, 22 (11): 1393-1403.

[30] Palmer J E, Macdonald M, Wells M, et al. Epithelioid trophoblastic tumor: a review of the literature [J]. J Reprod Med, 2008, 53 (7): 465-475.

[31] Ngan H Y S, Seckl M J, Berkowitz R S, et al. Diagnosis and management of gestational trophoblastic disease: 2021 update[J]. Int J Gynaecol Obstet, 2021, 155 (Suppl 1): 86-93.

[32] Limpongsanurak S. Prophylactic actinomycin D for high-risk complete hydatidiform mole[J]. J Reprod Med, 2010, 46 (2): 110-116.

[33] Uberti E M, Fajardo Mdo C, Ferreira S V, et al. Reproductive outcome after discharge of patients with high-risk hydatidiform mole with or without use of one bolus dose of actinomycin D, as prophylactic chemotherapy, during the uterine evacuation of molar pregnancy[J]. Gynecol Oncol, 2009, 115 (3): 476-481.

[34] Lertkhachonsuk A A, Israngura N, Wilailak S, et al. Actinomycin d versus methotrexate-folinic acid as the treatment of stage I, low-risk gestational trophoblastic neoplasia: a randomized controlled trial[J]. Int J Gynecol Cancer, 2009, 19 (5): 985-988.

[35] Gilani M M, Yarandi F, Eftekhar Z, et al. Comparison of pulse methotrexate and pulse dactinomycin in the treatment of low-risk gestational trophoblastic neoplasia[J]. Aust N Z J Obstet Gynaecol, 2005, 45 (2): 161-4.

[36] Yarandi F, Eftekhar Z, Shojaei H, et al. Pulse methotrexate versus pulse actinomycin D in the treatment of low-risk gestational trophoblastic neoplasia[J]. Int J Gynaecol Obstet, 2008, 103 (1): 33-37.

[37] Osborne R J, Filiaci V, Schink J C, et al. Phase III trial of weekly methotrexate or pulsed dactinomycin for low-risk gestational trophoblastic neoplasia: a gynecologic oncology group study[J]. J Clin Oncol, 2011, 29 (7): 825-831.

[38] Khan F, Everard J, Ahmed S, et al. Low-risk persistent gestational trophoblastic disease treated with low-dose methotrexate: efficacy, acute and long-term effects[J]. Br J Cancer, 2003, 89 (12): 2197

-2201.

[39] Hitchins R N, Holden L, Newlands E S, et al. Single agent etoposide in gestational trophoblastic tumours. Experience at Charing Cross Hospital 1978-1987[J]. Eur J Cancer Clin Oncol, 1988, 24 (6): 1041-1046.

[40] Curry S L, Blessing J A, DiSaia P J, et al. A prospective randomized comparison of methotrexate, dactinomycin, and chlorambucil versus methotrexate, dactinomycin, cyclophosphamide, doxorubicin, melphalan, hydroxyurea, and vincristine in " poor prognosis" metastatic gestational trophoblastic disease: a Gynecologic Oncology Group study[J]. Obstet Gynecol, 1989, 73 (3 Pt 1): 357-362.

[41] Bower M, Newlands E S, Holden L, et al. EMA/CO for high-risk gestational trophoblastic tumors: results from a cohort of 272 patients[J]. J Clin Oncol, 1997, 15 (7): 2636-2643.

[42] Escobar P F, Lurain J R, Singh D K, et al. Treatment of high-risk gestational trophoblastic neoplasia with etoposide, methotrexate, actinomycin D, cyclophosphamide, and vincristine chemotherapy[J]. Gynecol Oncol, 2003, 91 (3): 552-557.

[43] Lurain J R, Singh D K, Schink J C. Management of metastatic high-risk gestational trophoblastic neoplasia: FIGO stages II-IV: risk factor score > or = 7[J]. J Reprod Med, 2010, 55 (5-6): 199 -207.

[44] Alifrangis C, Agarwal R, Short D, et al. EMA/CO for high-risk gestational trophoblastic neoplasia: good outcomes with induction low-dose etoposide-cisplatin and genetic analysis[J]. J Clin Oncol, 2013, 31 (2): 280-286.

[45] Small W, Lurain J R, Shetty R M, et al. Gestational trophoblastic disease metastatic to the brain[J]. Radiology, 1996, 200 (1): 277-280.

[46] Crawford R A, Newlands E, Rustin G J, et al. Gestational trophoblastic disease with liver metastases: the Charing Cross experience[J]. Br J Obstet Gynaecol, 1997, 104 (1): 105-109. Newlands E S, Holden L, Seckl M J, et al. Management of brain metastases in patients with high-risk gestational trophoblastic tumors[J]. J Reprod Med, 2002, 47 (6): 465-471.

[47] Schmid P, Nagai Y, Agarwal R, et al. Prognostic markers and long-term outcome of placental-site trophoblastic tumours: a retrospective observational study[J]. Lancet, 2009, 374 (9683): 48-55.

[48] Feltmate C M, Genest D R, Goldstein D P, et al. Advances in the understanding of placental site trophoblastic tumor[J]. J Reprod Med, 2002, 47 (5): 337-341.

[49] Palmer J E, Macdonald M, Wells M, et al. Epithelioid trophoblastic tumor: a review of the literature [J]. J Reprod Med, 2008, 53 (7): 465-475.

[50] Kuchenbaecker K B, Hopper J L, Barnes D R, et al. Risks of breast, ovarian, and contralateral breast cancer for BRCA1 and BRCA2 mutation carriers[J]. JAMA, 2017, 317 (23): 2402-2416.

[51] Dorling L, Carvalho S, Allen J, et al. Breast cancer risk genes — Association analysis in more than 113, 000 women[J]. N Engl J Med, 2021, 384 (5): 428-439.

[52] Writing Group for the Women's Health Initiative Investigators. Risks and benefits of estrogen plus pro-

gestin in healthy postmenopausal women: Principal results from the Women's Health Initiative randomized controlled trial[J]. JAMA, 2002, 288 (3): 321-333.

[53] The American College of Obstetricians and Gynecologists. Practice bulletin no. 179: Breast cancer screening[J]. Obstet Gynecol, 2017, 130 (1):, 241-243.

[54] U. S. Preventive Services Task Force. Screening for breast cancer: U. S. preventive services task force recommendation statement[J]. Ann Intern Med, 2009, 151 (10): 716-726.

[55] Nelson H D, Fu R, Cantor A, et al. Effectiveness of breast cancer screening: Systematic review and meta-analysis to Update the 2009 U. S. Preventive Services Task Force Recommendation[J]. Ann Intern Med, 2016, 164 (4): 244-255.

[56] Friedewald S M, Rafferty E A, Rose S L, et al. Breast cancer screening using tomosynthesis in combination with digital mammography[J]. JAMA, 2014, 311 (24): 2499-2507.

[57] The American Society of Breast Surgeons. Official statement: Consensus guideline on genetic testing for hereditary breast cancer[J]. Ann Surg Oncol, 2019, 26 (10): 3025-3031.

[58] Jammallo L S, Miller C L, Singer M, et al. Impact of body mass index and weight fluctuation on lymphedema risk in patients treated for breast cancer[J]. Breast Cancer Res Treat 2013. 142 (1): 59-67.

[59] Giuliano A E, Hunt K K, Ballman K V, et al. Axillary dissection vs no axillary dissection in women with invasive breast cancer and sentinel node metastasis: A randomized clinical trial[J]. JAMA, 2011, 305 (6): 569-575. .

[60] Hughes K S, Schnaper L A, Berry D, et al. Lumpectomy plus tamoxifen with or without irradiation in women 70 years of age or older with early breast cancer[J]. N Engl J Med, 2004, 351 (10): 971-977.

[61] Swain S M, Baselga J, Kim S B, et al. Pertuzumab, trastuzumab, and docetaxel in HER2-positive metastatic breast cancer[J]. N Engl J Med, 2015, 372 (8): 724-734.

▶▶▶ # 第十七章　其他生殖内分泌相关疾病

第一节　垂体功能减退症

垂体功能减退症是指由于各种病因引起的垂体部分受损，垂体激素分泌减少，导致一种或多种垂体激素分泌不足或绝对缺乏，从而出现不同程度相应激素缺乏临床表现的综合征。成年人腺垂体功能减退症又称为西蒙病；生育期妇女因产后大出血引起腺垂体缺血性坏死所致的腺垂体功能减退症，称为希恩综合征；儿童期发生腺垂体功能减退，除中枢性甲状腺功能减退、继发性肾上腺功能减退的临床表现外，尚可出现生长激素缺乏性侏儒症、低促性腺激素性性腺功能减退等表现。良性垂体肿瘤及其治疗是垂体功能减退最常见的原因。临床上垂体腺瘤是成人获得性垂体功能减退最常见的原因，以产后大出血引起的腺垂体坏死，即希恩综合征最典型、严重，其次是垂体肿瘤的手术治疗和放射治疗，而炎症性/浸润性、血管性和感染性疾病很少见。下丘脑疾病会引起下丘脑促释放激素分泌减少，从而使相应的垂体激素分泌减少。

一、病因

根据病因，可将腺垂体功能减退症分为两类：由下丘脑促释放激素缺乏引起的称为继发性腺垂体功能减退症；由垂体本身疾病引起的称为原发性垂体功能减退症。具体病因见表17-1。

表17-1　腺垂体功能减退症病因

分类	病因
原发性腺垂体功能减退症	后天性 　头颅创伤（头颅手术、颅脑外伤等） 　垂体瘤：①鞍内肿瘤；②鞍旁肿瘤 　缺血性坏死：①产后；②糖尿病；③其他（颞动脉炎、动脉粥样硬化等）

续表

分类	病因
原发性腺垂体功能减退症	感染性：脑膜炎、脑炎、流行性出血热、结核病、梅毒、真菌感染等 医源性：①手术切除（垂体瘤术后等）；②放射治疗（垂体瘤、鼻咽癌等放射治疗） 垂体卒中：多见于垂体瘤内出血、梗死、坏死等 垂体浸润：血色病、组织细胞增生症、肉芽肿等 其他病变：海绵窦血栓、颈内动脉病、空泡蝶鞍综合征、自身免疫性病变 先天性 遗传性疾病：Kallmann 综合征、Prader-Willi 综合征、Laurence-Moon-Biedl 综合征 受体突变：MSH 受体、GHRH 受体、CRH 受体、GnRH 受体、瘦素受体 先天性垂体不发育或发育不全 转录因子基因突变：*Prop-1*、*PTTX2*、*Pit-1*、*HESX*1、*SOX*2、*LHX*3、*DAX*1 激素基因突变：*CH-*1、*LH-β*、*POMC*、*TSH-β*
继发性腺垂体功能减退症	垂体柄破坏 　创伤、手术 　肿瘤、血管瘤 　垂体柄离断综合征 　空泡蝶鞍综合征 下丘脑及中枢神经疾病 　肿瘤：淋巴瘤、白血病等 　炎症 　浸润性病变：脂质累积病、肉芽肿性疾病 　血管病变 　营养不良：饥饿、神经性厌食等 外源性抑制：如糖皮质类固醇治疗 其他

注：MSH，促黑素细胞激素；GHRH，促生长激素释放激素；CRH，促肾上腺皮质激素释放激素；GnRH，促性腺激素释放激素。

二、临床表现

垂体功能减退症的临床表现取决于不同病因及激素分泌功能不全的类型与程度。患者可能无症状，也可能表现出与激素缺乏或占位性病变相关的症状，或出现非特异性症状（如乏力）。当腺垂体组织损坏 50% 以上时，开始出现临床表现，毁坏 75% 时症状明显，毁坏95%时常较严重。一般而言，促性腺激素、生长激素（GH）和PRL缺乏为最早的表现，其次为促甲状腺激素，最后是促肾上腺皮质激素。

临床症状分为激素缺乏和占位效应两类。头痛为最常见的临床表现。腺垂体功能减退症症状与体征总结见表17-2。

表17-2　腺垂体功能减退症症状与体征

名称	症状	体征
生长激素缺乏症（GHD）	GH分泌减少在腺垂体功能减退症中最易出现，儿童期表现为身材矮小、生长速度减慢和骨龄落后，成人期表现为肌肉容量减少、体力下降、肥胖	成人主要表现为体脂含量增加和肥胖伴骨量降低，伴有左心室收缩力下降、血纤维蛋白原水平增高及纤溶酶抑制物活性增加
TSH分泌不足	畏寒、疲劳、食欲减退、便秘、脱发、皮肤干燥、水肿和记忆力减退等	面容衰老，眉发稀疏，腋毛、阴毛脱落，皮肤干燥、细薄而萎缩，或为水肿。表情淡漠，反应迟钝，音调低沉，智力减退，蜷缩畏寒，有时出现幻觉、妄想或精神失常，甚而出现躁狂。心脏缩小，心率缓慢
ACTH分泌不足	绝大多数起病缓慢，表现为虚弱、乏力，食欲减退、恶心、呕吐、上腹痛	色素减退、面色苍白、乳晕色素减退、心音微弱，心率缓慢，体重降低，不耐饥饿，易出现低血糖症，机体抵抗力差，常并发感染和感染性休克与昏迷。急骤起病者可有低血压、休克、意识障碍等
PRL分泌不足	产后腺垂体坏死者表现为分娩后乳腺不胀，无乳汁分泌	
LH/FSH分泌不足	儿童青少年表现为缺乏第二性征发育或发育落后。成年女性患者表现为闭经、性欲减退（或消失）、不孕、乳腺及生殖器明显萎缩。与一般绝经期妇女的区别是闭经而没有血管舒缩功能紊乱（如阵发性面部潮红）表现。男性表现为第二性征退化，如阴毛稀少、音调柔和、肌肉不发达、性欲减退与阳痿等	女性：生育能力丧失 男性：皮下脂肪增多、睾丸萎缩、精子发育停止、阴囊色素减退，外生殖器和前列腺缩小
MSH分泌不足	MSH和ACTH都有促使皮肤色素沉着的作用，本症由于此两种激素缺乏，故肤色较淡，即使暴露于阳光下亦不会使皮肤色素明显加深	肤色较淡，正常色素较深部位（如乳晕和腹中线）的颜色变淡更为显著。少数可有暗褐色斑点，边缘不规则，发生部位无特征性，与慢性肾上腺皮质功能减退症的色素普遍性沉着有别。指（趾）端可有黄色色素沉着

三、诊断及鉴别诊断

（一）诊断

根据病史、症状、体格检查，结合实验室数据和影像学证据进行综合分析，排除其他影响因素及疾病后才可明确诊断，属于排他性诊断。

1. 病史

需仔细鉴别靶腺功能减退的临床症状和体征，问诊时需详细询问相关激素缺乏的临床表现、肿瘤占位的表现，先前的治疗病史、月经史、生育哺乳史及外伤史等。

2. 体格检查

需要重视外貌、皮肤、毛发视诊，甲状腺触诊，生殖器视诊，视觉检查（尤其是视野检测）等。

3. 辅助检查

可优先选择以下检查。

（1）下丘脑—垂体—性腺轴功能检查：促性激素分泌试验有助于定位诊断。女性需测定血清 FSH、LH 及 E2 水平；男性测定血清 FSH、LH 和 T 的水平。由于 FSH 和 LH 分泌都是呈脉冲式的，故单次测定其水平并不能反映垂体的功能状态。如女性 E2 水平低下，男性 T 水平降低，但 FSH 和 LH 水平在正常范围或偏低，则提示其垂体储备能力降低。

具体方法：①黄体生成素释放激素（LHRH）兴奋试验：静脉注射 LHRH 100 μg 后，分别于 0、30、45、60 分钟抽血测定 FSH、LH 水平。正常情况下 FSH、LH 在 30~45 分钟时出现分泌高峰（即女性为基础值的 3 倍以上，男性为基础值的 2 倍左右）。若高峰延迟出现则提示病变位于下丘脑，如对 LHRH 无反应或低反应，则提示病变部位在腺垂体。②GnRH 兴奋试验。静脉注射戈那瑞林 100 μg，分别于 0、30、45、60、120 分钟抽血测 FSH、LH，约 30 分钟出现分娩高峰（即 FSH 升高>2 倍，LH 升高>3 倍），若 30 分钟后 LH 无变化或上升不足 2 倍，则提示垂体功能不足。

（2）下丘脑—垂体—甲状腺轴功能检查：激素测定包括 TSH、T_3、T_4、FT_3、FT_4，此病是垂体 TSH 减少从而引起 T_3、T_4、FT_3、FT_4 水平降低，需与原发性甲状腺功能减退疾病相鉴别，后者 TSH 增高。促甲状腺释放激素（TRH）兴奋试验有助于鉴别是否为下丘脑病变所致。方法：注射或 TRH 鼻喷雾剂 200 μg 给药，分别于 0、30、60、120 分钟抽血测 TSH 水平，正常人给药后 30 分钟出现 TSH 峰值（即可达基础值 2~3 倍），而腺垂体功能减退者 TRH 刺激后几乎无反应。下丘脑性甲状腺功能减退症则表现为延迟反应，即 TSH 峰值在 60~90 分钟出现。

（3）下丘脑—垂体—肾上腺皮质轴功能检查：CRH 兴奋试验有助于判断病变部

位。方法：静脉注射 CRH 1 μg/kg 后，垂体分泌 ACTH 功能正常者，15 分钟 ACTH 可达高峰，ACTH 分泌功能减退者则反应减退或无反应。ACTH 兴奋试验有助于判断肾上腺皮质功能。腺垂体功能减退症患者 ACTH 兴奋试验表现为延迟反应。

（4）生长激素测定：80%以上的腺垂体功能减退症患者可伴有 GH 储备降低。由于正常人 GH 的分泌亦呈脉冲式，有昼夜节律变化，且受年龄、饥饿、运动等诸多因素影响，故一次性测定血清 GH 水平并不能真实反映 GH 的储备能力。为确诊有无成人 GH 缺乏，应行 2 项 GH 兴奋试验，其中胰岛素耐量试验（ITT）最为可靠，但需谨慎进行，特别对于严重腺垂体功能减退症患者、60 岁以上且同时存在心脑血管潜在疾病的患者不宜采用。GHRH 兴奋试验可有助于明确病变部位。中枢性甲状腺功能减退症会影响生长激素缺乏诊断的准确性，故在中枢性甲状腺功能减退症患者进行 GH 激发试验之前，需注意要先治疗中枢性甲状腺功能减退症。

（5）催乳素测定：催乳素的测定往往对病变的定位有帮助。当垂体组织破坏性病变时，血清催乳素水平会降低，而下丘脑病变时丧失了多巴胺对 PRL 的抑制，催乳素水平反而升高。

（6）生化检查：本病患者生化检查常可发现血糖、血钠、血氯偏低，血钾大多正常。血常规检查多呈正常细胞正常色素性贫血，少数为巨幼红细胞性贫血，可能与患者血容量相对增加及血红蛋白合成减少有关，白细胞总数正常偏低，分类计数中淋巴细胞及嗜酸粒细胞常可偏高。对于有多尿症状的患者，需同步检测血渗透压和尿渗透压，注意有无尿崩症。

根据患者病史体征可以选择的辅助检查如下。

（1）胰岛素耐量试验：胰岛素耐量试验是诊断成人 GHD 的金标准。方法：静脉注射 0.05~0.15 U/kg 胰岛素，分别在注射后 15、30、60、90 和 120 分钟测血清葡萄糖、皮质醇和 GH 水平。

（2）影像学检查：首选鞍区 MRI 薄层增强扫描，其不仅可以明确有无鞍区或鞍旁肿瘤及其他鞍区结构异常，还可以观察肿瘤与邻近血管、视交叉的关系。其次选垂体 MRI 薄层增强扫描，对鞍区结构异常的阳性检出率也较高。若无条件或不能够行 MRI 检查（如安装动脉支架或起搏器的患者），可以选择鞍区 CT 增强扫描。与 MRI 相比，CT 增强扫描阳性检出率较低，但是对于有鞍底骨质破坏及垂体卒中急性期患者，CT 比 MRI 有更大的价值。无高分辨率 CT 或 MRI 时，可采用蝶鞍多分层摄片。若怀疑鞍旁血管异常或血管瘤时可行脑血管造影明确。

（3）病因相关检查：自身免疫指标、其他器官功能和脑脊液检测可对了解鞍区病变的性质和病因提供重要的信息，必要时可考虑鞍区病变活检以便进一步明确病理诊断。

（二）诊断标准

诊断主要根据临床症状、血中激素水平测定和腺垂体功能试验测定。比如靶腺激素水平降低而垂体激素水平正常或降低可以确诊为腺垂体功能减退症。轻症患者可行腺垂体功能试验有助于诊断。GH 和 ACTH 缺乏的诊断一般而言依赖于相应的刺激试验，而其他垂体激素缺乏的诊断可根据临床表现和血清基础激素水平进行确定。由下丘脑、垂体柄病变引起的垂体功能减退症常伴有血清 PRL 水平轻中度升高及尿崩症。由于垂体各个内分泌轴激素的分泌各不相同，腺垂体各个内分泌轴功能减退的诊断标准分述如下。

1. 腺垂体—肾上腺皮质轴功能减退

未使用糖皮质激素的患者，测定上午 8 时的血皮质醇水平：①<82.8 nmol/L 提示肾上腺皮质功能不全；②<200 nmol/L，不排除糖皮质激素缺乏的可能；③>414 nmol/L 可排除肾上腺皮质功能不全；④ 为 82.8～414 nmol/L 时应做 ACTH 兴奋试验以明确诊断。

对于近期使用过糖皮质激素的患者，需在最后一次使用氢化可的松（HC）后的 18～24 小时进行生化检测，评估下丘脑—垂体—肾上腺轴（HPA 轴）功能，对于使用合成糖皮质激素（GCs）的患者，则需在停药更长时间后进行评估。

2. 腺垂体—甲状腺轴功能减退

血清 FT_4 水平低于正常参考范围，TSH 水平降低、正常或轻度升高，诊断为中枢性甲状腺功能减退症。对于合并垂体疾病、FT_4 在正常参考值范围的低限，则诊断为轻度中枢性甲状腺功能减退证。若伴有临床症状或者定期复查 FT_4，FT_4 下降≥20%，建议起始用左旋甲状腺素治疗。

3. 腺垂体—性腺轴功能减退

诊断主要依据临床表现和性腺相关激素的基础水平检测。成年男性出现性欲减退、性功能障碍，非绝经期女性出现月经稀少或闭经等症状，应进行性腺激素水平检测。排除高催乳素血症、高雄激素血症、甲状腺疾病、妊娠等可能引起类似表现的疾病或状态之后才能诊断腺垂体—性腺轴功能减退。非绝经期女性若月经周期规律，可排除腺垂体—性腺功能减退，若出现月经稀少或闭经表现，测定血 E2 水平<100 pmol/L，LH 和 FSH 水平降低或正常，可诊断为腺垂体—性腺轴功能减退。绝经期女性 LH 和 FSH<正常参考范围下限即可诊断为腺垂体—性腺轴功能减退。成年男性 8：00～10：00 血睾酮水平低于正常参考范围下限，LH 和 FSH 水平降低或正常，可诊断为腺垂体—性腺轴功能减退。

总结诊断流程如图 17-1。

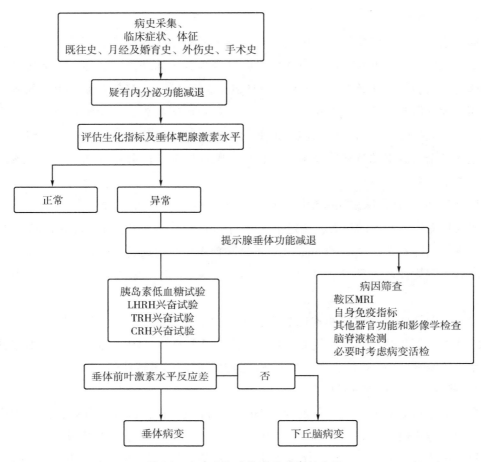

图 17-1　腺垂体功能减退症诊断流程

（三）鉴别诊断

1. 神经性厌食

多见于年轻女性，表现为厌食、消瘦、乏力、畏寒，常伴有抑郁、固执，并出现性功能减退，闭经或月经稀少，第二性征发育差，乳腺萎缩，阴毛、腋毛稀少等症状。常有过度减肥史或精神刺激史，实验室检查除促性腺激素和性激素水平降低，尿 17-酮类固醇及尿 17 羟类固醇水平正常或仅稍降低。

2. 原发性甲状腺功能减退症

血浆 TSH 升高。黏液性水肿更显著，血胆固醇升高更明显，心脏往往扩大。TRH 兴奋试验过度反应。

3. 慢性肾上腺皮质功能减退症

具有典型的皮肤、黏膜色素沉着，而性器官萎缩及甲状腺功能减退表现不明显。

对 ACTH 无反应，失钠更严重。

4. 自身免疫性多发性内分泌腺病综合征

免疫因素导致，多数为原发性，如 Schmidt 综合征，常有皮肤色素加深及黏液性水肿，实验室检查可见垂体激素水平升高，可用于鉴别。ACTH 及 TSH 兴奋试验无反应。

5. 慢性消耗性疾病

可伴有消瘦、纳差、乏力、性功能减退，多有原发病表现（如结核病、恶性肿瘤等）。尿 17-酮类固醇水平偏低等，有严重营养不良者，甚至可伴有继发的腺垂体功能不足，在营养情况好转后可逐渐恢复。

四、治疗

治疗原则为补充相应的靶腺激素，维持正常的代谢和生理功能。全垂体功能减退者注意先补充糖皮质激素，再补充甲状腺激素，最后考虑性激素的补充。

治疗流程如图 17-2。

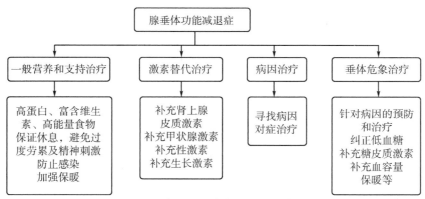

图 17-2 腺垂体功能减退症的治疗流程

腺垂体功能减退症的激素替代治疗见表 17-3。

表 17-3 腺垂体功能减退症的激素替代治疗

药物	给药方式	剂量和频次	备注
氢化可的松	口服	12.5~37.5 mg/d	用于补充糖皮质激素
泼尼松	口服	2.5~7.5 mg/d	
氢化可的松	肠道注射	50~100 mg	用于治疗肾上腺危象
甲状腺片	分次口服	10~20 mg/d 开始，数周内逐渐增加为 60~120 mg/d	用于补充甲状腺激素
左旋甲状腺素	口服	开始 25 μg/d，每 1~2 周增加 25 μg，直至 75~100 μg/d	

续表

药物	给药方式	剂量和频次	备注
己烯雌酚	口服	每晚睡前服 0.25~0.5 mg，连续 20 天。 从服药的第 16 天（也就是最后 5 天）加用肌内注射黄体酮 20 mg，连续 5 天后，同时停药。或口服甲羟孕酮（安宫孕酮）4~8 mg/d，连服 5 天	用于女性患者补充性激素
丙酸睾酮	肌内注射	每周 1~2 次，每次 25 mg	用于女性患者补充性激素，性欲极低提示同时合并雄激素缺乏
甲酸睾酮	口服或舌下含服	5~10 mg/d	
十一酸睾酮胶囊	口服	通常起始剂量每天 120~160 mg连续服用 2~3 周，然后服用维持剂量，每天 40~120 mg	①用于男性患者补充性激素 ②应根据个体反应适当调整剂量
针剂十一酸睾酮注射液	肌内注射	每月 1 次，250 mg	
生长激素	皮下注射	①年龄小于 60 岁者，起始剂量 0.2~0.4 mg/d ②年龄大于 60 岁者，剂量为 0.1~0.2 mg/d	用于生长激素补充治疗

五、预防

本病属于终身性疾病，患者需要长期激素替代治疗，在治疗过程中不得随意减量停药，需要定期复诊和随诊，忌用镇静剂、麻醉剂；保持生活规律，避免过度劳累，注意保暖，预防外伤和呼吸道感染。在激素替代的基础上，鼓励患者在内分泌科医生及康复师的指导下进行适当运动以改善心肺功能及提高有氧运动能力。通过宣传教育，使更多的医生及居民群体了解本病的特点，从而促使疾病更早得到诊断。

第二节　妊娠合并甲状腺疾病

甲状腺功能异常可能导致女性月经异常、不孕、自然流产及多种母婴并发症等不良结局。甲状腺疾病也是孕产期妇女的常见疾病，孕产期甲状腺疾病在孕产妇中患病率较高、病情复杂，给母婴健康带来一定的危害。本节讨论妊娠合并甲状腺疾病的相关生殖内分泌问题。常见的妊娠合并甲状腺疾病包括姙娠合并甲状腺功能亢进和甲状腺功能减退。

一、妊娠合并甲状腺功能亢进

甲状腺功能亢进，简称甲亢，是甲状腺腺体本身产生甲状腺激素过多，导致体内甲状腺激素水平过高，引起机体的神经、循环、消化等系统兴奋性增高和代谢亢进的内分泌疾病。由于妊娠期发生的一系列变化，显性甲亢在妊娠期相对不常见，在所有妊娠中的发生率为 $0.1\% \sim 0.4\%$，表现为 TSH 水平较低、T_4 水平较高和/或 T_3 水平较高。孕妇的甲亢诊断与非妊娠者相似，但有一些特殊问题。

（一）病因

一旦确诊甲亢，就应明确甲亢病因。尽管妊娠可以合并任何情况引起的甲亢，但最常见的甲亢病因是 Graves 病（占所有妊娠的 $0.1\% \sim 1.0\%$），以及妊娠期一过性甲状腺毒症（GTT）所致 hCG 介导性甲亢（占所有妊娠的 $1\% \sim 3\%$）。甲亢的其他病因在妊娠期不太常见，包括无症状性或亚急性甲状腺炎、毒性腺瘤、毒性多结节性甲状腺肿等。

（二）临床表现

许多妊娠相关的非特异性症状类似于甲亢，包括代谢亢进、易激动、怕热多汗、皮肤潮红、脉搏快、脉压 >50 mmHg。其他症状包括焦虑、手震颤和体重减轻（尽管食欲正常或增加）。特异性表现（例如甲状腺肿和眼病）提示为 Graves 病甲亢。体格检查可见皮温升高、眼突、手震颤，严重者心律不齐、心界扩大，实验室检查血清 TSH 水平降低，FT_4 或总 T_4（TT_4）水平增高。

各种甲亢症状急骤加重和恶化称甲亢危象，表现为焦虑，烦躁，大汗淋漓，恶心，厌食，呕吐，腹泻，大量失水引起虚脱、休克甚至昏迷，体温 $>39\,^{\circ}\!C$，脉率 >140 次/分，甚至 >160 次/分，脉压增大，常因房颤或房扑而病情危重，有时伴有心力衰竭或肺水肿，偶有黄疸，血白细胞及 T_3、T_4 水平增高。常见诱因为手术、分娩、感染等各种应激，孕产妇死亡率较高，必须紧急处理。

（三）诊断及鉴别诊断

1. 诊断

根据症状、高代谢率、甲状腺对称性弥漫性肿大及突眼等体征，结合实验室检查多可确诊。妊娠期显性甲亢的诊断应主要根据血清 TSH 受抑制（<0.1 mmIU/L）或无法测得（<0.01 mIU/L），且 FT_4 和/或 FT_3（或 TT_4 和/或 TT_3）测量值高于妊娠期正常范围上限。实验室检查是诊断甲亢的重要方法，详见表 17-4。

表 17-4　甲状腺功能的实验室检查

检查项目	正常妇女	孕妇	妊娠合并甲亢
基础代谢率（BMR）/%	<+15	+20~+30	>+30
血清总甲状腺素（FT4）/（nmol·L^{-1}）	64~167	轻度增高	明显增高
血清三碘甲状腺原氨酸（TT4）/（nmol·L^{-1}）	1.8~2.9	轻度增高	明显增高
甲状腺素结合球蛋白（TBG）/（mg·L^{-1}）	13~25	轻度增高	明显增高
血清 FT4/（pmol·L^{-1}）	6.0~11.4	轻度增高	明显增高
血清 FT4/（pmol·L^{-1}）	18~38	轻度增高	明显增高
TSH/（mIU·L^{-1}）	2~20	正常	明显减低

2. 鉴别诊断

需与 Graves 病甲亢相鉴别：Graves 病常伴有眼征，TRAb、TPOAb 等甲状腺自身抗体阳性。既往有 Graves 病甲亢病史的孕妇，诊断并不困难，而妊娠期首次发生 Graves 病甲亢的诊断比较困难，此病也会出现与代谢亢进相似的临床表现，可出现甲状腺弥漫性肿大、突眼及手震颤等症状。孕妇血清 TSH 小于 0.1 mIU/L、FT$_4$ 大于参考值范围上限，如果排除妊娠期 SGH 可诊断 Graves 病甲亢。自身抗体阳性是主要鉴别要点，TRAb 增高是 Graves 病活动的主要标志。另外，腹部超声检查可以排除其他原因，比如多胎及滋养细胞疾病等。

（四）治疗

妊娠期甲亢控制不良时会导致妊娠期高血压疾病、早产、低出生体重儿、胎儿宫内生长受限、死产、甲状腺危象及充血性心力衰竭。甲亢患者在备孕前应达到甲状腺功能正常的稳定状态。碘 131（^{131}I）对胎儿有影响，在治疗后至少 6 个月方可妊娠。

妊娠期过多的甲状腺激素会导致子代出现惊厥以及神经行为功能紊乱。目前治疗妊娠期甲亢最常见药物是丙基硫氧嘧啶（PTU）和甲巯咪唑（MMI）。推荐使用初始剂量分别为 PTU 50~150 mg/d，MMI 10~40 mg/d，治疗目标需维持 FT$_4$ 水平轻度升高或者在正常高限水平，不考虑 TSH 水平。MMI 和 PTU 的对应剂量大致为 1∶20（即 5 mg MMI 对应 100 mg PTU）。MMI 和 PTU 均可通过胎盘影响胎儿的甲状腺功能。即使母体甲状腺功能正常，胎儿亦有可能因过度治疗而甲减。因此在治疗妊娠期甲亢时，尽量保证抗甲状腺药物的最低有效剂量，并且每隔 2-4 周监测 FT$_4$/TT$_4$ 及 TSH 值，以保证血清 FT$_4$/TT$_4$ 仅轻微高于参考值范围，以及调整 ATD 用量。在使用 ATD 治疗前应当定期监测肝功能、血常规及用药后常规药物的不良反应。在控制严重甲亢高代谢症状时，可以选用 β 肾上腺素受体阻滞剂，如普萘洛尔 20~30 mg/d，每 6~8 小时服用。β 肾上腺素受体阻滞剂长期使用，与胎儿生长受限、胎儿心动过缓和新生儿低血糖症相关，因此使用时应权衡利弊，且避免长期使用。而对于妊娠期甲亢综合征患者，由于没有明显证据表明与不良妊娠结局相关，因此不主张使用 ATD 治疗，以对症支持治疗为主，可考虑用 β 肾上腺素受体阻滞剂。

当妊娠期甲亢综合征与 Graves 病鉴别困难时，可在患者充分知情同意并密切监测的情况下短期试用 ATD 治疗。目前不推荐 ATD 与左旋甲状腺素联合用药，因为该治疗方案会增加 ATD 的治疗剂量，可能导致胎儿出现甲减。

甲亢患者妊娠期：应加强监护，产科与内分泌科医生共同监测与治疗。分娩期：原则上选择阴道试产，注意产后出血及甲亢危象，预防并发症的发生。对于产时接受抗甲状腺药物治疗的孕妇，由于 PTU 和 MMI 可通过胎盘进入胎儿体内，因此可导致新生儿甲减。在这种情况下，新生儿会通过自身代谢排除体内残留的 MMI 和 PTU，一般需要 3~5 天使甲状腺功能恢复正常。产后哺乳：使用抗甲状腺药物，甲硫咪唑是哺乳期首选药物。

（五）预防

对于甲状腺疾病的高危人群，应该积极做甲状腺功能筛查，做到甲状腺疾病的早诊早治，将预防孕产期甲状腺疾病的关口前移至备孕期。孕期需严密监测孕妇甲状腺功能情况，及时发现异常，及时调整用药，减少胎儿甲亢的发生，新生儿甲亢需进行及时有效的 ATD 治疗。

二、妊娠合并甲状腺功能减退

甲状腺功能减退，简称甲减，是由于甲状腺激素合成和分泌减少或组织作用减弱导致的全身代谢减低的内分泌疾病，可分为临床甲减和亚临床甲减。甲减会增加育龄女性不孕不育的风险。孕产期甲减如果没有得到有效的治疗，会增加妊娠期高血压疾病、流产、早产、低出生体重儿甚至死胎的发生风险，并危害后代的神经、智力发育。孕产期亚临床甲减也会增加其胎儿流产、死亡、畸形、生长受限、先天性缺陷与智力发育迟缓的发生率等不良妊娠结局。

孕期临床甲状腺功能减退症患病率为 0.3%~1.0%，亚临床甲减患病率为 4.0%~17.8%，甲状腺毒症患病率约 1.0%、甲状腺过氧化物酶抗体（TPOAb）或甲状腺球蛋白抗体（TgAb）阳性率为 2.0%~17.0%，甲状腺结节患病率为 3.0%~21.0%，产后甲状腺炎（PPT）患病率为 1.1%~16.7%。

（一）病因

在碘充足地区，自身免疫性甲状腺炎是引起临床甲减最常见的原因，其次为甲状腺切除术和 [131]I 治疗。与甲减不同的是，在碘充足地区，亚临床甲减妊娠妇女甲状腺自身抗体（TPOAb 或 TgAb）的阳性率仅为 28%。碘过量和碘超足量可能是引起 SCH 最主要的原因，这主要是因为慢性碘过量导致了血清 TSH 水平普遍升高。

（二）妊娠期甲状腺激素生理变化

为了满足正常妊娠期间增加的代谢需求，甲状腺生理会发生改变，从而改变甲状腺功能的检查结果。主要改变如下。

1. 血清甲状腺素结合球蛋白（TBG）增加

在妊娠期间，雌激素会增加 TBG 的产生和 TBG 的唾液酸化程度，而后者会减少 TBG 的清除，最终使血清 TBG 浓度几乎翻倍。在此期间，为了保持足够的游离甲状腺激素浓度，甲状腺就必须增加 T_4 和 T_3 的生成。TBG 过量导致血清 TT_4 和 TT_3 浓度均增加，但 FT_4 和 FT_3 的浓度不会增加。TT_4 和 TT3 浓度在妊娠期的前半段升高约 50%，大约在妊娠 20 周时进入平台期，机体此时达到新的稳态，甲状腺激素的总体生成速率恢复到妊娠前水平。

2. 人绒毛膜促性腺激素刺激促甲状腺素受体

hCG 和 TSH 都属于糖蛋白激素家族，具有一个共同的 α-亚基和一个独特的 β-亚基，而 hCG 和 TSH 的 β-亚基同源性很高。因此，hCG 有微弱的甲状腺刺激活性。血清 hCG 浓度在受精后迅速增加，并在 10~12 周达到峰值。在 hCG 的峰值期间，血清 FT_4 和 FT_3 浓度升高。血清 FT_4 和 FT_3 浓度略有升高，通常仍在正常范围内，而血清 TSH 浓度适当降低。

甲状腺生理会在正常妊娠期发生改变，并且 TSH 参考范围上限存在明显的人群差异，因此在解读甲状腺功能检查结果时，应使用人群—妊娠期特异性 TSH 参考值及测定方法特异性作为妊娠期特异性血清 FT_4 参考值。①若实验室不能提供人群—妊娠期特异性 TSH 参考值，则可使用的参考范围上限大约为 4.0 mIU/L。②试剂盒应标明妊娠期特异性 FT_4 参考值。若没有妊娠期特异性 FT_4 参考值（尤其是 FT_4 值与血清 TSH 值不一致时），则在中期妊娠和晚期妊娠时测定 FT_4 水平。妊娠较晚期女性的 TT_4 水平大约为非妊娠女性的 1.5 倍。

在 TSH 水平升高的妊娠女性中，30%-60% 的甲状腺过氧化物酶（TPO）抗体水平升高。亚临床甲减且 TPO 抗体阳性者的妊娠期并发症风险高于 TPO 抗体阴性者。

（三）临床表现

主要有全身疲乏、困倦、记忆力减退、食欲减退、声音嘶哑、便秘、言语徐缓、活动迟钝、表情呆滞、头发稀疏、皮肤干燥、体温低等，严重者出现心脏扩大、心包积液、心动过缓、腱反射迟钝等症状和体征。其中部分症状可能被忽视或认为由妊娠引起，因为一些甲减症状与妊娠症状相似，但寒冷耐受不良不是妊娠的正常临床表现。许多患者没有症状。

（四）诊断及鉴别诊断

1. 诊断

妊娠期甲减包括甲减患者妊娠及妊娠期新诊断甲减两类。根据妊娠特异性 TSH 和

FT$_4$参考范围诊断临床甲减和亚临床甲减。对有下列高危因素者建议早期筛查：①有甲亢、甲减病史或目前有甲状腺功能异常的症状或体征；②有甲状腺手术史和（或）^{131}I治疗史或头颈部放射治疗史；③有自身免疫性甲状腺病或甲状腺疾病家族史；④有甲状腺肿；⑤甲状腺自身抗体阳性；⑥有 1 型糖尿病（T1DM）或其他自身免疫病，包括白癜风、肾上腺功能减退症、甲状旁腺功能减退症、萎缩性胃炎、恶性贫血、系统性硬化症、系统性红斑狼疮、干燥综合征等；⑦有流产史、早产史、不孕史；⑧多次妊娠史（≥2 次）；⑨BMI>40 kg/m²；⑩年龄>30 岁；⑪服用胺碘酮或锂制剂，或近期碘造影剂暴露；⑫有中、重度碘缺乏地区居住史。

临床甲减：TSH 高于妊娠期参考值上限，FT$_4$低于妊娠期参考范围下限，结合症状可诊断。

亚临床甲减：TSH 高于妊娠期参考值的上限，FT$_4$正常。

2. 鉴别诊断

单纯低 T$_4$血症：TSH 正常，仅 FT$_4$降低。垂体或下丘脑疾病导致中枢性甲减者的妊-娠期 TSH 浓度不会升高孕产期常见甲状腺疾病的定义和诊断标准详见表 17-5。

表 17-5　孕产期常见甲状腺疾病相关定义和诊断标准

疾病名称	定义	孕产期诊断标准
自身免疫性甲状腺炎	以自身免疫紊乱为病因的一组甲状腺疾病。以甲状腺内淋巴细胞浸润和血液中可以检测到多种甲状腺自身抗体为特征	TPOAb 或 TgAb 超过试剂盒提供的参考范围上限
临床甲减	由多种原因引起的甲状腺激素合成、分泌或生物效应不足所致的一组临床综合征	TSH>参考范围上限（或妊娠早期 4.0 mU/L），且 FT$_4$<参考范围下限
亚临床甲减	轻度的甲减。TSH 升高，但是 FT$_4$正常	TSH>参考范围上限（或妊娠早期 4.0 mIU/L），且 FT$_4$在正常范围。
TSH 正常高值	备孕期和孕产期妇女特有的一种甲状腺功能状况	2.5 mIU/L≤TSH<参考范围上限（或妊娠早期 4.0 mIU/L），且 FT$_4$在正常范围
妊娠一过性甲状腺毒症	孕期胎盘分泌高水平的 hCG，刺激甲状腺激素合成和分泌所致，常在妊娠 14~18 周自行缓解	妊娠早期 TSH<参考范围下限（或<0.1 mIU/L），FT$_4$或 FT$_3$正常或升高，排除 Graves 病甲亢等后，诊断 GTT
甲亢	各种原因导致甲状腺合成分泌甲状腺激素过多，机体出现一系列高代谢症候群和交感神经兴奋的临床表现	TSH<参考范围下限（或妊娠早期<0.1 mIU/L），FT$_4$或 FT$_3$>参考范围上限

续表

疾病名称	定义	孕产期诊断标准
亚临床甲亢	各种原因导致的血清 TSH 降低，FT_3 和 FT_4 水平正常	TSH<参考范围下限（或妊娠早期<0.1 mIU/L），且 FT_4 和 FT_3 正常
低甲状腺素血症	一种甲状腺功能异常状态，FT_4 下降，TSH 正常	FT_4<参考范围下限，且 TSH 正常
甲状腺结节	甲状腺细胞在局部异常生长所引起的散在病变，分为良性和恶性两种	甲状腺超声可确定甲状腺结节是否存在，并作出甲状腺影像报告和数据系统（TI-RADS）分类评估
甲状腺癌	来源于甲状腺滤泡上皮、滤泡旁细胞等甲状腺组织的恶性肿瘤	主要依靠组织病理诊断。甲状腺结节细针抽吸活检是术前评估甲状腺结节良恶性首选的病理诊断方法。
碘缺乏病	机体因缺碘而引起的一系列临床表现和功能障碍	WHO 根据尿碘浓度（UIC）评估：备孕期碘缺乏，UIC<100 µg/L。孕产期①碘缺乏，UIC<150 µg/L；②轻度碘缺乏，UIC 100~150 µg/L；③中重度碘缺乏，UIC<100 µg/L

注：来源于中华医学会内分泌学会、中华预防医学会妇女保健分会《孕产期甲状腺疾病防治管理指南》。

（五）治疗

治疗的目的是将血清 TSH 和甲状腺激素水平恢复到正常范围，降低围产期不良结局的发生率。主要治疗药物为左旋甲状腺素（L-T4）。妊娠期母体与胎儿对甲状腺激素的需求量从妊娠第 6 周开始增加，直到孕 20 周达到平衡状态。而临床甲减的患者，由于甲状腺功能衰竭，hCG 不能刺激甲状腺激素的合成分泌，也不能补充结合型 T_4 的消耗。所以，需要外源增加左旋甲状腺素的剂量以满足妊娠期对甲状腺激素的需求。

既往诊断为临床甲减的女性如果计划妊娠，需要通过左旋甲状腺素干预将 TSH 和 FT4 恢复至正常水平再妊娠。孕前血清 TSH 的控制目标为<2.5 mIU/L，妊娠期甲减 TSH 控制目标是在妊娠期特异性参考范围下的 1/2 或者在 2.5 mIU/L 以下，要根据 TSH 目标调整左旋甲状腺素剂量。一旦确定妊娠，要及时就诊，检测甲状腺功能和抗体，甲状腺功能应于妊娠 28 周前每 4 周监测 1 次，妊娠 28~32 周至少监测 1 次，根据甲状腺功能调整用药量，使 TSH 水平于妊娠早期、中期、晚期分别控制在 0.1~2.5 mIU/L、0.2~3.0 mIU/L、0.3~3.0 mIU/L。合并心脏疾病者，要根据患者的耐受程度增加剂量。

对于单纯亚临床甲减孕妇是否需要治疗，目前尚无一致意见。2017年美国甲状腺协会推荐如下：①对以下人群推荐使用左旋甲状腺素，亚临床甲减合并TPOAb阳性；TSH>10 mIU/L，TPOAb阴性。②对以下人群不推荐使用左旋甲状腺素，TPOAb阴性，TSH正常（TSH在妊娠期特异参考范围内，或者无参考范围时<4 mIU/L）。

对于单纯低T_4血症患者目前不推荐左旋甲状腺素治疗。

分娩后，左旋甲状腺素应减至孕前的剂量，产后6周需要再进行甲状腺功能检测。

同时孕期需加强营养指导，动态监测胎儿宫内发育情况；加强孕期和分娩期胎儿的监护，及时发现胎儿窘迫；除外其他产科因素应鼓励阴道试产，注意预防产后出血及产褥感染。

新生儿出生后应检查甲状腺功能，孕妇血中TGAb和TPOAb均可通过胎盘，导致胎儿甲减，影响胎儿发育。大多数甲减患儿症状轻微，T_4及TSH的测定是目前筛选检查甲减的主要方法。新生儿出现T_4降低、TSH水平升高时，则可确诊为新生儿甲减。新生儿一般需维持2~3年甲减治疗。

孕产期甲状腺疾病筛查诊治流程如图17-3。

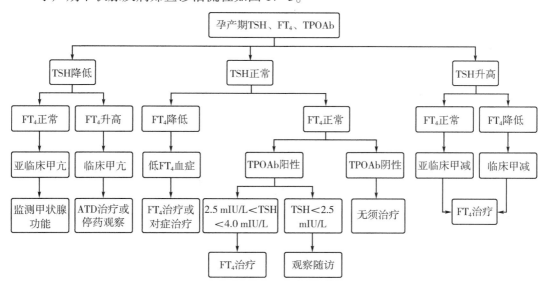

图17-3　孕产期甲状腺疾病筛查诊治流程

（六）预防

甲减会对妊娠结局产生不良影响，并有可能降低后代的智力水平。在妊娠早期，积极给予左旋甲状腺素干预有潜在益处，能够降低流产率并改善后代智力水平。

（王娟）

第三节　胰岛素抵抗及糖尿病

胰岛素抵抗是胰岛素敏感性降低和（或）胰岛素反应性下降的状态，是 T2DM、非酒精性脂肪性肝病、动脉粥样硬化性心血管疾病（ASCVD）等慢性代谢相关性疾病和一些少见病、罕见病的病理生理学基础。

糖尿病（DM）是一组代谢性疾病，是由于胰岛素分泌受损、胰岛素作用缺陷而导致的高血糖，胰岛素分泌受损和胰岛素作用缺陷经常同时存在于同一患者，通常不清楚哪种异常是高血糖的主要原因。多器官的损伤、功能障碍和衰竭与长期的高血糖状态有关，尤其是眼睛、肾脏、神经、心脏和血管；病情严重或应激时可发生急性严重代谢紊乱，如糖尿病酮症酸中毒（DKA）、高渗高血糖综合征（HHS）。

一、病因

胰岛素抵抗的病因包括遗传因素和获得性因素两方面。遗传因素包括基因突变、染色体异常及某些遗传易感性。突变胰岛素综合征是一种特殊的遗传性胰岛素抵抗，系胰岛素基因突变所致，该病存在内源性胰岛素抵抗，但对正常的外源性胰岛素并无抵抗。获得性因素是诱发胰岛素抵抗的主要原因，包括增龄、肥胖、脂肪组织发育不良、骨骼肌量减少、运动不足、营养失衡、环境污染物、微量营养素缺乏、昼夜节律紊乱、精神应激、药物应用（包括糖皮质激素、抗精神病药物等）、高胰岛素血症及高血糖等。此外，胰岛素或胰岛素受体的自身抗体亦能引起严重的胰岛素抵抗。肥胖是目前胰岛素抵抗最常见的原因。国人由于脂肪分布的特点（易出现内脏肥胖），在相同的体重指数下较西方人群更易出现胰岛素抵抗。

DM 的病因和发病机制极为复杂，至今未完全阐明。不同类型的病因不尽相同，即使在同一类型中也存在异质性。总的来说，遗传因素及环境因素共同参与其发病。

二、临床表现

（一）代谢紊乱综合征

各种类型 DM 的代谢紊乱表现基本相同，但不同类型不同个体间的临床表现相差很大，有的患者无任何自觉症状，仅在常规体检时发现高血糖。极度口渴和（或）饥饿、疲劳、经常需要小便、异常体重下降、视物模糊、手脚刺痛或麻木、频繁感染、伤口愈合缓慢是 DM 慢性代谢紊乱的常见症状。急性代谢紊乱常指 DKA 和 HHS（两者统称高血糖危象），在严重时发生。非急性代谢紊乱但空腹血糖>16.6 mmol/L 或最高血糖>19.3 mmol/L，常被称为严重高血糖，处理不当会发生高血糖危象。

（二）常见类型 DM 的临床特点

1. T1DM

T1DM 被称为胰岛素依赖性糖尿病或青少年糖尿病，是由细胞介导的自身免疫破坏引起的。患者在患有 T1DM 时通常不会肥胖，此病还容易患其他自身免疫性疾病，如桥本甲状腺炎、Graves 病、乳糜泻、Addison 病、白癜风、自身免疫性肝炎、重症肌无力和恶性贫血。T1DM 患者通常表现为 DM 急性症状和血糖水平显著升高，40%~60%的患者被诊断为危及生命的 DKA。T1DM 患者的胰岛素分泌绝对缺乏，通常可以通过胰岛中发生自身免疫病理过程的血清学证据和遗传标记来识别。

2. T2DM

T2DM 又称非胰岛素依赖型糖尿病，通常在 30 岁以后发病，大多数患者现在或曾经肥胖；通常与 DKA 无关。虽然有时可能需要胰岛素的治疗，但胰岛素并不是该类型的必须用药。相较于 T1DM，T2DM 的患病率更高，是由于对胰岛素作用的抵抗和胰岛素分泌补偿反应不足，在确诊 DM 之前，高血糖程度足以导致各种靶组织的病理和功能性变化，但可在很长一段时间内没有临床症状。患 T2DM 的风险随着年龄、肥胖和缺乏体育活动而增加。它更常见于既往患有妊娠期糖尿病（GDM）或多囊卵巢综合征的女性，它在高血压或血脂异常患者中也很常见，与一级亲属的遗传易感性或家族史有关（比 T1DM 更常见）。DKA 在 T2DM 中很少自发发生，它通常与另一种疾病同时出现，如感染、心肌梗死，或与某些药物（如皮质类固醇、非典型抗精神病药物和钠—葡萄糖协同转运蛋白 2 抑制剂等）的使用有关。因为高血糖是逐渐发展的，T2DM 在早期阶段通常因不够严重，患者经常患病多年未被诊断。

3. GDM

一般表现较轻微（如无症状轻度血糖升高），通常是在妊娠中、晚期出现，但该类型 DM 具有特殊的临床意义，它与围产期母婴死亡率及胎儿流产率的显著增加有关。早期发现、饮食控制和胰岛素的积极治疗及适当的产科管理可以预防许多 GDM 相关的围产期发病率和死亡率。GDM 患者妊娠结束后血糖多可恢复正常，但以后罹患 DM 的风险增加，故建议在产后 4~12 周完善 DM 筛查，并长期随访。

（三）糖尿病慢性并发症的临床表现

糖尿病慢性并发症可累及人体各重要器官，可单独出现，也可以不同组合先后或同时出现。

1. 微血管病变

微循环障碍、微血管瘤形成及微血管基底膜增厚是糖尿病微血管病变的特征性改变。糖尿病肾病、神经病变和视网膜病变（DR）是慢性高血糖通过多种机制诱导的主要微血管并发症。

2. ASCVD

动脉粥样硬化的易患因素，如高血压、血脂异常、肥胖等，在 DM（尤其是 T2DM）患者中的发生率较高，且发病更早、病情进展更快。动脉粥样硬化主要侵犯主动脉、冠状动脉、脑动脉、肾动脉、肢体动脉等，导致冠心病、缺血性或出血性脑血管病、肾动脉以及肢体动脉硬化等。

3. 糖尿病神经病变

糖尿病神经病变是一种非常普遍的疾病，可使患者肢体不稳增加跌倒风险，引起疼痛和降低生活质量等。

（1）糖尿病多发性神经病变：糖尿病多发性神经病变的症状包括麻木、刺痛、疼痛、虚弱和不稳定，从远端（脚趾）开始，向近端（手指）扩散，在下肢症状到达膝盖时蔓延到上肢指端，表现为"袜子和手套"分布。在糖尿病神经病变的早期或被诊断为糖尿病前期时，患者通常在休息时会出现更严重的远端疼痛症状，如灼热、刺痛、冻痛。通常，患者会出现异常性疼痛（对无害刺激的疼痛感）和痛觉过敏（对疼痛刺激的敏感性增加）。糖尿病多发性神经病变可继发于 DM 的其他弥漫性神经病变。

（2）糖尿病单一神经病变：DM 患者单一神经病变的患病风险增加，这可能是继发于压迫或缺血，最常受累神经是动眼神经和正中神经。血糖控制不佳会增加神经病变的风险，同时 DM 的治疗也会导致神经病变。治疗引起的神经病变表现为急性疼痛或自主神经受累，通常发生在患者使用了胰岛素之后，但也可能发生在任何快速降低血糖的处理后。疼痛和自主神经功能受累的症状可以随着时间的推移而明显改善。

（3）糖尿病自主神经病变：是一种小纤维神经病变，在 DM 患者中也很常见，且出现较早。症状包括胃轻瘫、便秘、尿潴留、勃起功能障碍和心律失常等。心脏自主神经病变表现为静息时心动过快、直立性低血压。伴 DM 心肌病变者常出现顽固性充血性心力衰竭、心脏扩大或心源性猝死。并发冠心病的患者心肌梗死发生率高。另外，患有自主神经病变的患者的死亡风险是无自主神经病变患者的两倍。

4. 感染

DM 容易并发各种感染，血糖控制差者更易发生也更严重。尿路、呼吸道和皮肤感染是 DM 患者常见的感染。肾盂肾炎和膀胱炎多见于女性病人，容易反复发作，严重者可发生肾及肾周脓肿、肾乳头坏死。DM 合并肺结核的发生率显著增高，病灶多呈渗出干酪性，易播散，且影像学表现多不典型，易致漏诊或误诊。疖、痈等皮肤化脓性感染可反复发生，有时可引起脓毒血症。皮肤真菌感染如足癣、体癣也常见。感染也是 DKA 最常见的诱因。

5. 其他较常见的临床表现

如糖尿病足，可出现皮肤溃疡、坏死，骨髓炎等。这些患者常有相应的神经、血管病变，严重时出现足部坏疽。眼部除 DR 外，还有白内障、屈光改变、虹膜睫状体炎、青光眼、黄斑病变及视神经病变等并发症。

（四）常见伴发病

肥胖、高血压、血脂异常较多，常见的还有脂肪肝、胆石症、高尿酸血症、阻塞性睡眠呼吸暂停、认知功能障碍、精神与心理障碍、牙周疾病、肿瘤、慢性骨关节病、骨质疏松症与骨折等。

三、诊断及鉴别诊断

（一）诊断

目前的数据表明，约 1/4 的 DM 患者不知道自己患病。DM 有一个相当长的无症状阶段，在此期间，一些患者会出现早期疾病并发症，如 DR 或微量白蛋白尿。因此，建议对于 ≥45 岁及 45 岁以下有 DM 危险因素的人，每三年进行一次筛查。

1. 胰岛素抵抗的诊断标准

一般胰岛素抵抗的空腹胰岛素水平为 20~70 mU/L（1 mU/L=6.00 pmol/L），口服葡萄糖耐量试验（OGTT）胰岛素峰值为 150~350 mU/L，胰岛素剂量为 1~2 U/（kg·d），日胰岛素总量<200 U；严重胰岛素抵抗的空腹胰岛素水平>70 mU/L，OGTT 胰岛素峰值>350 mU/L，胰岛素剂量为 2~3 U/（kg·d），日胰岛素总量为 200~300 U；极度胰岛素抵抗的空腹胰岛素水平>70 mU/L，OGTT 胰岛素峰值>350 mU/L，胰岛素剂量>3 U/（kg·d），日胰岛素总量>300 U。空腹血胰岛素>30 mU/L 可以作为遗传性胰岛素抵抗综合征和 B 型胰岛素抵抗综合征的诊断依据之一。

2. DM 的诊断标准

依据静脉血浆葡萄糖（不是毛细血管血糖）测定结果诊断 DM。糖代谢状态分类标准和 DM 诊断标准见表 17-6 和表 17-7。

表 17-6　糖代谢状态分类标准（WHO 1999 年）

糖代谢状态	静脉血浆葡萄糖/（mmol·L⁻¹）	
	空腹血糖	OGTT 2 小时血糖
正常血糖	<6.1	<7.8
空腹血糖受损	≥6.1，<7.0	<7.8
糖耐量受损	<7.0	≥7.8，<11.1
DM	≥7.0	≥11.1

注：空腹血糖受损和糖耐量受损统称为糖耐量受损，也称糖尿病前期；空腹血糖正常参考范围下限通常为 3.9 mmol/L。

表 17-7 糖尿病的诊断标准

诊断标准	静脉血浆葡萄糖或 HbA1c 水平
典型糖尿病症状	
加上随机血糖	≥11.1 mmol/L
或加上空腹血糖	≥7.0 mmol/L
或加上 OGTT 2h 血糖	≥11.1 mmol/L
或加上 HbA1C	≥6.5%
无糖尿病典型症状者,需改日复查确认	—

注:HbA1c:糖化血红蛋白。典型 DM 状包括烦渴多饮、多尿、多食、不明原因体重下降。随机血糖指不考虑上次用餐时间,任意时间的血糖,不能用来诊断空腹血糖受损或糖耐量受损;空腹状态指至少 8 小时没有进食。

2011 年 WHO 建议在条件具备的国家和地区采用 HbA1c 诊断 DM,诊断切点为 HbA1c≥6.5%。急性感染、创伤或其他应激情况下可出现暂时性血糖升高,不能以此时的血糖值诊断 DM,须在应激消除后复查,再确定糖代谢状态。在上述情况下检测 HbA1c 有助于鉴别应激性高血糖和 DM。

(二)鉴别诊断

1. 与继发性和特异型 DM 的鉴别

在 DM 的鉴别诊断中,首先应排除继发性和特异型 DM:①弥漫性胰腺病变致 β 细胞广泛破坏或大部分胰腺切除引起的胰源性 DM;②肝脏疾病所致的肝源性 DM;③因内分泌疾病(甲亢、Cushing 综合征、肢端肥大症、胰高血糖素瘤、嗜铬细胞瘤、生长抑素瘤)抑制胰岛素分泌或拮抗胰岛素外周作用(如生长抑素瘤、醛固酮瘤)而并发的 DM;④药物所致的 DM,其中以长期使用超生理量糖皮质激素(类固醇性糖尿病)多见;⑤各种应激和急性疾病伴随的高血糖症(应激性高血糖症)。

2. T1DM 与 T2DM 的鉴别

T1DM 与 T2DM 的鉴别见表 17-8。

表 17-8 T1DM 与 T2DM 的鉴别

	T1DM	T2DM
起病年龄	多<25 岁	多>40 岁
起病方式	多急剧,少数缓起	缓慢而隐袭
起病时体重	多正常或消瘦	多超重或肥胖
"三多一少"症状	常典型	不典型,或无症状

续表

	T1DM	T2DM
急性代谢紊乱	酮症倾向大，易发生 DKA	酮症倾向小，老年患者易发生 HHS
慢性并发症		
肾病	30%~40%，儿童青少年患者主要死因	20%左右
心血管病	儿童及青少年患者较少	较多，主要死因
脑血管病	儿童及青少年患者较少	较多，主要死因
胰岛素及 C-肽释放试验	低下或缺乏	峰值延迟或不足
胰岛素治疗及反应	依赖外源性胰岛素生存，对胰岛素敏感	生存不依赖胰岛素，应用时对胰岛素抵抗

四、治疗

（一）胰岛素抵抗

治疗包括 3 个方面：生活方式干预、药物治疗和代谢手术。生活方式干预包括健康饮食、增加运动、消除应激、戒烟、限酒、正常睡眠、补充矿物质和微量元素等，是最常用、最基本的管理措施，适用于所有人，贯穿于整个管理过程。药物治疗只适合部分人群。药物治疗改善胰岛素抵抗的机制有三个方面：直接作用（部分药物有直接改善胰岛素抵抗的作用）；通过控制高血糖间接改善胰岛素抵抗；通过减重间接改善胰岛素抵抗。目前用于胰岛素抵抗治疗的药物适应证多数为 T2DM，因此药物治疗通常适用于有 T2DM 的胰岛素抵抗者。对于肥胖但没有 DM 的胰岛素抵抗患者，如生活方式干预不能有效改善肥胖和胰岛素抵抗，也可考虑使用减重药物。代谢手术主要用于生活方式干预和药物治疗均不能获得满意效果的较严重肥胖者。胰岛素抵抗可能会随着体重减轻、运动和/或高血糖药物治疗而改善，但很少恢复正常。

（二）DM

DM 的治疗应遵循长期综合管理的原则，包括控制高血糖、肥胖、血脂异常、高血压、高凝状态等多重危险因素，在生活方式干预的基础上进行必要的药物治疗，以提高 DM 患者的生存质量和延长预期寿命。综合控制目标见表 17-9。

表 17-9　中国 T2DM 综合控制目标

主要指标	控制目标值
毛细血管血糖/（mmol·L^{-1}）	
空腹	4.4~7.0

续表

主要指标	控制目标值
餐后	<10.0
HbA1C/%	<7.0
血压/（mmHg）	<130/80
总胆固醇/（mmol·L^{-1}）	<4.5
高密度脂蛋白/（mmol·L^{-1}）	
男性	>1.0
女性	>1.3
甘油三酯/（mmol·L^{-1}）	<1.7
低密度脂蛋白/（mmol·L^{-1}）	
未合并 ASCVD	<2.6
合并 ASCVD	<1.8
体重指数/（kg·m^{-2}）	<24.0

DM 的一线治疗药物首选二甲双胍。在超重 20% 的患者中，尽管血糖控制水平相同，但二甲双胍在降低死亡率方面优于磺脲类药物和胰岛素。与胰岛素或磺脲类药物相比，二甲双胍更不易造成低血糖和体重的增加。但严重肾功能不全（肾小球滤过率<30 mL/min）、有症状的心力衰竭或严重肝病患者不应使用二甲双胍。由于存在乳酸酸中毒的风险，在进行静脉造影之前必须停止使用二甲双胍。如果二甲双胍有禁忌证或不耐受，则应根据患者对潜在副作用、疗效和成本的偏好来另外选择降糖药物，如胰岛素促泌剂（格列奈类和磺脲类）、噻唑烷二酮类（TZDs，如曲格列酮、罗格列酮等）、α-糖苷酶抑制剂（如阿卡波糖、伏格列波糖等）、胰高糖素样肽 1 受体激动剂（GLP-1RA，如度拉糖肽、利拉鲁肽等）、二肽基肽酶Ⅳ抑制剂（DDP-4i）、钠—葡萄糖共转运蛋白 2 抑制剂（SGLT2i）等。

大多数糖尿病患者的血糖控制随着时间的推移而恶化，需要多种药物来维持控制。增加现有口服药物的剂量通常是第一步，但剂量增加的反应有限，尤其是二甲双胍和磺脲类药物。因此，患者通常需要添加第二种口服制剂。

无法通过口服药物（无论是单独用药还是联合用药）实现血糖控制目标的患者应选择胰岛素治疗，有严重症状的人需快速降低血糖。在诊断时 HbA1c 水平显著升高的人应尽早开始使用胰岛素治疗，这有益于延长 β 细胞功能。胰岛素治疗的主要风险是低血糖和体重增加，这一点需提醒患者注意，并使其认识和治疗低血糖症。在开始胰岛素治疗时，大多数患者可以每天注射一次。没有低血糖症的患者通常可以在睡前单次使用中效胰岛素并结合口服药物（如二甲双胍）进行治疗。对于空腹血糖水平正常的患者或低血糖风险较高的患者，甘精胰岛素或地特胰岛素可作为首选，但价格略高。胰岛素的起始剂量为 0.1~0.2 U/kg，在空腹血糖水平正常的情况下，若 HbA1c 水平仍然升高，则可以考虑餐前胰岛素，联合胰岛素和口服药物（如甘精胰岛素与二甲双胍）治疗，并且可以将胰岛素剂量减少到每天睡前一次。DM 的治疗流程见图 17-4。

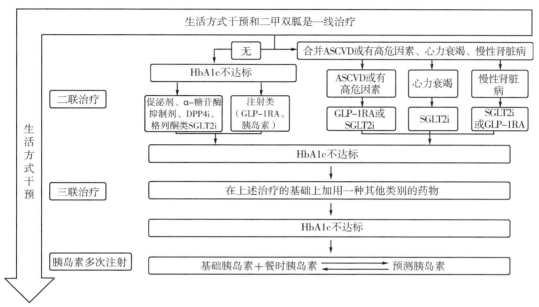

图 17-4　DM 的治疗流程

五、预防

各级政府、卫生部门、社会各界共同参与 DM 的预防、治疗、教育、保健计划。以自身保健管理和社区支持为主要内容，提倡合理膳食，适量运动，防止肥胖。给予 T2DM 高危人群适当的生活方式干预，可有效延缓或预防 T2DM 的发生。T2DM 预防目标及策略见表 17-10。

表 17-10　T2DM 预防目标及策略

	一级预防	二级预防	三级预防
目标	控制 T2DM 的危险因素，预防 T2DM 的发生	早发现、早诊断、早治疗 T2DM 患者；预防并发症	延缓已存在的并发症的进展，降低致残率和死亡率
策略	开展健康教育；倡导合理饮食、适当运动、限盐、戒烟、限酒的健康生活方式	高危人群的 DM 筛查、血糖控制、血压控制、血脂控制及阿司匹林的使用	继续控制血糖、血压及血脂；对已经出现严重 DM 慢性并发症的患者，推荐至相关专科进行治疗

（万晓丽）

第四节　先天性肾上腺皮质增生症

先天性肾上腺皮质增生症（CAH）是一组编码皮质激素合成必需酶的基因突变，致肾上腺皮质类固醇激素合成障碍所引起的疾病，为常染色体隐性遗传病。其主要病因为在皮质醇合成过程中，由酶缺陷引起皮质醇合成不足，继发下丘脑 CRH 和垂体 ACTH 代偿性分泌增加，导致肾上腺皮质增生。肾上腺皮质合成 3 种激素所涉及的酶依次为 20，22 碳裂链酶、17α-羟化酶（CYP17 基因突变引起）、3β-羟类固醇脱氢酶（3β-HSD）、21-羟化酶（CYP21 基因突变引起）、11β-羟化酶（CYP11B 基因突变引起），其中前 3 种酶与 3 种肾上腺皮质激素合成有关；后 2 种酶与皮质醇和醛固酮合成有关，醛固酮合成还需要 18-羟化酶和 18-氧化酶的参与。前述的酶缺陷（活性减低或缺如）均可导致 CAH，但临床表现有所不同，总称为 CAH。各种类型 CAH 的病因、临床表现和生化改变见表 17-11。

表 17-11　各种类型 CAH 的病因、临床表现和生化改变

酶缺乏	亚型	发病率	盐平衡	外生殖器表型	生后男性化	增加的类固醇	降低的类固醇	缺陷酶	染色体定位
21-羟化酶	失盐型	1/14000 75%病例	失盐	正常	有	17-羟孕酮 △4-雄酮	醛固酮 皮质醇	CYP21	6P
	单纯型	25%病例	正常	男性化	有	17-羟孕酮 △4-雄酮	皮质醇	CYP21	6P
	非经典型	0.1%~1%	正常	正常	有	17-羟孕酮 △4-雄酮	－	CYP21	6P
11β-羟化酶	经典型	1/100 000	失盐	正常	有	DOC、11-脱氧皮质醇	醛固酮 皮质醇	CYP11B	8q
	非经典型	常见	正常	正常	有	DOC、11-脱氧皮质醇	－	CYP11B	8q
皮质酮甲基氧化酶II型	失盐型	罕见（除非伊朗犹太人）	婴儿期失盐	正常	无	18-羟皮质酮	醛固酮	CYP18	8q
3β-羟类固醇脱氢酶	经典型	罕见	失盐	轻度男性化	有	DHEA 17-羟孕酮	醛固酮、睾酮、皮质醇	3β-HSD	19
	非经典型	常见	正常	正常	有	DHEA 17-羟孕酮	醛固酮、睾酮、皮质醇	3β-HSD	19

续表

酶缺乏	亚型	发病率	盐平衡	外生殖器表型	生后男性化	增加的类固醇	降低的类固醇	缺陷酶	染色体定位
17α-羟化酶/17,20-裂解酶	—	罕见	失盐	男性外生殖器为幼稚女性型,女性正常	无	DOC、11-脱氧皮质醇	皮质醇、睾酮、DHEA	CYP17A	10
胆固醇碳链酶	脂质增生	罕见	失盐	正常	无	—	所有类型类固醇	胆固醇碳链酶	15

临床上,以 21-羟化酶缺陷症（21-OHD）最常见,占 90% 以上；11β-羟化酶缺陷症次之,占 5%~8%；再次是 3β-HSD 缺陷症,而 17β-羟化酶缺陷症和类固醇激素合成急性调节蛋白（StAR）缺陷症等非常罕见。因此,在本节主要对 21-OHD 进行介绍。

一、病因

21-羟化酶缺陷使孕酮和 17-羟孕酮不能转化为脱氧皮质酮和 11-脱氧皮质醇,造成皮质醇和醛固酮合成障碍,皮质醇减少导致对下丘脑—垂体的负反馈减弱,而致皮质醇前体物（包括 17-羟孕酮、孕烯醇酮、17-孕烯醇酮和孕酮）产生过多,过多前体物转化为肾上腺雄激素（包括 DHEA、△4-雄烯二酮和睾酮）。21-羟化酶（即 CYPc21）的结构基因 *CYPc21B* 和另一个假基因 *CYPc21A*,均位于第 6 号染色体短臂（6p 21.3）,邻近于编码 HLA Ⅲ 类抗原区的人血清补体第 4 成分的两个异形体 *C4B* 和 *C4A* 基因。CYP21 和 CYP21P 各含 10 个外显子,其外显子核甘酸序列中有 98% 相同,内含子 96% 相同。致 21-OHD 的基因突变皆为 CYP21 和 CYP21P 之间各种重组或融合所致。

二、临床表现

典型 CAH 出现在新生儿期,在某些情况下,生殖器官模糊的诊断基于产前超声检查结果。

1. 失盐表现

患有 CAH 的婴儿往往喂养不良,无法恢复出生体重。通常,他们在出生后 10~14 天会出现呕吐、低血压、低钠血症和高钾血症。在实施新生儿筛查之前,患病婴儿通常表现为低钠血症性脱水、高钾血症和休克,常因未能及时诊断导致婴儿死亡。

2. 高雄激素血症

不同年龄表现不一。对于受影响的女孩,最常见的身体检查结果包括阴蒂肥大、大阴唇融合褶皱和单个会阴口。偶尔，在阴蒂逐渐肥大到提示进行医学评估之前，可能无法识别出。严重者出现完全性尿道下裂和双侧未降睾丸等近乎男性的外观表现。患有 CAH 的男性和女性儿童都可能出现性早熟，男孩的阴茎增大，睾丸大小与青春期前相当，女孩可能会患上肢端肥大症。两性均在幼年期开始发生加速的线性生长速度和骨骼成熟度的增加，使成年身高受损。到青春期 CAH 的症状包括多毛症、月经不调、慢性无排卵、痤疮和不孕。其中，多毛症是最常见的表现特征。患有 CAH 的女性可能会出现 HPO 轴功能障碍，类似于 PCOS，由于临床特征相似，可能很难将 CAH 与 PCOS 区分开来。

3. 其他临床表现

皮肤、黏膜色素加深，以乳晕和外阴为甚，部分患儿可无此表现。

三、诊断及鉴别诊断

（一）诊断

对于外生殖器模糊、双侧性腺不可触及或新生儿筛查结果呈阳性的婴儿，应考虑诊断为 CAH。在这些情况下，应紧急获得电解质浓度、血浆肾素活性及 17-OHP、Δ4-雄烯二酮和孕酮的测定，因为未确诊的受影响婴儿在生命的前 2~3 周内低血压、体重减轻和死亡的风险很高。诊断应依据上文临床表现和辅助检查。

辅助检查：17-OHP 升高是 21-OHD 的特异性诊断和治疗监测的主要指标。对于任何年龄组，促肾上腺皮质激素（ACTH）刺激试验都是完成 CAH 评估的必要条件。在采集基础血样后，通过静脉注射或肌内注射给予 0.25 mg 合成 ACTH，在 30 分钟和/或 60 分钟采集第二管血液样本，测量 17-OHP 水平。ACTH 刺激试验后，17-OHP 激发值的大致判断界值为：17-OHP>10 000 ng/dl（300 nmol/L）考虑为典型 21-OHD，1000~10 000 ng/dL（31~300 nmol/L）考虑为非典型 21-OHD（也有其他研究推荐的参考值）；17-OHP<1 666 ng/dL（50 nmol/L）时不支持 21-OHD 的诊断或杂合子携带者，携带者和健康个体间有重叠。除 17-OHP 外，还应测量皮质醇。ACTH 刺激的皮质醇>18 μg/dL 被认为 HPA 轴功能正常。为了区分 21-OHD 与其他类固醇生成障碍，可能需要测定孕酮、17-羟基孕烯醇酮、11-脱氧皮质醇、DHEA、脱氧皮质酮和 Δ4-雄烯二酮等。

在诊断性早熟儿童 CAH 时，还应行骨龄 X 射线（左手 X 射线）检测，以评估骨骼成熟情况。对于育龄期女性，在卵泡期采集的清晨血样中的 17-OHP 含量，若>170 ng/mL（5.1 nmol/L），则考虑 CAH；应避免在黄体期评估 17-OHP，因为黄体的孕激素活性可能导致假阳性结果。建议对男性化女婴进行染色体分析和盆腔超声检查，以确认 XX 染色体组型和子宫的存在。

（二）鉴别诊断

1. 11β-羟化酶缺乏症

11β-羟化酶缺乏症占 CAH 的 5%~8%；11β-羟化酶缺乏引起的 CAH 是由 *CYP11B1* 基因突变引起的。CYP11B1 在 ACTH 调节下，在束状带中发挥作用，将 11-脱氧皮质醇转化为皮质醇，将 DOC 转化为皮质酮。在正常情况下，肾上腺束状带中 *CYP11B1* 基因转录产生的皮质酮和 DOC 很少，但 DOC 水平在 ACTH 的影响下会急剧升高。DOC 是一种弱的盐皮质激素，升高的 DOC 抑制肾素—血管紧张素系统，导致细胞外液量扩张、高血压、低血浆肾素活性和低醛固酮水平，但产生醛固酮的功能仍然存在。这些影响可能不会发生在新生儿时期，因为在出生前几个月存在盐皮质激素抵抗。临床上，患者出现类似 21-OHD 的症状，有雄激素过量的征象，但也有高血压而不是盐损失的表现，易与 21-OHD 鉴别。

2. 3β-HSD 缺乏症

3β-HSD 存在于两种亚型中，1 型（3β-HSD1）和 2 型（3β-HSD2），分别由 *HSD3B1* 和 *HSD3B2* 编码。*HSD3B2* 在肾上腺和性腺中高表达，而 *HSD3B1* 在胎盘和外周组织中表达。3β-HSD2 受损导致醛固酮、皮质醇和 Δ4-雄烯二酮减少，随后肾素、ACTH 和 DHEA 增加。DHEA 可通过肾上腺外 3β-HSD1 转化为睾酮。婴儿期出现耗盐性肾上腺危象，可鉴别 21-OHD。

四、治疗

（一）糖皮质激素替代治疗

为各种类型 CAH 共同的主要疗法。给予适量的外源性糖皮质激素既可替代内源性糖皮质激素的不足，又可反馈抑制 ACTH 过度分泌，从而减少各种前体物质的过多分泌和肾上腺皮质增生，达到改善症状的目的。氢化可的松是婴儿、儿童和青少年首选的糖皮质激素替代品。常用剂量范围为 6~15 mg/（m^2·d）。泼尼松和地塞米松的半衰期更长，因此需要较少的给药频率，这些药物也可以用于成年患者。一些成年患者在睡前使用氢化可的松和小剂量泼尼松或地塞米松的组合可以较好地控制本病。使用糖皮质激素替代治疗时需监测评估 Δ4-雄烯二酮和睾酮的浓度是否适合年龄和性别。替代治疗剂量不应基于 17-OHP 浓度，因为 17-OHP 与黄体酮浓度的正常化通常表明糖皮质激素替代治疗过度。脱氢表雄酮硫酸酯（DHEAS）浓度在治疗过程中很容易受到抑制，不能用于评估替代性糖皮质激素治疗的充分性。

（二）盐皮质激素替代治疗

对于伴有失盐表现的 CAH 者，在补充糖皮质激素的同时还需要适量的盐皮质激素替代治疗。盐皮质激素替代包括用 9α-氟氢可的松治疗，目标是使血浆肾素活性在该年龄的正常限度内。常用剂量，婴幼儿为 0.05~0.15 mg/d，年长儿和成人为 0.15~0.30 mg/d。

刚出生几个月的婴儿由于低盐饮食、短暂的假性醛固酮减少症和未发育成熟的肾脏，通常需要更高的盐皮质激素替代剂量。在盐皮质激素替代治疗的过程中需监测血压以避免高血压，血浆肾素活性是评估盐皮质激素替代治疗是否充分的有用指标。绝大多数失盐型 CAH 患者在成年后可停止盐皮质激素的替代治疗。

在确认诊断为典型的盐丢失或简单的 21-OHD 男性化后，需要开始糖皮质激素和盐皮质激素替代治疗。对于儿童和青少年，治疗目标包括恢复正常的线性生长速度、正常的骨骼成熟率、适当的青春期正常发展和心理治疗。青少年和成年女性的治疗目标包括恢复正常月经周期、生育能力及预防进一步的多毛症和痤疮。如果可能，应在多学科环境中提供护理。

（万晓丽）

参考文献

[1] 李启富，李蓉，程庆丰，等.内分泌疾病诊治流程[M].人民卫生出版社，2014.

[2] 施秉银，陈璐璐，宁光，等.内分泌与代谢系统疾病[M].北京：人民卫生出版社，2015.

[3] 李益明.垂体瘤术后腺垂体功能评估和替代治疗[J].内科急危重症杂志，2014，20（2）：76.

[4] 刘健，宋毅斐，孙淑娟，等.内分泌系统疾病[M].北京：人民卫生出版社，2014.

[5] 施秉银，陈凛，吴开春，等.转诊手册[M].北京：人民卫生出版社，2017.

[6] 《孕产期甲状腺疾病防治管理指南》编撰委员会，中华医学会内分泌学分会，中华预防医学会妇女保健分会.孕产期甲状腺疾病防治管理指南[J].中华内分泌代谢杂志，2022，38（7）：539-551.

[7] 中华医学会糖尿病学分会.胰岛素抵抗相关临床问题专家共识（2022 版）[J].中华糖尿病杂志，2022，14（12）：1368-1379.

[8] 葛均波，徐永健，王辰.内科学.[M].3 版.北京：人民卫生出版社，2018.

[9] 中华医学会糖尿病学分会，国家基层糖尿病防治管理办公室.国家基层糖尿病防治管理指南（2022）[J].中华内科杂志，2022，61（3）：249-262.

[10] 中华医学会糖尿病学分会胰岛素抵抗学组（筹）.胰岛素抵抗评估方法和应用的专家指导意见[J].中华糖尿病杂志，2018，10（6）：377-385.

[11] 中华医学会糖尿病学分会.中国 2 型糖尿病防治指南（2020 年版）[J].中华内分泌代谢杂志，2021，37（4）：311-398.

[12] 王辰，王建安.内科学[M].3 版.北京：人民卫生出版社，2015.

[13] 中华医学会儿科学分会内分泌遗传代谢病学组.先天性肾上腺皮质增生症 21-羟化酶缺陷诊治共识[J].中华儿科杂志，2016，54（8）：569-576.

[14] 中华预防医学会出生缺陷预防与控制专业委员会新生儿筛查学组，中国医师协会青春期医学专业委员会临床遗传学组，中华医学会儿科学分会内分泌遗传代谢学组.先天性肾上腺皮质增生症新生儿筛查共识[J].中华儿科杂志，2016，54（6）：404-409.

[15] 廖二元.内分泌代谢病学[M].3 版.北京：人民卫生出版社，2012.

［16］ Molitch M E, Clemmons D R, Malozowski S, et al. Evaluation and treatment of adult growth hormone defi ciency: an Endocrine Society Clinical Practice Guideline［J］. J Clin Endocrinol Metab, 2011, 96 (6): 1587-609.

［17］ Kim SY. Diagnosis and Treatment of Hypopituitarism［J］. Endocrinol Metab (Seoul), 2015, 30 (4): 443-455.

［18］ Lauzier F, Turgeon A F, Boutin A, et al. Clinical outcomes, predictors, and prevalence of anterior pituitary disorders following traumatic brain injury: a systematic review［J］. Crit Care Med, 2014, 42 (3): 712-721.

［19］ Peng J, Qiu M, Qi S, et al. Hypopituitarism patterns among adult males with prolactinomas［J］. Clin Neurol Neurosurg. 2016, 144: 112-118.

［20］ Heidelbaugh J J. Endocrinology Update: Hypopituitarism［J］. FP Essent. 2016, 451: 25-30.

［21］ Glynn N, Agha A. The frequency and the diagnosis of pituitary dysfunction after traumatic brain injury ［J］. Pituitary, 2019, 22: 249-260.

［22］ Tan C L, Alavi S A, Baldeweg S E, et al. The screening and management of pituitary dysfunction following traumatic brain injury in adults: British Neurotrauma Group guidance［J］. J Neurol Neurosurg Psychiatry. 2017, 88 (11): 971-981.

［23］ Rajasekaran S, Vanderpump M, Baldeweg S, et al. UK guidelines for the management of pituitary apoplexy［J］. Clin Endocrinol (Oxf), 2011, 74: 9-20.

［24］ Capatina C, Inder W, Karavitaki N, et alA. Management of endocrine disease: pituitary tumour apoplexy ［J］. Eur J Endocrinol, 2015, 172: R179-R1790.

［25］ Yuan X X, Zhu H J, Pan H, et al. Clinical characteristics of non-alcoholic fatty liver disease in Chinese adult hypopituitary patients［J］. World J Gastroenterol, 2019, 25 (14): 1741-1752.

［26］ Gardner C J, Irwin A J, Daousi C, et al Hepatic steatosis, GH deficiency and the effects of GH replacement: a Liverpool magnetic resonance spectroscopy study［J］. Eur J Endocrinol, 2012, 166: 993-1002.

［27］ Hong J W, Kim J Y, Kim Y E, et al. Metabolic parameters and nonalcoholic fatty liver disease in hypopituitary men［J］. Horm Metab Res, 2011, 43: 48-54.

［28］ Irie M, Itoh Y, Miyashita Y, et al. Complications in adults with growth hormone deficiency——a survey study in Japan［J］. Endocr J, 2004, 51: 479-485.

［29］ Adams L A, Feldstein A, Lindor K D, et al. Nonalcoholic fatty liver disease among patients with hypothalamic and pituitary dysfunction［J］. Hepatology, 2004, 39: 909-914.

［30］ Cooper D S, Laurberg P. Hyperthyroidism in pregnancy［J］. Lancet Diabetes Endocrinol, 2013, 1: 238.

▶▶▶ # 第十八章　妇女全生命周期生殖健康与保健

第一节　妇女生殖健康与保健

一、生殖健康与保健

（一）生殖健康与保健定义

WHO 对"生殖健康"的定义为"在生命所有阶段的生殖功能和生命全过程中，身体、心理和社会适应的完好状态，而不仅仅是没有疾病和虚弱"。

我国妇幼卫生工作方针提出，以保健为中心，以保障生殖健康为目的，保健与临床相结合，面向群体、面向基层和预防为主。妇女保健是以促进妇女生殖健康为核心要素，贯穿女性全生命周期，通过积极的预防、普查、监护和保健措施，维护和促进妇女健康。

（二）国内外生殖健康与保健策略

1994 年 9 月，第三次国际人口与发展大会在埃及开罗召开。会议通过了《国际人口与发展会议行动纲领》，率先提出了"生殖健康"概念，指出所有国家应致力于尽早通过初级保健制度，为所有适龄人群提供生殖保健。1995 年 9 月，第四次世界妇女大会在中国北京召开。会议号召各国政府用行动消除对妇女的歧视，实现平等、发展与和平的崇高目标。2015 年，联合国通过了《改变我们的世界：2030 年可持续发展议程》，宣布了17 个可持续发展目标，其中目标 3 为"让不同年龄段的所有人都过上健康的生活，促进他们的福祉"，目标 5 为"实现性别平等，增强所有妇女和女童的权能"。同年，WHO 发布了《妇女、儿童和青少年健康全球战略（2016—2030）》，提出了生产、繁荣和变革三个方面的目标。2017 年，WHO 等国际组织制定了《全球加快青少年健康行动（AA-HA！）支持国家实施工作的指导意见》，提出了性与生殖健康、心理健康、物质使用和自我伤害等八大类循证青少年健康干预措施。

2018 年，WHO 首次提出消除宫颈癌的全球行动倡议。2020 年 11 月，WHO 正式发布《加速消除宫颈癌全球战略》，提出推动 HPV 疫苗接种、宫颈癌筛查和为患者提供规范治疗管理等阶段性目标。我国积极响应 WHO 的倡议，颁布了《加速消除宫颈癌行动计划（2023—2030 年）》将加速消除宫颈癌作为助力实现 2030 年可持续发展议程、保障妇女健康的一项重点工作予以推进，结合我国宫颈癌防治实际，提出了 2025 年和 2030 年阶段性工作目标，这是我国积极履行国际承诺的实际行动。

2019 年我国颁布的《健康中国行动（2019—2030 年）》，提出实施妇幼健康促进行动，保护妇女儿童健康权益，促进妇女儿童全面发展、维护生殖健康。2021 年国务院颁发的《中国妇女发展纲要（2021—2030 年）》，提出妇女全生命周期享有良好的卫生健康服务，从延长妇女人均期望寿命、进一步降低孕产妇死亡率、提高宫颈癌和乳腺癌综合防治能力、促进生殖健康和健康孕育、关注妇女心理健康和营养状况等方面，提出了10 项主要目标和 12 项策略措施。

2022 年 8 月，国家卫生健康委人口监测与家庭发展司印发《关于进一步完善和落实积极生育支持措施的指导意见》（国卫人口发〔2022〕26 号），提出加强生殖健康服务；指导推动医疗机构通过健康教育、心理辅导、中医药服务、药物治疗、手术治疗、辅助生殖技术等手段，向群众提供有针对性的服务，提高不孕不育防治水平；开展生殖健康促进行动，增强群众保健意识和能力。2023 年 7 月，国家卫生健康委联合教育部、中国计划生育协会印发《生殖健康促进行动方案（2023—2025 年）》，提出开展生殖健康宣传倡导、青少年生殖健康促进、生殖健康优质服务、生殖健康服务能力提升四大行动；到 2025 年，建设 100 个青春期保健特色专科和更年期保健特色专科；加强婚前、孕前以及孕产期保健特色专科建设。

二、各时期妇女生殖健康与保健要点

（一）女童期生殖健康与保健

女童保健是为 10 岁以下女童提供生殖健康相关保健服务，主要包括：①加强卫生保健，女童生殖系统尚未发育成熟，应指导父母及其他养护人注意女童的外阴清洁，帮助女童养成良好的个人卫生习惯。②预防生殖系统常见疾病，如阴道炎、生殖器发育异常、生殖器肿瘤和损伤、性早熟等。③加强性生理和心理教育。④加强营养指导和体育锻炼，避免营养不良和过度肥胖。⑤加强学龄前和学龄儿童的常规检查和保健，定期进行眼、耳鼻喉、口腔等体格检查和心理行为筛查，发现异常及时诊治，促进身心健康。

（二）青春期生殖健康与保健

WHO 将青春期定为 10~19 岁。青春期保健应重点加强一级预防：①青春期性教育。加强性生理教育和性道德教育，掌握乳房保健、避孕和预防性传播疾病等知识。加强月经期卫生指导，劳逸结合，养成良好的卫生习惯。②加强营养和运动指导。培养良好的行为习惯，合理安排饮食，营养均衡，适度锻炼。③促进心理健康，保持乐观情绪，科学应对青春期各种生理变化。二级预防：①加强自我保健，每月自查乳房，及时发现异常体征。②定期体检，早发现、早诊断、早治疗。三级预防：发现的青春期女性相关疾病，如月经不调、功能性子宫出血等，在医生指导下进行治疗和康复。

（三）婚前生殖健康与保健

婚前保健是准备结婚的男女双方，以筛查影响婚育的疾病为主要目的，自愿接受婚前医学检查、婚前健康咨询和个体化指导等服务。婚前保健对提高人口素质、促进优生优育具有重要作用。婚育健康指导主要包括性生理、性心理和性卫生的健康教育，备孕准备，受孕方法和避孕节育的指导。婚前医学检查主要筛查影响婚育的严重遗传性疾病、艾滋病、梅毒等传染病和精神类疾病。

(四) 孕产期生殖健康与保健

1. 孕前保健

我国于 2010 年 4 月正式启动了"国家免费孕前优生健康检查项目",免费孕前优生健康检查的基本服务内容包括优生健康教育、病史询问、体格检查、临床实验室检查、影像学检查、怀孕风险评估及咨询指导等 19 项。通过孕前医学检查,可根据孕前风险因素分类评估标准 (表 18-1),将备孕人群分为一般人群和高风险人群,后者分为 A、B、C、D、X 和 U 类。根据不同的风险类别,进行优生指导和建议咨询,主要包括:①选择适宜的受孕时机,避免意外妊娠。②如发现有影响妊娠的疾病,如病毒性肝炎、肺结核、甲状腺功能亢进症等,待疾病治愈或好转后再计划怀孕。③保持良好的生活方式,包括合理营养、增补叶酸、戒烟戒酒、远离有毒有害的工作和生活环境、适当运动等。

表 18-1 孕前风险因素分类评估标准

分类	评价标准
A	孕前不需要医学干预,通过改变或戒除不良生活方式、规避有害环境因素,可转为一般人群。如吸烟、饮酒、肥胖、病毒感染史、毒物接触史
B	目前具备有效的医学治疗手段,通过医学治疗可转为一般人群。如甲型病毒性肝炎、阴道炎、牙龈炎等可治愈的感染性疾病,贫血、营养不良等
C	目前的医疗手段虽然难以治愈,但孕前通过医疗干预可以控制疾病,在妊娠期需要密切的医疗监测。如慢性疾病 (高血压、糖尿病等),可能复发的感染性疾病 (如肝炎、梅毒等)
D	孕前需做再发风险评估及预测,孕期应做产前诊断,如高龄产妇、不良妊娠史、遗传病家族史等
X	不宜妊娠。如女方患有严重心脏病、严重糖尿病等,以及夫妇一方患有严重遗传病 (如精神分裂症、染色体疾病)
U	在初诊结果汇总之后,暂无法做出明确的风险分类,需进一步检查才能确定人群分类,最终要归类至 A、B、C、D、X 或一般人群中。如骨折、外阴纤维瘤等

注:若存在以上 5 类中的 2 项以及以上的情况,按就高不就低的原则,定为更高的等级;同时对较低级别的情况给予相应的干预和指导。

2. 孕期保健

孕期保健分为孕早期、孕中期和孕晚期保健。根据胎儿不同的发育阶段,孕妇的身体和心理面临巨大的变化和挑战。应根据不同时期的特点提供有针对性的保健服务,包括:①在不同孕周开展适宜的孕期健康检查,包括孕产妇心理筛查评估,发现异常及时处理,减少孕期并发症和合并症。②按照《孕产妇妊娠风险评估表》(图 18-1)进行首次妊娠风险评估。按照风险严重程度分别以"绿色(低风险)、黄色(一般风险)、橙色(较高风险)、红色(高风险)、紫色(传染病)"5 种颜色,进行分级管理。建立孕妇健康档案,持续追踪随访。③开展产前筛查和诊断,减少缺陷儿的出生。④加强健康教育,指导孕妇养成良好的生活习惯,加强自我监护和保健,帮助平稳度过孕期。

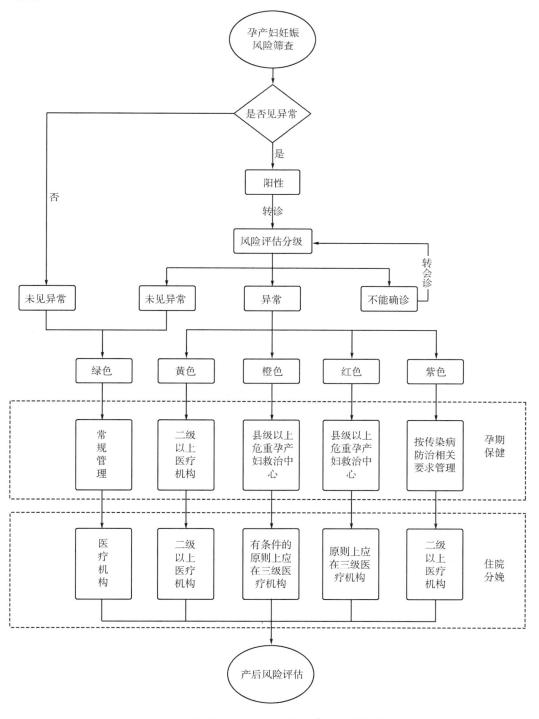

图 18-1 孕产妇妊娠风险评估与管理工作流程图

3. 分娩期保健

随着住院分娩率的逐年提升，我国于 2012 年消灭了孕产妇及新生儿破伤风，近年来孕产妇和新生儿死亡率逐年降低。分娩期保健的要点是加强产时监护和产程处理，防止产后出血、感染、滞产、新生儿产伤和窒息等。鼓励自然分娩，避免非医学指征的剖宫产。实施分娩镇痛，积极开展个体化的分娩服务，包括陪伴分娩、导乐分娩等，为产妇提供安全、舒适的分娩环境和条件。加强危重孕产妇和危重新生儿的转运救治，做好产后出血、新生儿窒息复苏、早产儿护理等处理，切实保障母婴安全。

4. 产褥期保健

产褥期一般为胎盘娩出至产后 6 周，该时期产妇全身各器官除乳腺外逐步恢复至孕前状态。通常包括住院期间、产后家庭访视和产后 42 天健康检查三个阶段。①加强产后观察，防止产后出血、感染、血栓等合并症及并发症。②支持母乳喂养，做到早接触、早吸吮、母婴同室，指导正确的母乳喂养姿势。③预防产后抑郁症，加强心理筛查，及时诊断和干预。④加强健康教育，指导产后营养和适度运动。

（五）更年期生殖健康与保健

更年期是女性绝经前后的一段时间，是从生殖期过渡到老年期的一个特殊生理阶段。加强更年期妇女的健康管理和保健，早期识别并积极干预，可增进其身心健康，延缓老年性疾病的发生，为老年期健康打下基础。随着激素水平的降低，更年期妇女容易出现躯体及精神心理症状，包括月经紊乱、潮热、心悸、失眠、激动易怒等，即通常所说的更年期综合征。同时，心血管疾病、高血压、血脂异常、骨质疏松症、盆底功能障碍性疾病、绝经泌尿生殖综合征等疾病的发生风险增加。更年期保健要点主要包括：①指导更年期妇女提高自我保健意识，定期健康体检，每月进行乳房自查，识别妇科常见问题征象，及时就诊；②坚持健康生活方式，改变不良生活习惯，保持生活规律，避免接触有毒有害物质，戒烟戒酒；③营养均衡，摄入足够的钙剂和维生素 D，适当运动；④坚持避孕，获取性健康指导，保持和谐的性生活；⑤必要时进行药物治疗，包括中医中药治疗、绝经激素治疗等；⑥加强更年期妇女的健康管理，建立更年期健康档案并追踪随访。

（六）老年期生殖健康与保健

国际老年学会规定，65 岁以上为老年期。随着卵巢功能持续衰退直至消失，激素水平极度低下，老年期妇女易发生子宫脱垂、老年性阴道炎，以及宫颈癌、子宫内膜癌、卵巢癌等妇科肿瘤。同时由于心脑血管系统、泌尿系统和骨骼系统等退化，老年期妇女易患脂代谢紊乱、骨质疏松症、认知功能障碍及心理等疾病。老年期妇女应加强自我健康管理，定期体格检查，平衡膳食营养，适度运动，避免不良生活习惯，合理应用激素类药物，提高身心健康和生活质量。

第二节　妇女保健信息管理

一、妇女保健信息来源

根据国家卫生健康委制定、国家统计局批准的 2021 年《全国妇幼健康统计调查制度》，妇女保健信息资料主要来源于全国妇幼卫生年报系统和全国妇幼卫生监测系统，所收集的相关报表包括以下内容。

1. 孕产妇保健和健康情况年报表

包括孕产妇保健管理情况（产妇早孕建册人数、产妇产前检查人数、产妇产前检查 5 次及以上人数、产妇孕早期产前检查人数、产妇孕产期血红蛋白检测人数、产妇孕产期贫血人数、产妇艾滋病病毒检测人数、产妇梅毒检测人数、产妇乙肝表面抗原检测人数、孕产妇产前筛查人数、孕产妇产前筛查高危人数、孕产妇产前诊断人数、孕产妇产前诊断确诊人数、产妇产后访视人数、产妇系统管理人数）、接生情况（住院分娩活产数、剖宫产活产数）、孕产妇死亡情况（孕产妇死亡人数）、围产儿情况（低出生体重儿数、巨大儿数、死胎死产数、0~6 天死亡数）等。

2. 住院分娩情况月报表

包括住院分娩活产数（分性别活产数、分孕周活产数）。

3. 孕产妇死亡个案报告卡

包括本次妊娠基本情况、分娩情况、跨省死亡说明、孕产妇死亡评审情况。

4. 监测点分娩及孕产妇和 5 岁以下儿童死亡情况报表

包括分户籍、分孕周活产数，孕产妇死亡数，0~4 岁儿童死亡数等。

5. 妇女宫颈癌及乳腺癌筛查情况年报表

包括宫颈癌筛查（初筛方法、细胞学检查、HPV 检测、HPV 和细胞学联合检测、阴道镜检查、病理检查情况）、乳腺癌筛查［乳腺彩色超声 BI-RADS 分类（分级）结果、乳腺 X 线检查分类（分级）结果、病理检查情况］。

6. 避孕节育服务情况年报表

包括基本避孕药具采购情况、避孕手术情况（宫内节育器手术、皮下埋植剂手术、输卵管手术、输精管手术）、人工终止妊娠情况（负压吸引术例数、钳刮术例数、药物流产例数、麻醉流产例数）。

7. 婚前保健情况年报表

包括分性别结婚登记与婚前医学保健情况、检出疾病分类、对影响婚育疾病的医学意见人数。

8. 妇幼健康公共卫生服务情况年报表

包括儿童营养改善项目营养包发放情况、孕前优生检查情况、增补叶酸预防神经管缺陷情况、地中海贫血防控情况。

二、妇女保健统计指标

根据国家卫生健康委员会发布的《2022中国卫生健康统计年鉴》，妇女保健相关的统计指标主要有以下几项。

（一）婚前保健指标

婚前医学检查率＝年内进行婚前医学检查人数/同期结婚登记人数×100%。

（二）孕产期保健指标

1. 孕产期保健工作指标

（1）孕产妇系统管理率＝年内孕产妇系统管理人数/同期活产数×100%。

（2）产前检查率＝年内接受过1次及以上产前检查的产妇人数/同期活产数×100%。

（3）产后访视率＝年内年内接受过1次及以上产后访视的产妇人数/同期活产数×100%。

（4）住院分娩率＝年内在取得助产技术资质的机构分娩的活产数/同期活产数×100%。

2. 孕产期保健效果指标

（1）孕产妇死亡率＝年内孕产妇死亡数/同期活产数×10万/10万。

（2）新生儿死亡率＝年内出生至28天内（0~27天）死的新生儿人数/同期活产数×1 000‰。

（3）低出生体重率＝年内出生体重低于2 500克的婴儿数/同期活产数×100%。

（三）人口和计划生育统计指标

（1）人口出生率＝年内一定地区出生人数/同期平均人数×1 000‰。

（2）人口死亡率＝年内一定地区的死亡人数/同期平均人数×1 000‰。

（3）人口自然增长率＝年内一定地区的人口自然增加数（出生人数－死亡人数）/同期平均人数×1 000‰（或者人口自然增长率＝出生率－死亡率）。

三、妇女保健服务现状

根据国家卫生健康委发布的《2022中国卫生健康统计年鉴》，2017—2021年妇女保健服务现状如表18-2。

表 18-2　2017—2021 年妇女保健服务现状

指标类别		指标名称	2017 年	2018 年	2019 年	2020 年	2021 年
婚前保健指标		婚前医学检查率/%	61.4	61.1	62.4	68.4	70.9
		婚前医学检查人数/人	10 953 214	10 196 029	9 532 488	9138571	8 818 874
		婚前医学检查检出疾病人数/人	892 876	860 959	810 997	783 337	774 596
孕产期保健指标	孕产期保健工作指标	孕产妇系统管理率/%	89.6	89.9	90.3	92.7	92.9
		产前检查率/%	96.5	96.6	96.8	97.4	97.6
		产后访视率/%	94.0	93.8	94.1	95.5	96.0
		住院分娩率/%	99.9	99.9	99.9	99.9	99.9
	孕产期保健效果指标	孕产妇死亡率/（人·10 万$^{-1}$）	19.6	18.3	17.8	16.9	16.1
		新生儿死亡率/‰	4.5	3.9	3.5	3.4	3.1
		低出生体重率/%	2.88	3.13	3.24	3.25	3.70
人口和计划生育统计指标		人口出生率/‰	12.64	10.86	10.41	8.52	7.52
		人口死亡率/‰	7.06	7.08	7.09	7.07	7.18
		人口自然增长率/‰	5.58	3.78	3.32	1.45	0.34

第三节　妇女保健特色专科建设与评估

2016 年，《关于加强生育全程基本医疗保健服务的若干意见》指出，生育全程基本医疗保健服务涵盖婚前、孕前、孕产、产后、儿童等 5 个时期，主要包括婚前保健、孕前保健、早孕建册、产前检查、产前筛查与诊断、住院分娩、产后访视、预防疾病母婴传播、计划生育技术服务等 13 项服务，旨在通过服务的整合，为妇女、儿童提供系统、规范的优生优育全程服务，打造"一条龙"保健服务链。

2016 年 11 月，国家卫生健康委员会妇幼健康司印发《妇幼保健专科建设和管理指南（试行）》，要求各级妇幼健康服务机构要选择优势领域加强妇幼保健专科建设，促进妇幼保健专科发展，同时从孕产保健、儿童保健、妇女保健、计划生育技术服务、信息、健康教育六个方面，制定 27 个专科建设与管理指南。其中，孕产保健方面提出了《婚前保健专科建设和管理指南》《孕前保健专科建设和管理指南》《孕产期保健专科建设和管理指南》《产后保健专科建设和管理指南》《产前筛查与诊断专科建设和管理指南》《不孕不育专科建设和管理指南》；妇女保健方面提出了《青少年保健专科建设和管理指南》《更年期保健专科建设和管理指南》《妇女常见病防治专科建设和管理指南》《乳腺保健专科建设和管理指南》《妇女营养专科建设和管理指南》《妇女心理保健专科建设和管理指南》《中医妇科专科建设和管理指南》，计划生育技术服务提出了《计划生育专科建设和管理指南》，信息方面提出了《信息专科建设和管理指南》，健康教育方面提出了《健康教育专科建设和管理指南》。各专科建设和管理指南从业务介绍、工作内容、服务要求（包括人员配备与资质、房屋设施、设备、专科管理）、服务流程（包括门诊服务流程、服务记录表单）、主要技术规范和指南五个方面提出了专科建设和管理要求。

2018 年国家卫生健康委员会妇幼健康司在全国范围内启动"国家孕产期保健特色专科建设"；2019 年启动"国家更年期保健特色专科建设"；2020 年启动"国家新生儿保健特色专科建设"；2022 年启动"国家婚前保健特色专科建设"和"国家孕前保健特色专科建设"；2023 年启动"国家妇幼中医药特色单位建设"；同年国家印发的《生殖健康促进行动方案（2023—2025 年）》提出，到 2025 年，全国建设 100 个青春期保健特色专科和 100 个更年期保健特色专科。下一步国家将加强妇幼保健特色专科的动态监测和考核评估，着力打造国家级保健特色专科/单位，推动规范化建设和内涵拓展，促进区域示范引领作用。

针对已启动的保健特色专科/单位建设，国家卫生健康委员会妇幼健康司出台了相应的保健特色专科/单位评估标准，从专科建设、专科服务、专科管理等方面提出了建设要求。

一、婚前保健特色专科

按照《国家婚前保健特色专科评估标准（2022 年版）》，婚前保健特色专科的建设要求主要包括以下内容。

1. 专科建设

（1）组织领导。机构重视专科建设发展，近 3 年配套工作经费≥100 万元。将专科建设发展工作纳入机构整体发展规划，有专科发展计划（3~5 年）。开设婚前保健门诊时间≥5 年，有专科工作规范、制度、流程等。

（2）机构要求。包括服务机构、诊疗科室设置、服务能力水平要求。

（3）人员配备。包括服务人员资质、服务人员配备，以及专科负责人和学科带头人的要求。

（4）房屋设施。房屋设施和专科科室的设置符合相关要求。环境布局合理。

（5）设备配置。仪器设备配置数量适宜，符合相关要求。

2. 专科服务

（1）优质服务。规范开展宣传教育、婚前检查、咨询指导。

（2）特色服务。推行便民服务和惠民服务。

（3）延伸服务。建立疑难病例讨论制度、转会诊制度和网络、婚前孕前保健衔接机制、多学科协作机制。

（4）业务指标。包括婚检量、婚检率、随访率、室间质评合格、知识知晓率、服务对象满意度。

3．专科管理

（1）服务质量管理。定期开展内部和外部评估、质量控制，加强人才队伍和学科建设。

（2）实验室质量管理。专人负责并做好质量管理记录。建立实验室管理制度和操作规程。每天开展室内质控，定期参加室间质评。建立检验前质量保证措施。

（3）信息资料管理。建立信息资料管理制度，落实妇幼健康统计调查制度等，资料档案实行电子化管理。

（4）规章制度。遵守医疗管理相关规章制度，制定并执行相关专科规范和制度。

（5）科研教学。包括科研课题、文章专著、教学进修的相关要求。

（6）学术交流。制定年度培训工作计划，举办或承办相关培训班。

（7）辖区管理。制定并实施辖区婚前保健工作方案、开展辖区婚前保健健康促进与教育、技术指导、监督检查和质量控制等。

二、孕前保健特色专科

按照《国家孕前保健特色专科评估标准（2022年版）》，孕前保健特色专科的建设要求主要包括以下内容。

1．专科建设

（1）组织领导。机构重视专科建设发展，近3年配套工作经费≥100万元。将专科建设发展工作纳入机构整体发展规划，有专科发展计划（3~5年）。开设孕前保健门诊时间≥5年，有专科工作规范、制度、流程等。

（2）机构要求。包括服务机构、诊疗科室设置、服务能力水平要求。

（3）人员配备。包括服务人员资质、服务人员配备，以及专科负责人和学科带头人的要求。

（4）房屋设施。房屋设施和专科科室的设置符合相关要求。环境布局合理。

（5）设备配置。仪器设备配置数量适宜、符合相关要求。

2．专科服务

（1）优质服务。规范开展宣传教育、孕前检查、风险评估、咨询指导、追踪随访。

（2）特色服务。推行便民服务和惠民服务。

（3）延伸服务。建立疑难病例讨论制度、转会诊制度、孕前围孕保健衔接机制、多学科协作机制。

（4）业务指标。包括孕前检查量、孕前检查率、追踪随访率、室间质评合格率、知识知晓率、服务对象满意度。

3. 专科管理

（1）服务质量管理。定期开展内部和外部评估、质量控制，加强人才队伍和学科建设。

（2）实验室质量管理。专人负责并做好质量管理记录。建立实验室管理制度和操作规程。每天开展室内质控，定期参加室间质评。建立检验前质量保证措施。

（3）信息资料管理。建立信息资料管理制度，落实妇幼健康统计调查制度等，资料档案实行电子化管理。

（4）规章制度。遵守医疗管理相关规章制度，制定并执行相关专科规范和制度。

（5）科研教学。包括科研课题、文章专著、教学进修的相关要求。

（6）学术交流。制定年度培训工作计划，举办或承办相关培训班。推广孕前保健适宜技术和新技术。

（4）辖区管理。制定并实施辖区孕前保健工作方案，开展辖区孕前保健健康促进与教育、技术指导、监督检查和质量控制等。

（8）项目管理。承担国家免费孕前优生健康检查项目，规范和加强项目实施与绩效管理。

三、孕产期保健特色专科

按照《国家孕产期保健特色专科评估标准（2019 年）》，孕产期保健特色专科的建设要求主要包括以下内容。

1. 专科建设

（1）专科发展规划。孕产期保健工作被纳入机构整体发展规划，有孕产期保健专科发展规划（3~5 年），定期开展评估，促进专科发展。

（2）专科制度。建立健全并严格执行专科规范和制度，加强专科管理。

（3）多学科协作。建立孕产期保健多学科协作团队，建立孕产期保健科及相关制度、流程、职责等，为孕产期妇女提供综合性、多学科、全方位的医疗保健服务。

2. 专科服务

（1）服务提供。包括能力水平、孕前保健服务、孕期保健服务、产时保健服务、产后保健服务、危重孕产妇救治与管理、健康教育的相关要求。

（2）服务模式。开设特色门诊，建立"互联网+妇幼健康"服务模式，提供一站式、连续性、个体化的生育全程基本医疗保健服务。

3. 人力资源

包括医护人员、专科负责人、学科带头人的相关要求。

4. 服务场所设备设施

（1）房屋。包括门诊房屋、孕妇学校、产科病房、抢救病房或病区的相关要求。

（2）设备。包括基本设备和抢救设备的配备要求。

5. 专科管理

（1）科研情况。包括科研课题/项目、文章/专著、教学的相关要求。

（2）能力提升。包括开展学术研讨和培训、接收人员进修、基层技术指导要求。

（3）信息管理。收集、分析、上报和反馈相关数据和信息。

四、新生儿保健特色专科

根据《国家新生儿保健特色专科单位评估标准》，新生儿保健特色专科的评审指标和评审内容如下。

1. 机构条件

必备条件：获得爱婴医院称号。

2. 专科发展规划

成立专科领导小组，产科等科室负责人任小组成员。

3. 场地及环境

（1）专科用房：产科门诊、分娩室、母婴同室病房等区域布局规范合理。产科房屋面积和功能分区符合《危重孕产妇救治中心建设与管理指南》要求，分娩室具备新生儿抢救单元。有独立的新生儿保健诊室，具备提供母乳喂养咨询指导等服务的功能区域。父母课堂场地面积≥50 m²，配备的教学设备和宣传资料满足健康教育活动需求。

（2）安全环境：产房内产妇设备、药品和物品齐全，管理有序，符合相关要求。

（3）爱婴环境：体现爱婴理念，落实爱婴医院要求，积极推广母乳喂养，促进新生儿健康。

4. 人员队伍建设

新生儿科和产科医护人员梯队合理，技术职称满足三级查房要求，掌握相关临床技能，定期开展临床技能培训和考核。

5. 制度建设

（1）建立良好的新生儿、产科、儿童保健等多学科合作制度，形成运行良好的院内外转诊机制，包括：①高危分娩前产儿科联合围产查房；②新生儿科医生进行高危分娩待产、母婴同室病房新生儿查房；③儿童保健医生参与产科、新生儿科新生儿出院前的体检、评估、咨询指导和健康教育等。

（2）产科、新生儿科医生共同开展新生儿死亡或重度窒息的病例讨论。

6. 专科服务

（1）产前服务。开展孕产期营养指导，预防控制孕期贫血和妊娠期糖尿病。规范开展产前筛查和产前诊断，防控出生缺陷。孕期健康教育形式和内容多样，效果明显。

本院产检孕妇新生儿保健基本知识知晓率>90%。

（2）产时服务。分娩现场有2名以上助产人员。有家庭式待产、自由体位、陪伴分娩、非药物分娩镇痛等多种促进自然分娩的措施。

（3）母婴同室服务。实施24小时母婴同室。提供母乳喂养床旁指导，母婴同室纯母乳喂养率>80%。

（4）新生儿科或新生儿生病监护室（NICU）服务。促进住院新生儿母乳喂养。新生儿科接收母乳，管理和使用规范，母乳喂养率≥60%。

（5）出院前评估指导。产科、新生儿科、NICU做好新生儿出院前全面评估。

7. 技术推广

定期收集、汇总、分析机构内核心指标数据，包括母婴同室纯母乳喂养率、新生儿科母乳喂养率等。

8. 科研引领

除学科带头人外，新生儿科、提供儿童保健服务的科室及产科近5年积极开展新生儿保健相关科研课题研究和科技奖励。

五、更年期保健特色专科

按照《国家更年期保健特色专科评估标准》，更年期保健特色专科的建设要求如下。

1. 专科建设

（1）专科发展规划。更年期保健工作被纳入机构整体发展规划，有更年期保健专科发展规划（3~5年），近3年对更年期保健工作有专项经费支持。更年期保健门诊的开设时间≥5年。

（2）专科制度。建立健全并严格执行专科规范和制度，加强专科管理。

（3）多学科协作。建立更年期保健多学科协作团队，建立更年期保健门诊及相关制度、流程、职责等，为更年期妇女提供综合性、多学科、全方位的医疗保健服务。

2. 专科服务

（1）服务提供。包括更年期保健门诊年门诊量、筛查评估服务量、建立健康档案份数、健康档案随访率、营养状况评估服务量、运动功能评估服务量、心理状况评估服务量、性与生殖保健服务量、性激素治疗患者专案管理率、盆底康复指导服务量、中医药治疗服务量、健康教育等指标。

（2）服务模式。建立以人为本、多学科协作服务模式，提供一站式、连续性、个体化优质便民服务。

3. 人力资源

包括医护人员、专科负责人、学科带头人的相关要求。

4．服务场所设备设施

（1）房屋。设置诊室、检查室、心理检测室、功能检查室等。各区域布局合理，就诊便捷，并有良好的私密性。

（2）设备。更年期保健门诊设备配备率≥95%，机构其他基本设备配备率≥95%。

5．专科管理

（1）科研情况。包括科研课题/项目、文章/专著、教学的相关要求。

（2）能力提升。包括开展学术研讨和培训、接收人员进修、基层技术指导要求。

（3）信息管理。收集、分析、上报和反馈相关数据和信息。

六、妇幼中医药特色单位

按照国家《妇幼中医药特色单位评分表》，妇幼中医药特色单位的建设要求主要包括以下内容。

1．医疗机构高度重视妇幼中医药工作

（1）制定并实施妇幼中医药服务整体工作规划（3~5年），有相关工作配套经费。

（2）是"治未病"预防保健服务试点单位/中医药工作示范单位等；有中医妇科、儿科领域国医大师等；挂牌中医妇科、儿科领域的知名中医传承工作室；机构中医类别执业医师数及其占比。

（3）近5年妇幼中医药相关科研课题、科技成果、学术论文/专著、发明专利、行业标准及技术指南等。

2．切实发挥中医药在妇女儿童疾病诊疗和预防保健中的作用

妇幼中医优势病种数量、妇幼中医优势病种门诊诊疗人次、妇幼常见病及中医优势病种中医诊疗方案数、针对妇女儿童中医适宜技术数量、中医临床科室参与其他科室会诊和多学科门诊总次数、机构住院病人中医药服务人数及其占比、建立妇幼中医健康档案和专病管理档案总份数。

3．创新完善中医药服务模式

（1）妇幼中医药健康教育活动数量。

（2）设置相对独立、集中的健康干预区，各区域布局合理，有良好的私密性。提供"一站式"的中西医结合医疗保健服务。提供互联网+形式的优质便民服务。

4．推动妇幼中医药服务"沉下去""走出去"

（1）举办培训班、接收进修、技术指导、推广适宜技术。

（2）牵头成立的妇幼中医药专科联盟或医联体中涵盖的机构数。

（3）援外医疗队有中医科医务人员，有中医药海外中心。

5．妇幼中医药服务效果明显

包括妇幼中医临床科室门诊诊疗人次及其占比、中药处方数占机构总处方数的比

例、中医妇科和儿科床位数及出院人数、门诊患者满意度等服务指标。

6. 严格遵守医疗质量安全核心制度

（1）执行预防和控制医院感染相关制度，有定期检查记录和持续改进措施。

（2）近3年妇幼中医药相关医疗事故、有效信访投诉和负面舆情发生情况。

（邓长飞）

参考文献

［1］谢辛，孔北华，段涛等.妇产科学［M］.9版.北京：人民卫生出版社，2018.

［2］熊庆，王临虹，等.妇女保健学［M］.2版.北京：人民卫生出版社，2014.

［3］王临虹，李芬，熊庆，等.实用妇女保健学［M］.北京：人民卫生出版社，2022.

［4］中国医师协会全科医师分会，北京妇产学会社区与基层分会.更年期妇女健康管理专家共识（基层版）［J］.中国全科医学，2021，24（11）：1317-1324.

［5］沈海屏，李笑天，张世琨，等.育龄夫妇孕前风险分类评估标准［J］.中华医学杂志，2015，95（3）：169-171.

第十九章　生殖内分泌相关检查

第一节　生殖道脱落细胞学检查

生殖器官上皮细胞受到雌、孕激素等的影响可出现周期性变化，经常更新脱落入生殖道排出体外，称为生殖道脱落细胞。

一、宫颈刷片

拭净宫颈表面的分泌物，轻轻将细胞刷插入宫颈管内，距宫颈外口约 10 mm 处，旋转数周后取出，均匀涂于载玻片或洗脱于保存液中，做液基细胞学检测（LCT）或 TCT。LCT 和 TCT 一次取样可多次重复制片，所制备的单层细胞涂片效果清晰、阅片容易、样本收集率和宫颈异常细胞检出率高，且可供高危型 HPV DNA 检测和自动阅片，广泛应用于宫颈癌的筛查。

二、宫颈阴道细胞学 TBS 描述性诊断

（1）未见上皮内病变细胞和恶性细胞，报告发现的病原微生物、非瘤样发现、涂片中出现子宫内膜细胞等。

（2）鳞状上皮细胞异常：如非典型鳞状细胞（ASC），包括意义不明非典型鳞状细胞（ASCUS）；不能排除高级别鳞状上皮内病变的非典型鳞状细胞（ASC-H）、低级别鳞状上皮内病变（LSIL，与 CINI 吻合）、高级别鳞状上皮内病变（HSIL，包括 CIN Ⅱ、CIN Ⅲ 和原位癌）和鳞状细胞癌（角化型鳞癌、非角化型鳞癌、小细胞型鳞癌）。

（3）腺上皮细胞异常：①不典型腺上皮细胞（AGC，包括宫颈管和子宫内膜的 AGC）；②宫颈原位腺癌（AIS）；③腺癌（需要尽可能判断癌细胞组织的来源）。

第二节　宫颈脱落细胞 HPV 检测

高危型 HPV 的持续感染是促使宫颈癌发生的最主要因素。HPV 16、18 型是全球各地区主要的感染型别。宫颈脱落细胞 HPV 检测为筛查子宫颈癌与癌前病变常规手段。

一、高危型 HPV 检测的临床应用

（1）HPV 联合细胞学检测用于宫颈癌初筛细胞学和 HPV 均阴性者，筛查时间为每 3~5 年一次。细胞学检测阴性而高危型 HPV 阳性者：行 HPV 16、18 分型检测，HPV 16、18 型阳性者，则行阴道镜检查；HPV 16、18 型阴性者，1 年内联合细胞学进行复查。有性生活的女性于 21 岁开始筛查。

（2）HPV 检测单独用于宫颈癌初筛，HPV 阳性者行细胞学检查分流。①HPV 16、18 分型阳性者，行阴道镜检查；②HPV 16、18 分型及细胞学检查均呈阴性的患者，应在 1 年内进行复查。因 25 岁以下年轻女性 HPV 感染率高且多为一过性，故不推荐单独采用 HPV 初筛。

（3）HPV 检测用于细胞学初筛为 ASC-US 的分流：HPV 阳性者立即进行 HPV 16、18 分型检测；HPV 16、18 型阳性的女性应直接行阴道镜检查。

（4）HPV 检测监测宫颈病变手术效果：宫颈锥切术后 6~12 个月 HPV 转阴，提示病灶切除较彻底；继续呈阳性，提示病灶留有残余或复发。

二、检查注意事项

（1）月经正常的女性，月经来潮后 10~18 天为最佳检查时间。

（2）检查前 48 小时内不要冲洗阴道或上药，禁止性生活。

第三节　妇科肿瘤标志物检查

妇科肿瘤标志物对妇科疾病的诊疗评估和预后转归具有重要的作用，如癌胚抗原 125（CA125）、甲胎蛋白（AFP）、癌胚抗原（CEA）、人绒毛膜促性腺激素（hCG）等，雌、孕激素受体（ER 和 PR）水平是临床选择内分泌治疗的依据，是确定子宫内膜癌、卵巢癌分化程度的指标。免疫组化染色可定性检测组织切片中的雌、孕激素受体（表 19-1）。

表 19-1　肿瘤标志的检查

肿瘤标志物	正常参考值	临床意义
癌抗原 125（CA125）	<35 U/mL	诊断与鉴别卵巢上皮性肿瘤、监测卵巢癌治疗效果和判断预后的良好指标，输卵管腺癌、子宫内膜癌、宫颈癌、子宫内膜异位症此指标也会升高
甲胎蛋白（AFP）	<20 μg/L	肝癌和卵巢生殖细胞肿瘤可分泌 AFP
癌胚抗原（CEA）	<2.5 μg/L	在子宫颈癌、子宫内膜癌、卵巢上皮性癌、阴道癌等有阳性表达。
血 hCG	hCG<25 U/L（未孕）	妊娠滋养细胞疾病时血 hCG>100 000 U/L

第四节 女性生殖器活组织检查

一、局部活组织检查

1. 外阴活组织检查

(1) 适应证与禁忌证：①适应证，明确外阴色素减退性疾病、溃疡、感染，排除恶性病变等。②禁忌证，经期、外阴急性化脓性感染、可疑黑色素瘤等疾病时。

(2) 检查要领：受检者取膀胱截石位，常规消毒铺巾，暴露取材部位，局部浸润麻醉手术部位后用活检钳取少许外阴组织，放入4%甲醛溶液中固定后送检。用无菌纱布局部压迫止血。病灶面积大者行部分切除，有活动出血时创面缝合止血。

2. 阴道活组织检查

(1) 适应证与禁忌证：①适应证，阴道赘生物、阴道溃疡灶。②禁忌证，急性外阴炎、阴道炎、宫颈炎及急性盆腔炎等。

(2) 检查要领：受检者取膀胱截石位，窥阴器暴露阴道活检部位并消毒。活检钳取可疑部位组织，甲醛溶液固定后送检，无菌纱布压迫活检部位止血，必要时阴道内填塞无菌带尾纱布压迫止血，24小时后患者自行取出。

3. 宫颈活组织检查

(1) 适应证：①肉眼或阴道镜发现的宫颈可疑恶性病变区；②阴道镜所见为LSIL，但细胞学为ASC-H/AGC细胞及以上；③阴道镜为HSIL或可疑癌。

(2) 注意事项：①急性、亚急性生殖器炎症或盆腔炎性疾病应在治疗后再行活检；②妊娠期必要时可做活检；③月经前期和月经期不宜做活检。

(3) 检查要领：受检者取膀胱截石位，阴道窥器暴露宫颈，擦拭宫颈黏液分泌物，常规消毒。阴道镜直视下，在宫颈病变最严重处用活检钳单点或多点活检，取材深度需达间质。宫颈管受累或细胞学为AGC细胞及以上或三型转化区，同时行宫颈管搔刮术。局部压迫止血，填塞纱布24小时后自行取出。活检组织需置于4%甲醛溶液中固定后送检。

二、诊断性宫颈锥切术

宫颈锥切术是环宫颈外口呈圆锥形切下病变部分宫颈组织的手术。宫颈锥切术兼有宫颈活组织检查和治疗宫颈病变的双重作用。

1. 适应证

(1) 宫颈刮片细胞学检查严重异常，而阴道镜检查不能明确性质或宫颈多点活检及分段诊刮均未发现病灶者。

（2）宫颈活检为 HSIL 或可疑为早期浸润癌者。

（3）子宫颈活检为原位腺癌。

（4）慢性宫颈炎患者宫颈增生、肥大、外翻者，经过保守治疗效果不佳者，可做小范围的宫颈锥切术，同时需做病理诊断。

2. 手术注意事项

（1）手术在月经干净后 3~7 天内进行。

（2）无生殖道、盆腔急性及亚急性炎症及凝血功能障碍。

（3）手术后要用抗生素预防感染。

（4）术后 2 个月内禁止性生活及盆浴。

（5）需要在术后 6 周探查宫颈管有无狭窄。

3. 手术要领

麻醉状态下，受检者取膀胱截石位，消毒铺巾，导尿后，窥阴器暴露宫颈并消毒，钳夹宫颈前唇，扩张宫颈管行宫颈管搔刮术。在碘不着色区外 0.5 cm 处，以宫颈口为中心，可采用以下手术方式。

（1）冷刀锥切术：手术刀在宫颈表面做深约 0.2 cm 的环形切口，按 30°~50° 倾斜角深入宫颈管 1.0~2.5 cm，向内呈锥形切下部分宫颈。纱布压迫或电凝止血；若动脉出血，缝扎止血。行宫颈成形缝合术或荷包缝合术，术毕查宫颈管是否通畅。若 48 小时内行子宫切除术，将宫颈前后唇相对缝合，封闭创面止血。

（3）环形电切除术（LEEP）：选择 LEEP 电圈刀头，从宫颈 9 点处垂直切入，水平移动至 3 点处滑出，或从宫颈任一点切入旋转 360° 环切，以适宜切割功率一次性完整切除转化区。宫颈管切割深度为 1.0~2.5 cm，球形电极电凝止血后，退出阴道窥器。宫颈标本于 12 点处做一标志，4% 甲醛固定，送检病理。冷刀或 LEEP 用于诊断目的，使标本边缘组织完整，便于病理诊断。单纯治疗时可选用任何刀具，如冷刀、LEEP、电刀或激光。

三、诊断性刮宫

诊断性刮宫是诊断宫腔疾病最常采用的方法，如同时对宫颈管可疑病变进行诊断性搔刮，称分段诊断性刮宫。

1. 普通诊断性刮宫

（1）适应证：①月经失调类型和卵巢功能障碍的诊断。②检查不孕症病因。③异常阴道流血原因诊断：子宫内膜增生、息肉、黏膜下子宫肌瘤、子宫内膜结核；子宫内膜活检结果还可作治疗的参考。④子宫内膜癌诊断。⑤宫腔粘连诊断与治疗。

（2）检查时机：①了解卵巢功能与排卵：月经来潮 12 小时内，闭经后如排除妊娠则随时可取。

②异常子宫出血时：疑为子宫内膜增生，月经前 1~2 天或月经来潮 6 小时取材；如怀疑子宫内膜不规则脱落，月经第 5~7 天取材。③原发不孕者：月经来潮前 1~2 天取材。④怀疑子宫内膜结核：经前 1 周或月经来潮 6 小时内诊刮，诊刮前 3 天及术后 4 天，预防用抗结核药。⑤疑有子宫内膜癌者随时取材。

（3）检查要领：排尿后，患者者取膀胱截石位，查明子宫大小及位置。常规消毒铺巾。阴道窥器暴露宫颈并消毒。钳夹宫颈前唇或后唇，探查宫腔深度及位置，扩张宫颈，将刮匙送达子宫底部，由内向外沿宫腔周壁及两侧宫角有序刮取内膜组织，置无菌纱布上，避免来回刮取，术毕。内膜组织固定于 4% 甲醛溶液中送病理检查。

2. 分段诊断性刮宫

指先刮取宫颈管黏膜组织，再刮取子宫腔内膜，将刮出物分别装瓶、送病理检查的诊断性刮宫方法。

（1）适应证：绝经后子宫出血的老年患者，或疑有子宫内膜癌，待排除宫颈癌及其他子宫恶性肿瘤，同时了解癌灶范围。

（2）检查方法：准备与消毒同普通诊断性刮宫。检查时先不探查宫腔深度，以免将宫颈管病变组织带入宫腔，混淆诊断。用小刮匙自宫颈内口至外口依次刮取宫颈管一周，刮取的宫颈管组织置于无菌纱布上。将内膜刮匙送达子宫底部，由内向外沿宫腔周壁及两侧宫角有序刮取内膜组织，置于另一块无菌纱布上。术毕，收集全部宫颈管组织和子宫内膜组织，分别置入两个盛有 4% 甲醛溶液的标本瓶中固定，做好标记，送病理检查。

3. 注意事项

①急、亚急性生殖器炎症与盆腔炎性疾病，发热及严重全身性疾病时禁止刮宫。

②长期阴道流血者，术前、术后应给予抗生素。

③肉眼观察刮出物高度怀疑为癌组织，停止刮宫，以防出血及癌细胞扩散。

④避免反复、过度、用力搔刮，以防子宫内膜损伤性粘连。

⑤术后 2 周内禁止性交和盆浴。

4. 手术并发症

①术中、术后大出血，严重者需切除子宫。

②子宫穿孔，严重者需切除子宫。

③继发感染，引起宫颈炎、子宫内膜炎、宫腔粘连。

④宫颈管粘连导致宫腔积血、感染。

⑤术中、术后引发心脑血管疾病。

⑥手术可加重高血压、心脏病、糖尿病、肝肾功能不全、静脉血栓等病症或出现心、脑血管意外。

第五节 女性内分泌激素正常参考值

女性内分泌激素正常参考值见表 19-2。

表 19-2 女性内分泌激素正常参考值

激素	检测时期	参考范围	单位
E2	卵泡期	45.4~854	pmol/L
	排卵期	15~1461	
	黄体期	81.9~1 251	
	绝经后	<18.4	
	孕早期	563~11 902	
	孕中期	5 729~78 098	
	孕晚期	>31 287	
P	卵泡期	0.181~2.84	nmol/L
	排卵期	0.385~38.1	
	黄体期	5.82~75.9	
	绝经后	<0.159	
	孕早期	35~141	
	孕中期	80.8~264	
	孕晚期	187~681	
FSH	卵泡期	3.5~12.5	IU/L
	排卵期	4.7~21.5	
	黄体期	1.7~7.7	
	绝经后	25.8~134.8	
LH	卵泡期	2.4~12.6	IU/L
	排卵期	14~95.6	
	黄体期	1.0~11.4	
	绝经后	7.7~58.5	
PRL		102~496	μIU/mL

续表

激素	检测时期	参考范围	单位
T	20~49 岁	0.084~0.481	ng/ml
	≥50 岁	0.029~0.408	
AMH	2~24 岁	1.22~11.7	ng/ml
	25~29 岁	0.89~9.85	
	30~34 岁	0.576~8.13	
	35~39 岁	0.147~7.49	
	40~44 岁	0.027~5.47	
hCG	非妊娠绝经前	≤4.9	ng/ml
	绝经后	≤8.1	
	孕 3 周	5.4~7.2	
	孕 4 周	10.2~708	
	孕 5 周	217~8 245	
	孕 6 周	152~32 177	
	孕 7 周	4 059~153 767	
	孕 8 周	31 366~149 094	
	孕 9 周	59 109~135 901	
	孕 10 周	44 186~170 409	
	孕 12 周	27 107~201 615	
	孕 14 周	24 302~93 646	
	孕 15 周	12 540~69 747	
	孕 16 周	8 904~55 332	
	孕 17 周	8 240~51 793	
	孕 18 周	9 649~55 271	
SHBG	20~49 岁	32.4~128	nmol/L
	≥50 岁	27.1~128	

续表

激素	检测时期	参考范围	单位
DHEAS	10~14 岁	0.92~7.60	nmol/L
	15~19 岁	1.77~9.99	
	20~24 岁	4.02~11.0	
	25~34 岁	2.68~9.23	
	35~44 岁	1.65~9.15	
	45~54 岁	0.96~6.95	
	55~64 岁	0.51~5.56	
	65~74 岁	0.26~6.68	
	≥75 岁	0.33~4.18	
CORT	7:00—10:00 点采血	171~536	nmol/L
	16:00—20:00 点采血	64~327	

第六节　输卵管通畅检查

一、适应证

（1）疑有输卵管阻塞不孕症者，了解输卵管腔形态、是否通畅及阻塞部位。

（2）评价输卵管相关手术的效果。

（3）轻度输卵管黏膜粘连的分离。

（4）兼有观察宫腔形态、占位病变、子宫内膜炎和辅助诊断内生殖器结核。

二、禁忌证

（1）生殖器官急性、亚急性炎症或慢性炎症急性发作，体温高于 37.5℃ 及严重全身性疾病不能耐受手术者。

（2）月经期或不规则阴道流血、妊娠期、产后（流产）与刮宫术后 6 周内。

（3）碘过敏者禁输卵管造影检查。

（4）有腹腔镜和宫腔镜禁忌情况。

三、检查时机

月经干净 3~7 天，术前 3 天禁性生活。

四、检查方法

1. 输卵管通液术

（1）患者准备：术前 30 分钟肌内注射阿托品 0.5 mg 解痉，排空膀胱。

（2）器材与药品准备：无菌宫颈导管、"Y"形三通管、压力表、注射器，0.9%氯化钠注射液或抗生素溶液，0.5%利多卡因可以缓解输卵管痉挛等不适。

（3）检查要领：受检者采用膀胱截石位，常规消毒铺菌，双合诊，窥阴器暴露宫颈，消毒阴道穹窿及宫颈部位。宫颈钳钳夹宫颈前唇，沿宫腔方向置入宫颈导管，用Y形三通管将宫颈导管与压力表相连，保持压力表高于接管水平。注满含 8 万 U 庆大霉素的生理盐水，排除空气后与 Y 形三通管另一接口连接。缓推注射器充满宫颈导管，压力<160 mmHg。观察阻力、注入宫腔液体是否回流、患者是否不适等。手术结束后取出宫颈导管，消毒宫颈、阴道，然后取出窥阴器。

（4）结果判读

①输卵管梗阻闭塞：勉强注入 4~5 mL 生理盐水即感有阻力，压力表显示压力持续上升，患者存在下腹胀痛等不适；停止推注后液体回流至注射器内。

②输卵管通畅：能无阻力推入 20 mL 生理盐水，压力维持在 60~80 mmHg，或推注开始时稍有阻力，随后阻力消失，无液体回流，患者无不适感。

③输卵管通而不畅：注入液体时存在阻力，停止推注后无液体回流至注射器内或有轻微反流，患者感轻微腹痛。

④输卵管再通：闭塞的输卵管经再加压又能推进生理盐水，提示原有阻塞管腔的轻度粘连已被分离，输卵管出现不同程度的再通。

2. 子宫输卵管造影术

（1）患者准备：术前做碘过敏试验。术前 30 分钟肌内注射阿托品 0.5 mg 解痉；排空膀胱与肠道，便于子宫保持正常位置，避免出现外压假象。

（2）造影剂：目前常用的造影剂有碘化油和有机碘化物等。目前常用碘海醇，检查时间短，毒副作用较小，不良反应发生率低，机体的耐受性较好。

（3）检查要领：受检者取膀胱截石位，常规消毒铺巾，检查子宫的大小位置。窥阴器暴露、消毒宫颈及阴道，用宫颈钳钳夹宫颈前唇，探查宫腔。采用泛影葡胺液或碘海醇，在注药后立即摄片，20 分钟后第 2 次摄片，观察盆腔内造影剂情况。如果在造影过程中子宫角圆钝，输卵管不显影，考虑到输卵管存在痉挛，可保持原位，肌内注射阿托品 0.5 mg，20 分钟后再透视、摄片或停止操作。

（4）结果评定

①正常子宫、输卵管：宫腔呈现倒三角形，双侧输卵管腔光滑显影，形态柔软自然，24 小时后，碘海醇 10~20 分钟摄片盆腔内可见弥散性的造影剂。

②异常宫腔：子宫内膜结核，子宫内膜呈锯齿状不平；子宫黏膜下肌瘤，宫腔出现充盈缺损；子宫畸形时有相对应的特殊影像。

③异常输卵管：a. 结核：输卵管腔形态不规则、僵直或呈串珠状，或见钙化点。

b. 积水：输卵管远端呈气囊状扩张。c. 输卵管不通：在规定间隔时间后未见造影剂弥散至盆腔的影像。d. 发育异常：表现输卵管过长或过短、异常扩张、憩室等影像。

第七节　妇科腔镜检查及治疗

一、宫腔镜检查与治疗

宫腔镜是应用膨宫介质扩张宫腔，采用插入宫腔的光导玻璃纤维直接观察或连接于摄像系统和监视屏幕，放大显示宫腔、宫颈管内图像，从而观察宫颈管、宫颈内口、宫内膜及输卵管开口的图像，进一步诊断宫腔及宫颈管病变，并在宫腔镜检查的同时治疗宫腔和宫颈管病变，必要时直观、准确地行子宫内膜定位活检并送病理检查，规避了盲目诊刮的弊端和风险。

1. 适应证

怀疑有宫腔内病变者，均可考虑宫腔镜检查。

（1）异常子宫出血。

（2）宫腔内占位性病变。

（3）宫内节育器异常及宫内异物。

（4）不孕、不育。

（5）宫腔粘连。

（6）子宫畸形。

（7）影像学检查怀疑宫腔异常。

（8）评估宫腔镜术后情况。

（9）子宫内膜癌、宫颈管癌等术前病变范围观察及镜下取活检。

2. 禁忌证

（1）绝对禁忌证：①急性、亚急性生殖道或盆腔炎症；②严重的内、外科合并症不能耐受手术者。

（2）相对禁忌证：①体温>37.5℃；②存在活跃性子宫大出血、重度贫血；③3个月内存在子宫穿孔史；④宫腔过度狭小或宫颈管狭窄、坚韧难以扩宫者；⑤浸润性宫颈癌、生殖道结核未经抗结核治疗。

3. 手术要点

（1）术前准备

①检查时机：月经干净后1周内为宜。

②检查和阴道准备：仔细询问病史，进行全身检查、妇科检查、宫颈脱落细胞学及阴道分泌物检查。

③术前禁食：局部浸润麻醉和镇痛时不需禁食；区域麻醉或全身麻醉时需要禁食6~8小时；另外，单极电切（凝）手术前应排空肠道。

（2）手术并发症

①子宫穿孔：多为机械性损伤，主要发生在宫腔粘连分解、子宫纵隔矫形、Ⅱ型子宫黏膜下肌瘤时。宫颈条件不良时也时有发生。

②出血：子宫肌层切割过深，损伤深肌层血管时，容易发生宫壁出血。

③灌流液过量吸收综合征：在宫腔镜术中膨宫压力的作用下，非电解质灌流介质进入患者体内后，可出现众多临床表现，如心率缓慢、血压升高或降低、恶心、呕吐、头痛、视物模糊、焦躁精神紊乱和昏睡等，如不及时诊治，可进一步出现抽搐、心肺衰竭甚至死亡。应积极吸氧、利尿、治疗相关症状，纠正电解质紊乱和水中毒，处理急性左心衰竭、防治肺和脑水肿。应特别注意稀释性低钠血症，按照补钠量计算并补充，根据患者神志、血压、心率、心律、肺部体征及血清 Na^+、K^+、CL^- 水平的变化决定后续补给量。切忌快速、高浓度静脉补钠，以免造成短暂性颅内低渗透压，使脑组织间的液体转移到血管内，引起脑组织脱水及大脑的进一步损伤。

④气体栓塞：手术过程中的气体可经过宫腔创面开放的血管进入静脉循环，导致气体栓塞。需做到：a. 避免头低臀高体位；b. 手术前应排空注水管内气体；c. 进行宫颈预处理，避免粗暴扩宫致宫颈裂伤；d. 加强术中监护与急救处理，预防气体栓塞发生。

⑤其他：穿孔导致腹腔脏器损伤，盆腔感染、心脑综合征和术后宫腔粘连等。

二、腹腔镜检查与治疗

腹腔镜手术是将接有冷光源照明的腹腔镜经腹壁插入腹腔，连接摄像系统，将盆、腹腔内脏器显示于监视屏幕上，进一步通过直视屏幕检查、诊断及治疗疾病。

1. 适应证

（1）绝对适应证：①急腹症：如异位妊娠、卵巢囊肿蒂扭转、卵巢囊肿破裂等。②附件包块：如卵巢良性肿瘤、输卵管系膜囊肿、附件炎性包块等。③子宫内膜异位症。④慢性盆腔痛。⑤不孕症。⑥其他：如盆腹腔内异物、子宫穿孔等。

（2）相对适应证：腹腔镜作为可供选择的手术方法。①子宫肌瘤：在腹腔镜下进行子宫肌瘤切除术或子宫切除术等。②子宫腺肌病：在腹腔镜下进行子宫腺肌病病灶切除或子宫切除术等。③早期子宫内膜癌、早期宫颈癌、早期卵巢交界性肿瘤及卵巢上皮性癌（卵巢癌）等；在腹腔镜镜下进行肿瘤分期、再行分期手术及早期宫颈癌保留生育功能的手术。④盆底功能障碍性疾病：进行腹腔镜盆底重建手术。⑤生殖器官发育异常：进行人工阴道成形术等。⑥妊娠期附件包块。⑦其他需要切除子宫和（或）附件的疾病等。

2. 禁忌证

（1）绝对禁忌证：①严重的心、脑血管疾病及肺功能不全。②严重的凝血功能障碍、血液病。③大的腹壁或膈疝。

（2）相对禁忌证：①广泛盆腹腔内粘连。②巨大附件肿物。③肌壁间子宫肌瘤体积较大（直径≥10 cm）或者数目较多（≥4 个）而要求保留子宫者。④晚期或广泛转移的妇科恶性肿瘤。⑤妊娠>16 周。

（3）术前准备：按照常规妇科经腹手术进行准备，注意脐部清洁。

（4）并发症及其防治：①大血管损伤。妇科腹腔镜手术穿刺部位邻近后腹膜腹主动脉、下腔静脉和髂血管，损伤这些大血管可能危及患者生命。一旦发生大血管损伤，建议立即中转开腹止血，修补血管。②腹壁血管损伤。第二或第三点穿刺应在腹腔镜直视下避开腹壁血管进行。对腹壁血管损伤应及时发现，并在腹腔镜监视下电凝或进行缝合止血。③术中出血。手术者需要熟悉盆腹腔解剖，熟练手术操作，熟练使用各种腹腔镜手术能源设备及器械。④脏器损伤。通常多为膀胱、输尿管及肠管损伤，多在组织粘连导致解剖结构异常、器械使用不当或手术操作不熟练时出现。需要及时修补，以免发生严重并发症。未能在术中发现的肠道损伤，特别是脏器电损伤将导致术后数日发生肠瘘、腹膜炎，严重者可导致全身感染、中毒性休克。⑤皮下气肿、术后上腹部不适及肩痛等与 CO_2 气腹有关的并发症。

（林立君、付天明）